ANATOMIE & STRETCHING

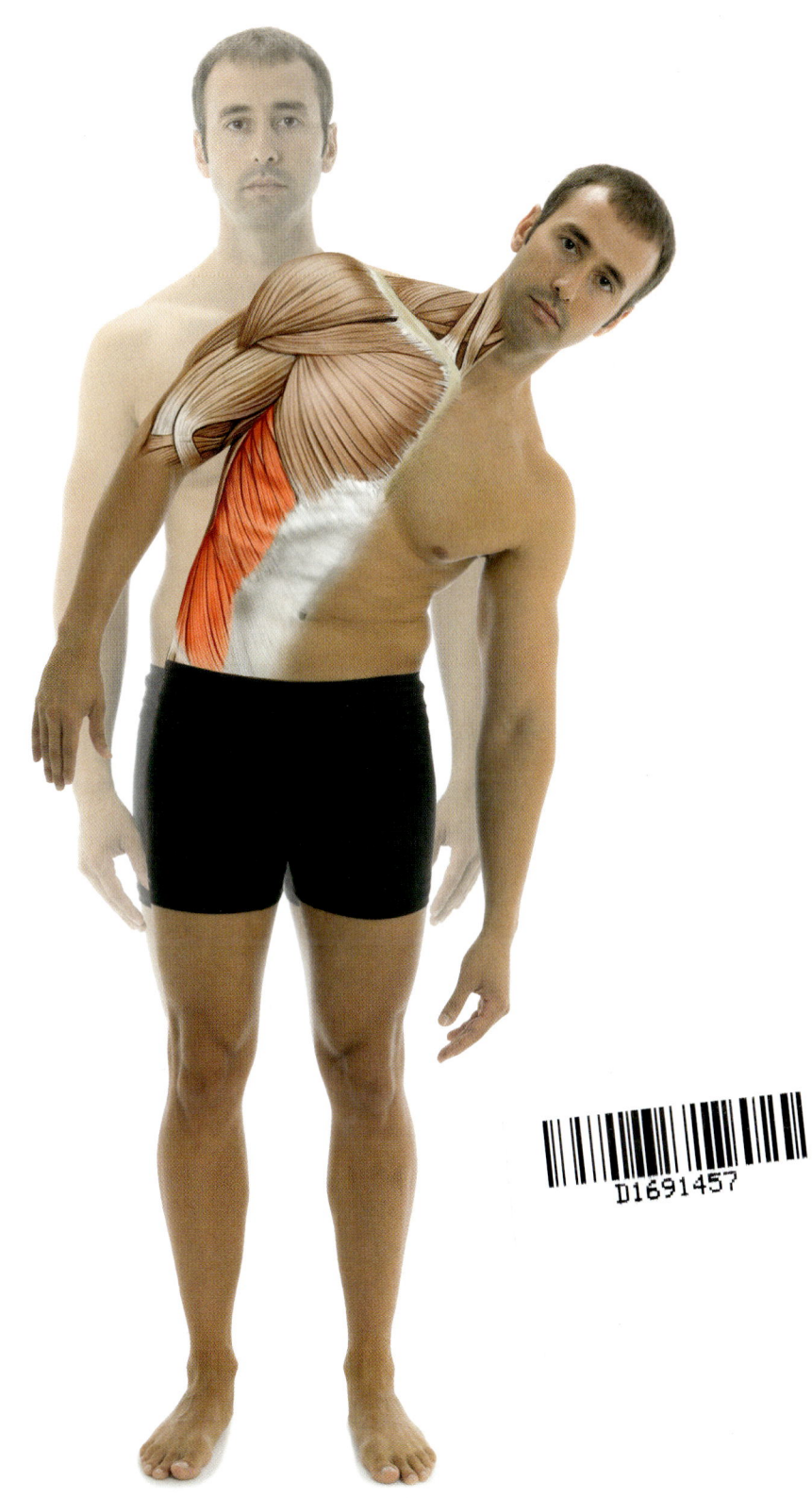

ANATOMIE & STRETCHING
MUSKELN IN AKTION
100 ÜBUNGEN – KOMPLETT ILLUSTRIERT

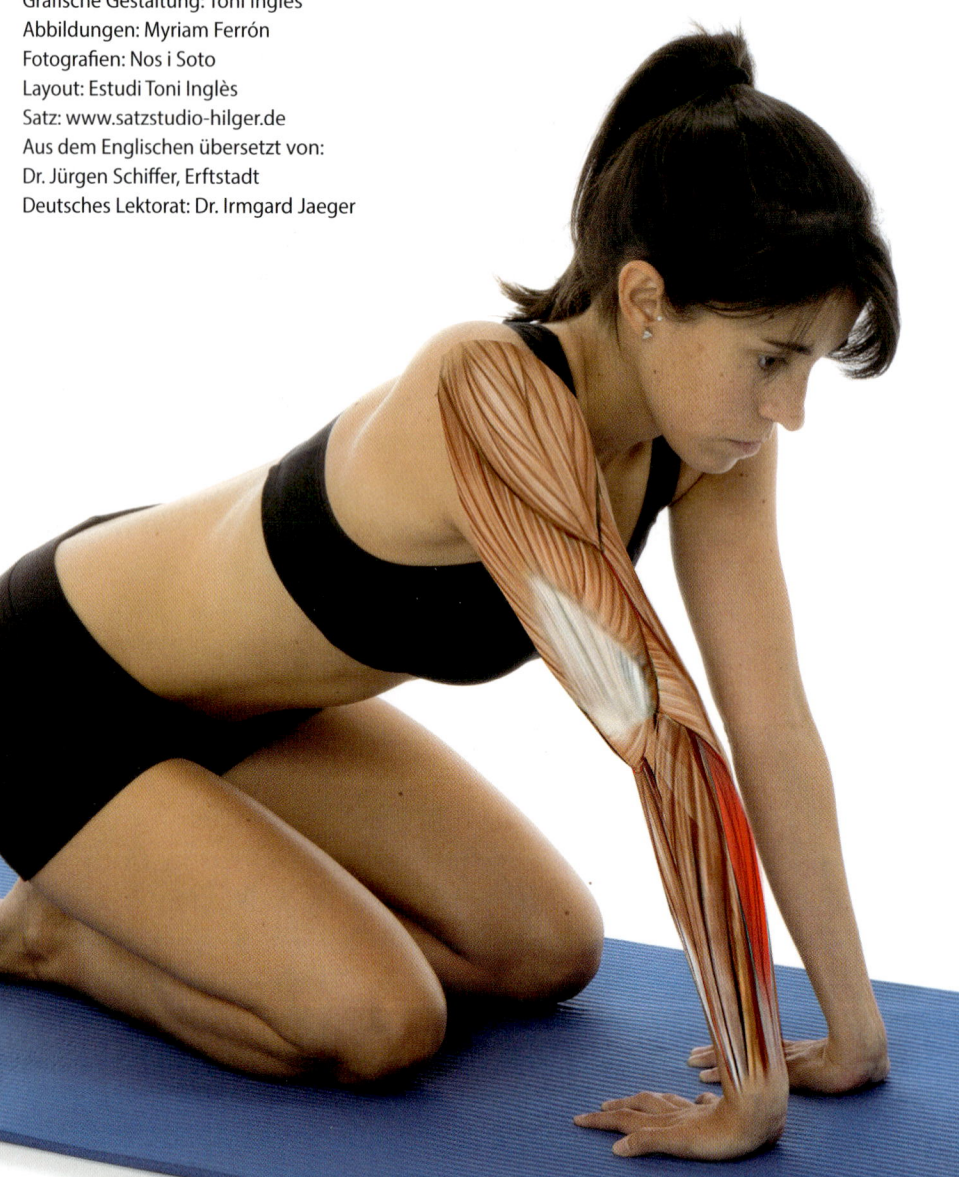

Anatomie und Stretching
Bibliografische Information der Deutschen Nationalbibliothek
Die Deutsche Nationalbibliothek verzeichnet diese Publikation in der Deutschen Nationalbibliografie; detaillierte bibliografische Details sind im Internet über <http://dnb.d-nb.de> abrufbar.
Alle Rechte, insbesondere das Recht der Vervielfältigung und Verbreitung sowie das Recht der Übersetzung, vorbehalten. Kein Teil des Werkes darf in irgendeiner Form – durch Fotokopie, Mikrofilm oder ein anderes Verfahren – ohne schriftliche Genehmigung des Verlages reproduziert oder unter Verwendung elektronischer Systeme verarbeitet, gespeichert, vervielfältigt oder verbreitet werden.
© 2016 by Meyer & Meyer Verlag, Aachen
2. Auflage 2022
Auckland, Beirut, Dubai, Hägendorf, Hongkong, Indianapolis, Kairo, Kapstadt, Manila, Maidenhead, Neu-Delhi, Singapur, Sydney, Teheran, Wien

Member of the World Sport Publishers' Association (WSPA)

Jede Form der Vervielfältigung, Verbreitung, öffentlichen Kommunikation oder Umwandlung dieses Werks darf, sofern nicht gesetzlich vorgesehen, nur mit Genehmigung der Rechteinhaber erfolgen. Nehmen Sie Kontakt mit CEDRO (Spanisches Zentrum für reprographische Rechte, www.cedro.org) auf, wenn Sie einen Teil dieses Werks kopieren oder scannen müssen (www.conlicencia.som) (9 17 02 19 70 / 9 32 72 04 47).

Editorial Paidotribo bedankt sich für die Zusammenarbeit bei der Erstellung dieses Buchs bei Aura Turull, Soraya Villanueva und Ricard Marí.

Projekt und Projektumsetzung:
Paidotribo-Verlag

Spanische Originalversion:
Anatomía & 100 estiramientos esenciales
© 2015 Editorial Paidotribo

Herausgeber: Maria Fernanda Canal
Redaktion: Ángeles Tomé
Text: Guillermo Seijas
Technische Kontrolle: Ana Lorenzo
Lektorat: Roser Pérez
Grafische Gestaltung: Toni Inglès
Abbildungen: Myriam Ferrón
Fotografien: Nos i Soto
Layout: Estudi Toni Inglès
Satz: www.satzstudio-hilger.de
Aus dem Englischen übersetzt von:
Dr. Jürgen Schiffer, Erftstadt
Deutsches Lektorat: Dr. Irmgard Jaeger

Druckvorstufe: Estudis Genis
Druck in Spanien.
ISBN 978-3-89899-987-8
E-Mail: verlag@m-m-sports.com
www.dersportverlag.de

Vorwort

Obwohl die Beweglichkeit möglicherweise die körperliche Grundeigenschaft ist, die am häufigsten übersehen wird, ist sie doch für die Verbesserung der Leistung in jeder Sportart unverzichtbar, unabhängig davon, ob es sich um Kraft, Schnellkraft oder Schnelligkeit handelt. Wir nehmen bewundernd Kenntnis von Menschen, die einen Überschlag über einen Traktorreifen machen oder einen Marathon laufen können, halten es aber nicht für außergewöhnlich, dass einige Menschen ihre Handflächen auf den Boden legen können und dabei ihre Knie durchgedrückt halten.

Beweglichkeit ist eine Eigenschaft, die sich frühzeitig zurückbildet, und wir erkennen normalerweise nicht, wie schnell wir sie verlieren, bis der Mangel an Beweglichkeit solche Ausmaße annimmt, dass wir nicht mehr in der Lage sind, uns am Rücken zu kratzen, unseren Kopf ohne Schmerzen zu drehen oder unsere Schuhe ohne Schwierigkeiten zuzubinden.

Hinzu kommt, dass die meisten Muskelschmerzen, die Menschen vor allem dann erleben, wenn sie keiner regelmäßigen körperlichen Aktivität nachgehen, auf muskuläre Dysbalancen zurückgehen. Diese Dysbalancen könnten leicht durch ein geeignetes Stretchingprogramm behoben werden. Dieses Programm würde nur wenige Minuten pro Tag in Anspruch nehmen und könnte zu Hause, im Büro oder praktisch überall durchgeführt werden, da die meisten Dehnübungen nur wenige oder gar keine Geräte benötigen.

Die zahlreichen Stunden, die wir sitzend vor dem Computer verbringen, eine schlechte Körperhaltung, eine falsch ausgerichtete Wirbelsäule, die intensive Ausübung einer bestimmten Sportart … all dies sind Faktoren, die uns früher oder später Probleme bereiten.

Gleichgültig, ob Sie über Ihre Gesundheit nachdenken oder nach Wegen suchen, um Ihre sportliche Leistungsfähigkeit zu verbessern, dieses Buch zeigt Ihnen die wichtigsten Prinzipien des Beweglichkeitstrainings: Wie man die Muskeln dehnt, welche Techniken man einsetzen sollte, wie lange man eine Dehnung halten und wie viele Wiederholungen man absolvieren sollte.

Diese Informationen werden selbst für Anfänger in Sachen Beweglichkeitstraining klar und knapp sowie detailliert und leicht verständlich präsentiert. Wir verstehen dieses Buch als eine komplette Anleitung zur Entwicklung der Beweglichkeit und gleichzeitig als ein schnell einsetzbares Nachschlagewerk für alle Nutzer, seien es Anfänger, Leser, die bereits über Grundkenntnisse des Beweglichkeitstrainings verfügen oder Fortgeschrittene.

Was auch immer Ihr Ziel oder Ihr Ausgangsniveau sein mag, wir hoffen, dass die in diesem Buch zusammengestellten Informationen Ihnen dabei helfen werden, Ihre körperliche Leistungsfähigkeit und Ihr Wohlbefinden zu verbessern.

Inhalt

Wie man dieses Buch verwendet		6
Anatomischer Atlas und Lage der Muskeln		8
Bewegungsebenen		10
Was Stretchingübungen sind		12
Das Konzept und die Methoden des Stretchings		16
Grundlegende Stretchingprinzipien		24

■ DEHNÜBUNGEN FÜR DEN RUMPF UND DEN HALS — 26

Dehnübungen für den Hals — 28
M. TRAPEZIUS
- 1 Halsbeuge zur Seite — 30
- 2 Halsbeuge mit Unterstützung — 31

M. LEVATOR SCAPULAE
- 3 Halsbeuge und -rotation — 32

MM. SCALENI
- 4 Halsrotation und -streckung — 33

M. STERNOCLEIDOMASTOIDEUS
- 5 Halsstreckung und Heben des Kinns — 34

M. SPLENIUS
- 6 Halsbeugung mit Unterstützung — 35

Dehnübungen für die Dorsalregion — 36
M. SERRATUS ANTERIOR
- 7 Hände über dem Kopf — 38
- 8 Schulter-Antepulsion in Rückenlage — 39

M. LATISSIMUS DORSI
- 9 Mohammed-Position — 40
- 10 Gekreuzte Arme — 41
- 11 Rumpfbeuge mit angehobenem Arm — 42
- 12 Zugbewegung mit fixierten Armen — 43

M. SEMISPINALIS
- 13 Rumpfbeuge mit Unterstützung — 44

MM. RHOMBOIDEI
- 14 Arme nach vorne — 45
- 15 Umarmen des Oberkörpers — 46
- 16 Umarmen der Beine — 47

Dehnübungen für die Bauch- und Lendenregion — 48
M. RECTUS ABDOMINIS
- 17 Wirbelsäulenstreckung in Rückenlage — 50
- 18 Streckung der Lendenwirbelsäule im Knien — 51
- 19 Cobra-Position — 52

MM. OBLIQUI
- 20 Rotationsdehnung — 53
- 21 Unterarme auf dem Kopf — 54
- 22 Rumpfseitneigung und -beuge — 55

M. QUADRATUS LUMBORUM
- 23 Dehnung mit Anziehen der Knie gegen die Brust — 56
- 24 Überkreuzen der Beine — 57
- 25 Anziehen des Knies gegen die Brust — 58
- 26 Rumpfbeuge im Sitzen — 59
- 27 Rumpfbeuge in der Hocke — 60
- 28 Im Sitzen mit den Armen in Vorhalte — 61

■ DEHNÜBUNGEN FÜR DIE OBEREN EXTREMITÄTEN, DIE SCHULTER- UND DIE BRUSTMUSKELN — 62

Dehnübungen für die Schulter — 64
M. DELTOIDEUS
- 29 Hintere Deltamuskeln mit den Armen in Vorhalte — 66
- 30 Hintere Deltamuskeln mit Ankerpunkt — 67
- 31 Vordere Deltamuskeln mit den Armen hinter dem Körper — 68
- 32 Vordere Deltamuskeln im Sitzen — 69

M. PECTORALIS
- 33 Beidseitig mit Rumpfbeuge und Abstützen an der Wand — 70
- 34 Einarmiger Stütz an der Wand — 71
- 35 Stütz mit gebeugtem Ellbogen — 72
- 36 Armstreckung nach hinten — 73
- 37 Hände auf dem Kopf — 74

MM. ROTATORES
- 38 Im Sitzen Hände auf der Brust — 75
- 39 Nach-vorne-Ziehen des Ellbogens — 76
- 40 Kurbelposition — 77

Dehnübungen für den Arm und Unterarm — 78
M. BICEPS BRACHII
- 41 Einarmiges Abstützen an der Wand mit umgedrehtem Arm — 80
- 42 Abstützen an der Wand mit einer Verdrehung des Körpers — 81
- 43 Zug von hinten — 82

M. TRICEPS BRACHII
- 44 Frontales Abstützen des Ellbogens an der Wand — 83
- 45 Greifen der Hände hinter dem Rücken — 84
- 46 Zug am Ellbogen hinter dem Kopf — 85

EPITROCHLEÄRE MUSKELN
- 47 Zug am Handgelenk und Streckung — 86
- 48 Stütz auf beiden Armen in invertierter Position — 87

EPIKONDYLÄRE MUSKELN
- 49 Zug mit gebeugtem Handgelenk — 88
- 50 Stütz auf beiden Armen mit nach unten gedrehten Handrücken — 89

Dehnübungen für die Hand und das Handgelenk — 90
HANDGELENK UND FINGERSTRECKER UND -BEUGER
- 51 Handgelenk- und Fingerbeugung — 92
- 52 Handgelenkstreckung mit Unterstützung — 93
- 53 Fingerstreckung — 94
- 54 Daumenbeugung — 95
- 55 Rhombusposition — 96
- 56 Daumenzug — 97

■ DEHNÜBUNGEN FÜR DIE UNTEREN EXTREMITÄTEN 98

Dehnübungen für die Hüften 100

ADDUKTOREN
- 57 Strecken des Beins im Stehen 102
- 58 Strecken des Beins im Vierfüßlerstand 103
- 59 Anheben des Beins im Stehen 104
- 60 Beidseitig in der Sumo-Stellung 105
- 61 Rückwärtsbewegung auf den Knien und Unterarmen 106
- 62 Schmetterlingsstellung 107
- 63 Sitz mit den Beinen in der V-Stellung 108
- 64 Auf dem Rücken mit den Beinen in der V-Stellung 109

ABDUKTOREN
- 65 Rumpfseitbeuge mit gekreuzten Beinen 110
- 66 Einbeinstand mit Abstützen 111

M. PSOAS
- 67 Einbeinstand mit Fuß auf einem Hocker 112
- 68 Ritterstellung 113
- 69 Kniebeuge und Streckung des anderen Beins 114
- 70 Kniebeuge mit Rückführung der Ferse des anderen Beins 115

GESÄSSMUSKELN
- 71 Einseitige Dehnung mit überkreuztem Bein 116
- 72 Knie- und Hüftbeuge in Rückenlage 117

PYRAMIDALE MUSKELN
- 73 Überkreuzhaltung mit dem Fuß oberhalb des Knies 118
- 74 Überkreuzhaltung mit dem Fuß auf einer externen Stützfläche 119
- 75 Überkreuzhaltung im Sitzen 120
- 76 Überkreuzhaltung mit dem Gesicht nach unten 121

Dehnübungen für die Beine und Füße 122

M. QUADRICEPS FEMORIS
- 77 Stehen auf einem Bein und Anziehen der Ferse des anderen Beins zum Gesäß 124
- 78 Ritterstellung und Anziehen der Ferse des anderen Beins zum Gesäß 125
- 79 Beidseitige Oberschenkeldehnung auf den Knien 126
- 80 Oberschenkeldehnung mit dem Gesicht nach oben 127
- 81 Oberschenkeldehnung in Seitlage 128

ISCHIOTIBIALMUSKELN
- 82 Stehen mit einem Bein vorne 129
- 83 Stehen mit angehobenem anderen Bein 130
- 84 Kniestand 131
- 85 Beidseitig umgedrehte V-Stellung 132
- 86 Beidseitig im Sitzen 133
- 87 In Rückenlage mit angehobenem Bein 134

M. GASTROCNEMIUS
- 88 Dorsalflexion mit Abstützen an der Wand 135
- 89 Dorsalflexion mit einem Hocker 136
- 90 Zug im Sitzen 137

M. SOLEUS
- 91 Frontalunterstützung 138
- 92 Beidseitig auf einem Hocker 139
- 93 Zug mit beiden Händen im Sitzen 140
- 94 Beidseitig auf allen vieren 141

M. TIBIALIS ANTERIOR
- 95 Beidseitig mit Abstützen auf dem Spann 142
- 96 Ein Bein nach hinten und Abstützen auf dem Spann 143

M. PERONEUS
- 97 Seitzug im Sitzen 144

PLANTARFASZIE
- 98 Beidseitig auf den Knien 145
- 99 Zug am Fuß im Sitzen 146
- 100 Zug an den Zehen 147

■ ANLEITUNG ZUM STRETCHING BEI BESTIMMTEN BESCHWERDEN 149
- Nackenschmerzen 150
- Rückenschmerzen 152
- Schmerzen im Lendenbereich 153
- Schulterschmerzen 155
- Ellbogenschmerzen 156
- Handschmerzen 157
- Becken- und Hüftschmerzen 158
- Schmerzen im Gesäßbereich 160
- Knieschmerzen 161
- Schmerzen in den Beinen 163
- Schmerzen im Sprunggelenk 164
- Schmerzen im Bereich der Fußsohle 165

Alphabetisches Verzeichnis der Muskeln 166
Literaturverzeichnis 168

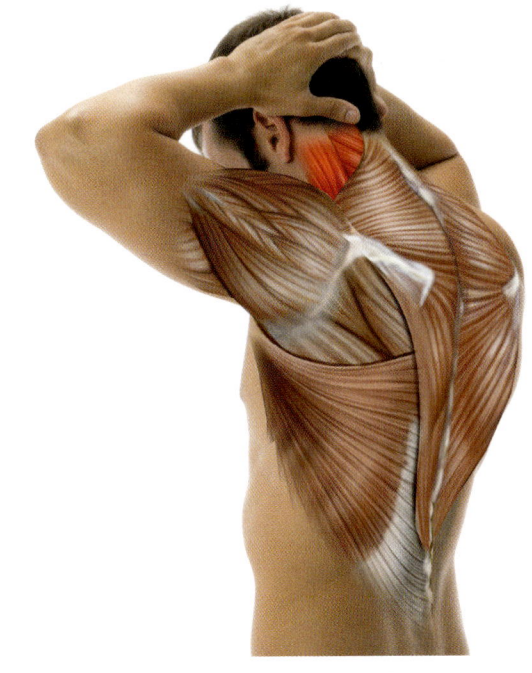

Wie man dieses Buch verwendet

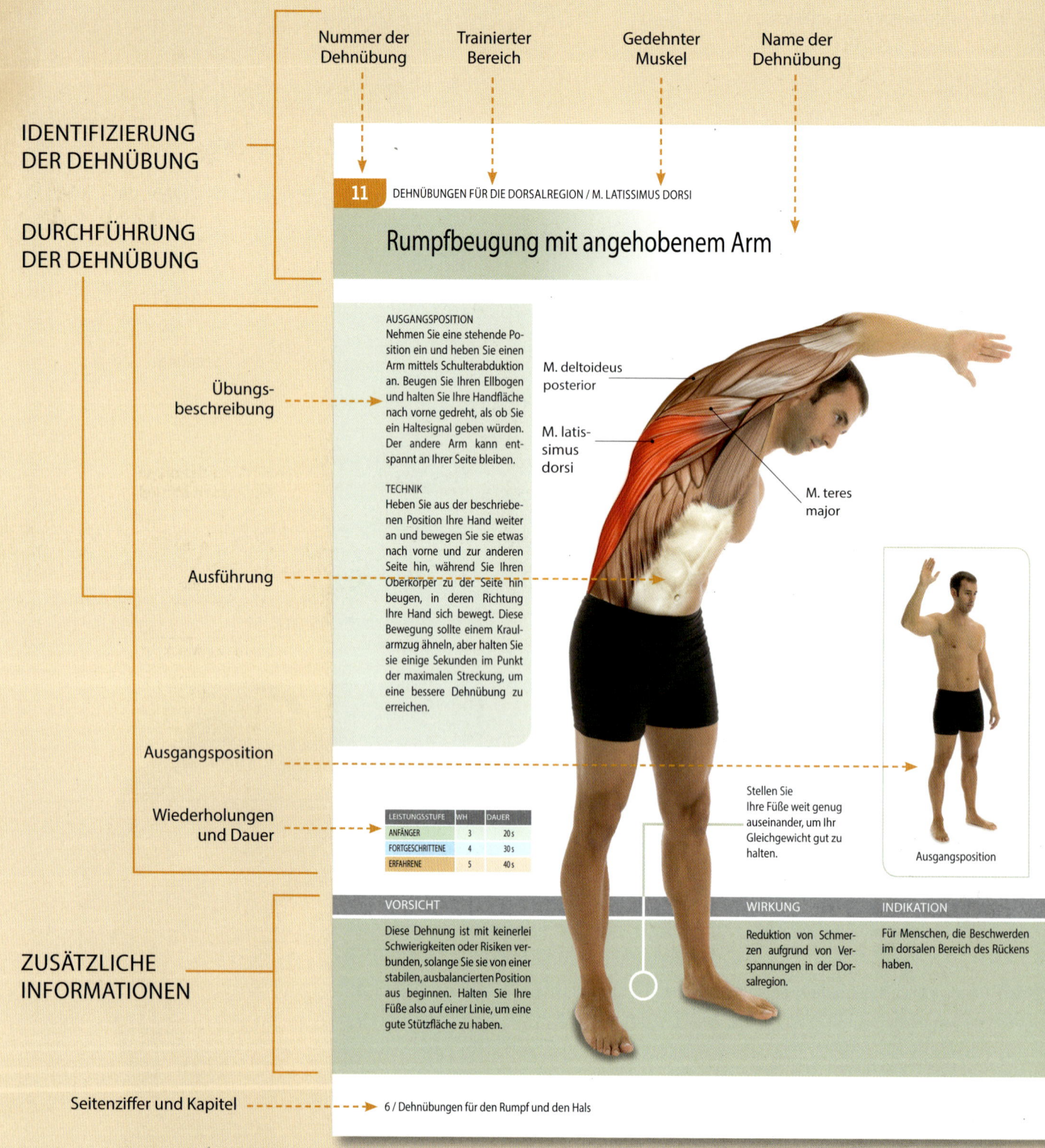

Eine Dehnung pro Seite, wie eine Karteikarte.

IDENTIFIZIERUNG DES MUSKELS

- Primär gedehnter Muskel
- Färbung des primär gedehnten Muskels
- Andere, in die Dehnung einbezogene Muskeln
- Sichtbare Muskeln
- Verborgene Muskeln
- Beachten Sie

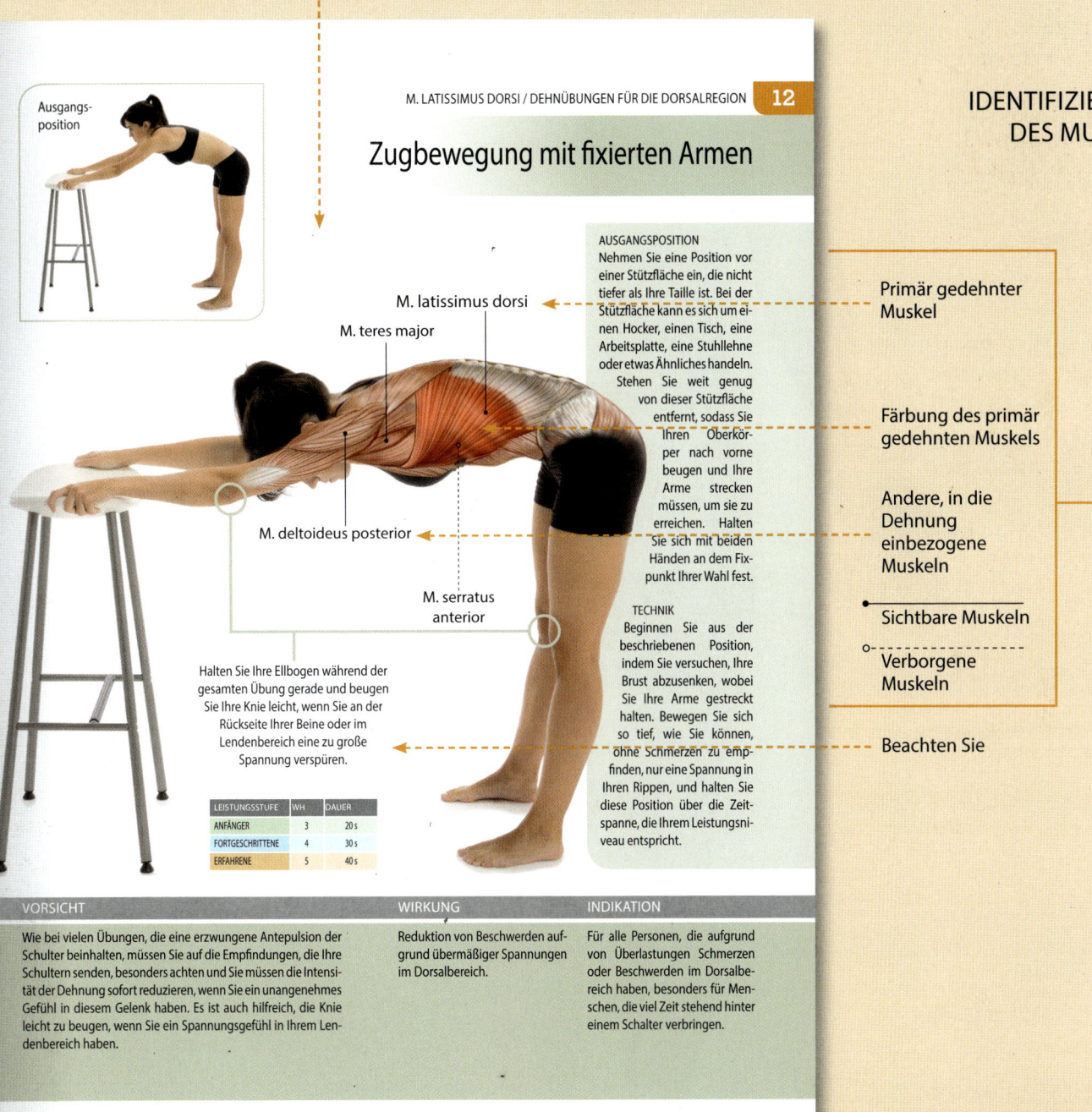

Wie man dieses Buch verwendet / 7

Anatomischer Atlas
Lage der Muskeln

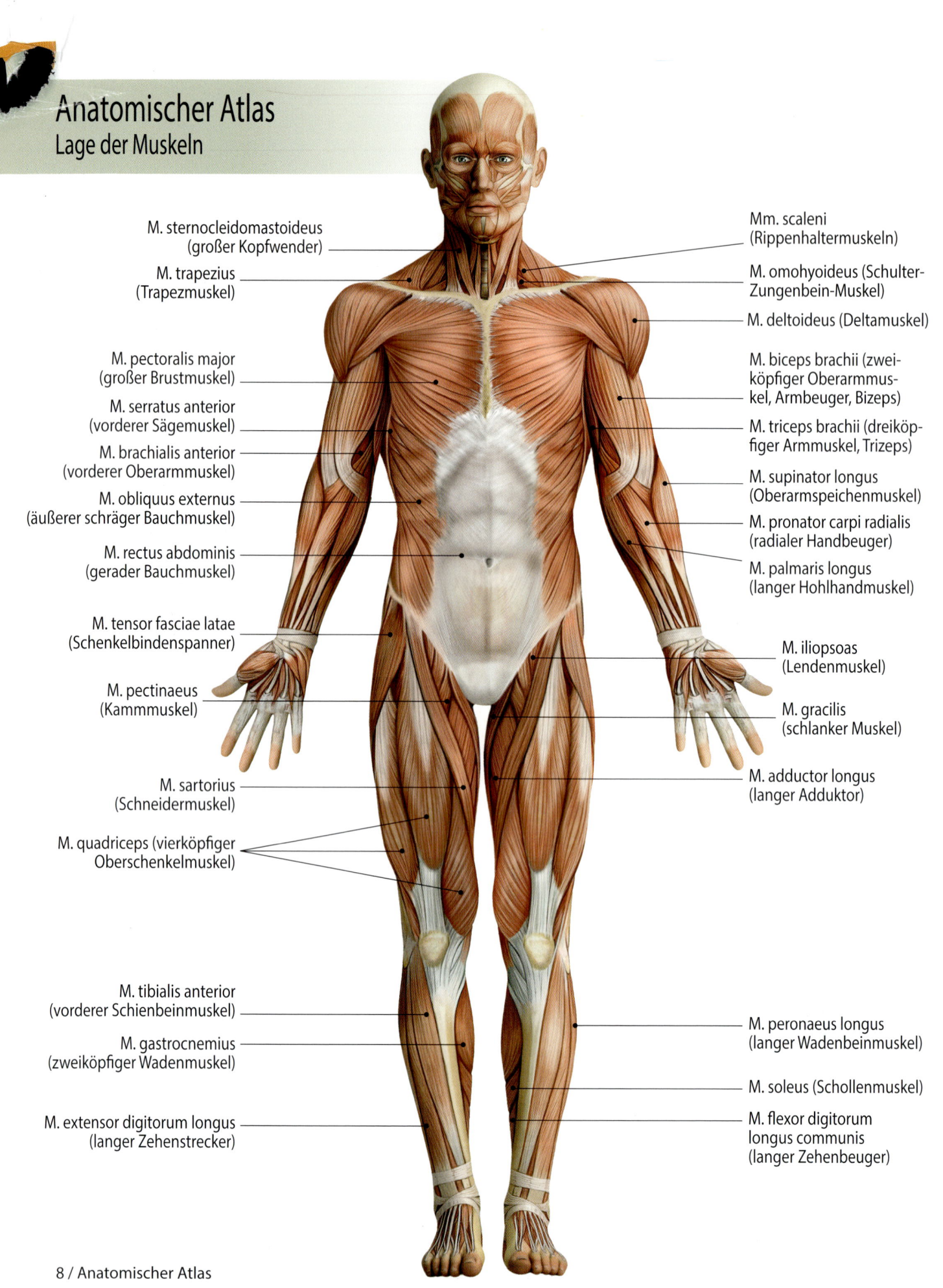

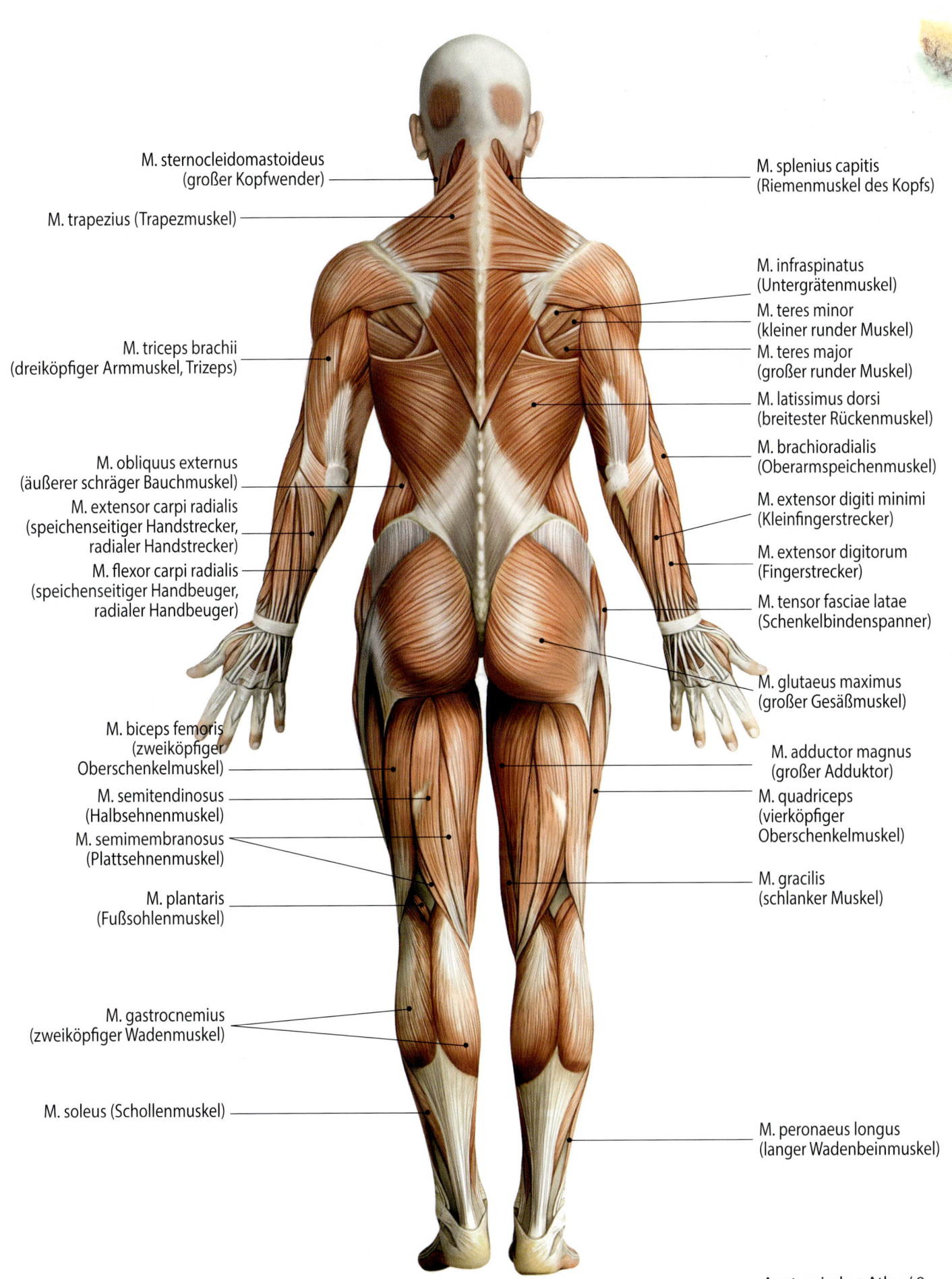

Anatomischer Atlas / 9

KÖRPERTEILE / MUSKELN

Bewegungsebenen

Bevor wir beginnen, soll eine Reihe von Begriffen erklärt werden, die sich auf die Bewegungen des Körpers beziehen und in diesem Buch ständig vorkommen. Wenn Sie diese grundlegenden Begriffe nicht kennen, ist es schwierig, die detaillierten Übungsbeschreibungen zu verstehen. Einige dieser Begriffe, wie Beugung und Streckung, werden häufig verwendet, während andere, wie z. B. Inversion, Eversion, Adduktion und Supination, nur in spezielleren Zusammenhängen gebraucht werden. Daher ist es hilfreich, ihre Bedeutung zu klären.

Das Erste, das Sie wissen müssen, ist, dass die Bewegungen des Körpers in drei verschiedenen Ebenen stattfinden: in der Frontal-, Sagittal- und Transversalebene. In jeder dieser Ebenen findet eine bestimmte Reihe von Bewegungen statt, wie wir unten sehen werden. Um sie zu verstehen, beginnen wir mit der grundlegenden anatomischen Position, die in der Abbildung gezeigt wird.

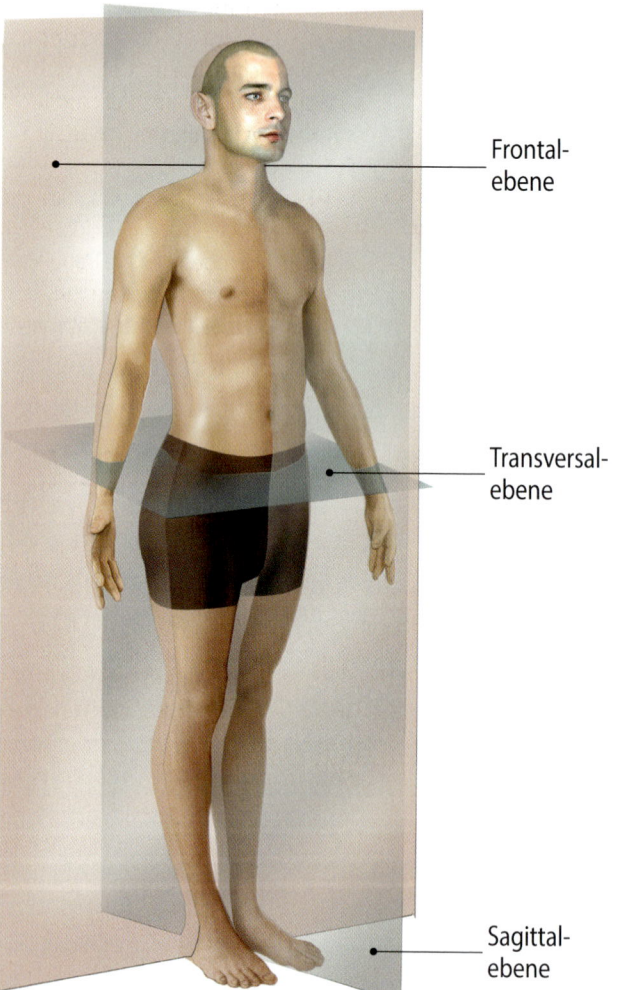

Frontalebene

Transversalebene

Sagittalebene

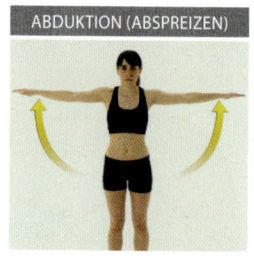
ABDUKTION (ABSPREIZEN)

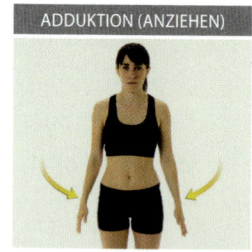
ADDUKTION (ANZIEHEN)

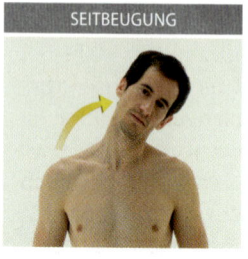
SEITBEUGUNG

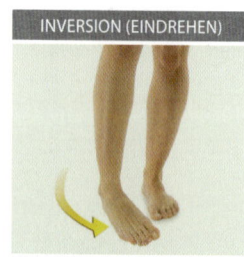
INVERSION (EINDREHEN)

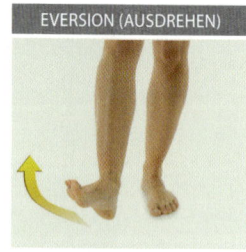
EVERSION (AUSDREHEN)

FRONTALEBENE
Diese Ebene unterteilt den Körper in einen ventralen und einen dorsalen oder anders formuliert, in einen vorderen und einen hinteren Abschnitt; die Brust und der Bauch befinden sich im ventralen Abschnitt, während der Nacken, der Rücken und das Gesäß sich im dorsalen Abschnitt befinden. Die Bewegungen in der Frontalebene sind die folgenden:
Abduktion (Abspreizen). Dies ist eine Bewegung, bei der wir eine Extremität von der Mittelachse des Körpers wegführen. Diese Bewegung ist aus der Frontal- oder Rückansicht der Person leicht zu erkennen, da die Veränderung der Silhouette aus diesem Blickwinkel offensichtlich ist. Wenn wir mit den Armen ein Kreuz bilden, abduzieren wir die Schultern.
Adduktion (Anziehen). Dies ist eine Bewegung, bei der wir eine Extremität in Richtung der Mittelachse des Körpers führen, oder anders formuliert, diese Bewegung ist das Gegenteil der Abduktion. Wenn wir mit unseren Armen ein Kreuz bilden und wir die Arme dann absenken, sodass sie am Körper anliegen, adduzieren wir die Schultern.
Seitneigung. Bei dieser Bewegung werden der Kopf, der Hals oder der Oberkörper zur Seite geneigt. Wenn wir im Sitzen einschlafen, fallen aufgrund der Seitneigung normalerweise unser Kopf und Hals schließlich zur Seite.
Inversion (Eindrehen). Obwohl diese Bewegung nicht ausschließlich in der Frontalebene stattfindet, ist dies die Ebene, in der sie am häufigsten vorkommt. Bei der Inversion des Fußes werden die Spitze und die Sohle zusammen mit einer Plantarflexion nach innen gedreht.
Eversion (Ausdrehen). Bei dieser Bewegung werden die Spitze und die Sohle des Fußes zusammen mit einer Dorsalflexion nach außen gedreht.

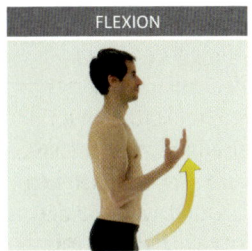
FLEXION

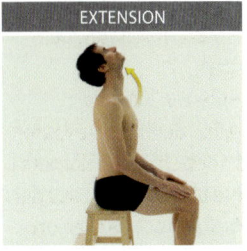
EXTENSION

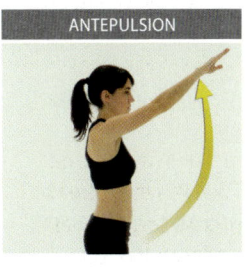
ANTEPULSION

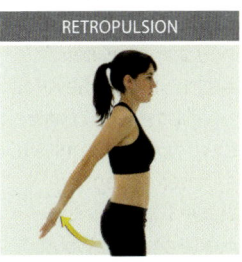
RETROPULSION

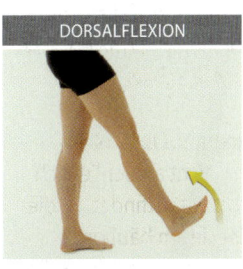
DORSALFLEXION

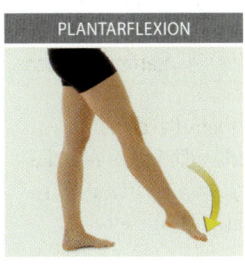
PLANTARFLEXION

SAGITTALEBENE

Diese Ebene unterteilt den Körper in zwei Hälften: die rechte und die linke. Die Bewegungen in dieser Ebene sind am besten von einer Seite der Person aus, d. h. in Profilsicht, erkennbar. In dieser Ebene sind die folgenden Bewegungen erwähnenswert:

Flexion (Beugung). Dies ist die Bewegung, mit der wir einen Teil des Körpers in Relation zur Mittelachse nach vorne bewegen. Wenn wir z. B. den Ellbogen beugen, bewegen wir den Unterarm in Bezug auf die Mittelachse nach vorne. Es gibt Ausnahmen zu dieser Definition, wie z. B. die Beugung des Knies und die Plantarflexion des Sprunggelenks.

Extension (Streckung). Dies ist die Bewegung, mit der wir einen Teil des Körpers in Relation zur Mittelachse nach hinten bewegen oder mit der wir einen Körperteil entlang der Mittelachse ausrichten. Wenn wir z. B. in aufrechter Stellung zum Himmel hin schauen, müssen wir unsere Halswirbelsäule strecken. Auch hier stellt das Knie eine Ausnahme dar.

Antepulsion. Dies ist das Gleiche wie Flexion, betrifft jedoch nur die Schulterbewegung.

Retropulsion. Dies ist das Gleiche wie Extension, betrifft jedoch nur die Schulterbewegung.

Dorsalflexion. Eine Beugebewegung, die nur das Sprunggelenk betrifft.

Plantarflexion. Dieser Begriff bezeichnet die Bewegung des Sprunggelenks, die der Extension entspricht.

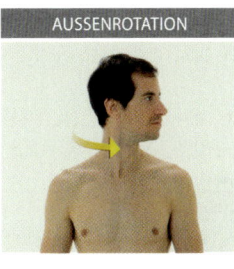
AUSSENROTATION

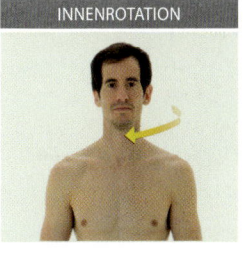
INNENROTATION

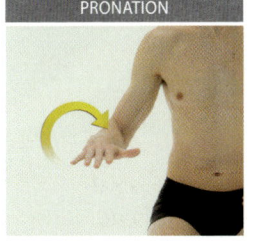
PRONATION

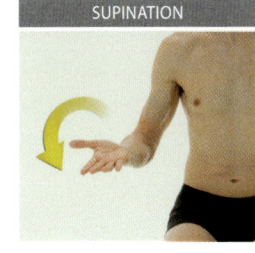
SUPINATION

TRANSVERSALEBENE

Diese Ebene unterteilt den Körper in einen oberen und einen unteren Teil. Bewegungen in dieser Ebene können leicht von jedem Winkel aus wahrgenommen werden, aber etwas besser von hinten oder von unten; sie umfassen die folgenden Bewegungen:

Außenrotation. Dies ist die Bewegung, mit der wir einen Teil unseres Körpers nach außen und um seine eigene Achse drehen. Wenn wir an einem Tisch sitzen und unser Tischnachbar uns anspricht, wenden wir uns ihm mit einer Außenrotation des Halses zu.

Innenrotation. Diese Bewegung ist das Gegenteil der vorhergehenden, da es sich um eine Drehung nach innen und um die Achse eines Körperteils handelt. Wenn wir das Gespräch mit unserem Tischnachbarn beenden, wenden wir uns mit einer Innenrotation des Halses von ihm ab und blicken wieder nach vorne.

Pronation. Eine Drehbewegung des Unterarms, mit der wir die Rückseite der Hand nach oben und die Handfläche nach unten drehen. Wenn wir ein Messer oder eine Gabel benutzen, um das Essen auf einem Teller zu bewegen, befinden unsere Hände sich in Pronationsstellung.

Supination. Dies ist die entgegengesetzte Bewegung der vorhergehenden; sie beinhaltet die Rotation des Unterarms, mit der wir die Handfläche nach oben drehen. Wenn uns zum Beispiel jemand eine Handvoll Samenkörner gibt, drehen wir unsere Handflächen nach oben in eine Supinationsstellung, wie eine Schüssel, sodass wir sie nicht fallen lassen.

KÖRPERTEILE / MUSKELN

Was Stretchingübungen sind

Körperliches Training und das Beibehalten einer guten Gesamtform sind der Weg zu einem langen Leben mit hoher Qualität. Heutzutage wissen die meisten Menschen, wie wichtig es ist, sich um den eigenen Körper zu kümmern, und wie positiv körperliche Aktivität sich auf den Organismus auswirkt.

Um diesen optimalen Funktionszustand des Körpers und die daraus resultierende Zufriedenheit und Vollständigkeit zu erreichen, müssen wir wissen, welche Übungen infrage kommen und wie man sie durchführen muss.

Viele von uns haben wahrscheinlich die grundlegenden körperlichen Eigenschaften in der Schule kennengelernt: Kraft, Beweglichkeit, Ausdauer und Schnelligkeit. Ich würde sagen, dass die ersten drei die Basis für das Erreichen eines aktiven, erfüllten Lebens sind. Die Schnelligkeit ist zwar wichtig, aber letztlich eine Ausdrucksform der Kraft.

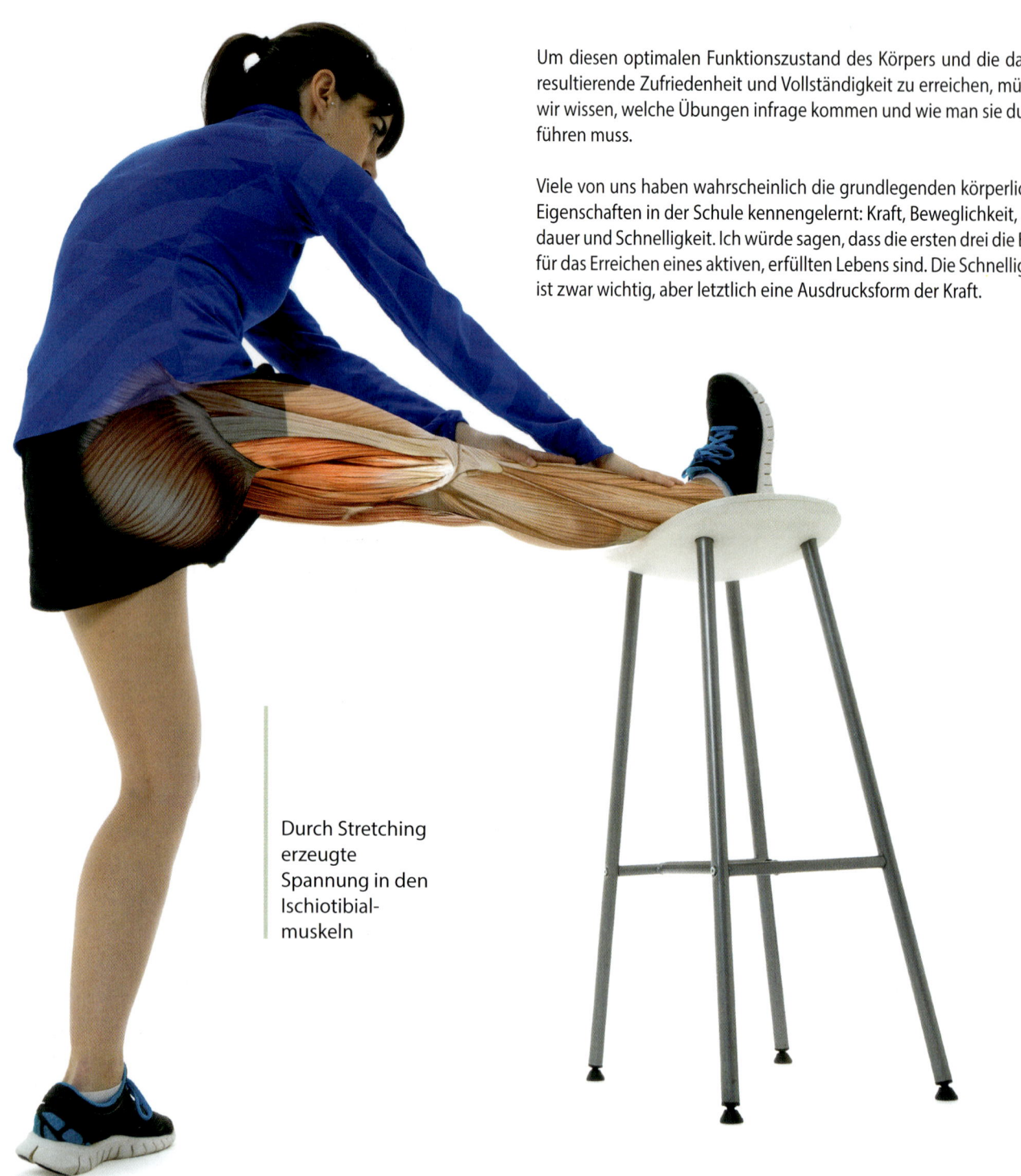

Durch Stretching erzeugte Spannung in den Ischiotibialmuskeln

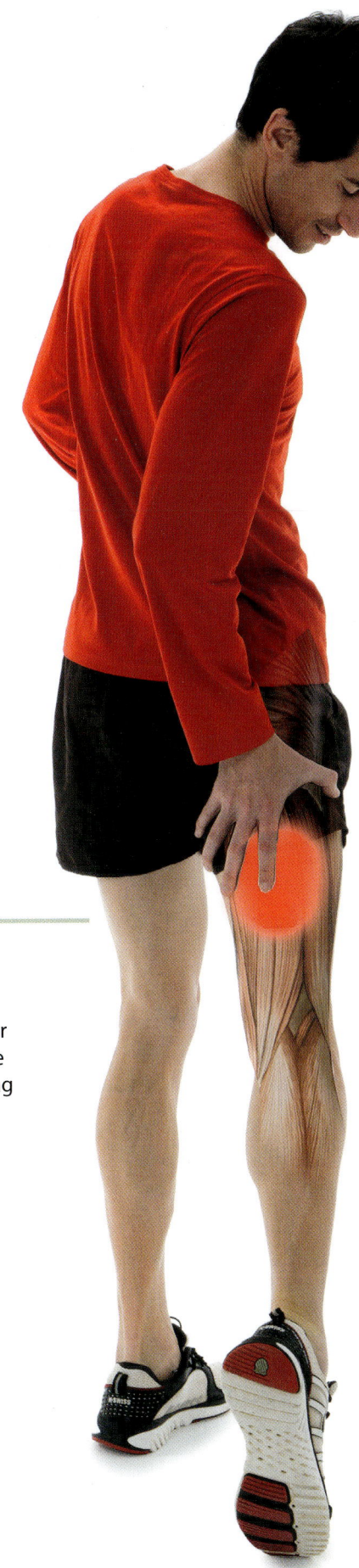

Unser Körper sendet uns häufig Signale in Form leichter Schmerzen, die einer Verletzung vorausgehen.

Das Training all dieser drei Eigenschaften verlangsamt den körperlichen Leistungsabbau und verzögert den Alterungsprozess deutlich. Wir alle wissen, dass es drei sehr wichtige körperliche Einschränkungen gibt, die im Laufe der Lebensjahre auftreten und immer ausgeprägter werden:

Verlust der Muskelmasse: Diese tritt bereits im Alter von 35-40 Jahren am deutlichsten in Erscheinung. Dieser Verlust an Muskelmasse führt zu einem Verlust an Kraft, und als Ergebnis davon wird es schwieriger, mit maximalen Belastungen umzugehen.

Verlust der Ausdauer: Der Lauf der Zeit und Inaktivität bewirken, dass die Leistungsfähigkeit unseres Herz-Kreislauf-Systems sich verschlechtert und das System zunehmend ineffizient wird. Dies führt dazu, dass das Bergan- oder Treppaufgehen, das einige Jahre zuvor noch keine Anstrengung für uns bedeutete, jetzt zu einer unmöglich zu bewältigenden Herausforderung wird. Wir haben dafür einfach nicht mehr genug Luft.

Verlust der Beweglichkeit: Leider beginnt der Abbau der Beweglichkeit bereits mit unserer Geburt. Während die Kraft und Ausdauer sich bis ins Erwachsenenalter natürlich verbessern und dann nachzulassen beginnen, verringert sich die Beweglichkeit, sobald wir beginnen zu atmen. Also müssen wir auf sie besonders achten. Der Muskel- und Gelenkabbau bedeutet, dass viele Menschen mit zunehmender Reife und zunehmendem Alter immer steifer werden und ihre Beweglichkeit sich immer weiter einschränkt. Darüber hinaus wissen wir, dass ein Mangel an Beweglichkeit zu Inaktivität führt und dass Inaktivität ihrerseits die Beweglichkeit weiter einschränkt, und dieser Zyklus setzt sich bis zum Tod fort. Aber es handelt sich hierbei nicht um ein unvermeidbares Schicksal. Es liegt an uns, ob wir den Leistungsverfall resignierend in Kauf nehmen oder uns entschließen, etwas dagegen zu tun, und hier setzt das Beweglichkeitstraining ein.

Beweglichkeitstraining beinhaltet Stretching, Übungen, bei denen wir eine Spannung in den Muskeln erzeugen, um sie maximal zu dehnen.

Regelmäßiges Stretching ermöglicht es uns, den optimalen Bewegungsumfang beizubehalten und uns frei zu bewegen, sodass unser Körper ideal geeignet ist, mit unserer Umgebung in Kontakt zu treten, und keine schmerzende und einschränkende Hülle darstellt, die wir nicht abwerfen können.

Das tägliche Leben verlangt von uns die Einnahme von Fehlhaltungen und anhaltende oder repetitive Belastungen sowie unausgewogene körperliche Aktivitäten. Oft erzeugt dies Beschwerden, Schmerzen, Müdigkeit und eine Vielzahl von Signalen, die unser Körper uns sendet und von denen wir oft nicht wissen, wie sie zu interpretieren sind. Wir sind so auf die Arbeit oder die täglichen Aufgaben konzentriert, dass wir vergessen haben, wie wir unseren Körper genießen können. Noch schlimmer ist, dass wir nicht mehr wissen, wie wir die Empfindungen und die Signale, die er uns übermittelt, interpretieren sollen: „Ich fühle mich gut, ich kann weiterlaufen", oder: „Ich bin an der Grenze und kann nicht mehr".

Die Dsybalancen, die untrainierte Personen beeinträchtigen, können auch bei trainierten Personen vorkommen, die so aussehen, als seien sie in einem beneidenswerten Zustand. Wir dürfen nicht vergessen, dass eine unausgewogene Muskelkräftigung schwerwiegende Probleme zur Folge haben kann. Wenn man bedenkt, dass unsere gedehnten Muskeln über elastische Eigenschaften verfügen und dass in der Regel jeder Muskel, der eine Aktion bewirkt, einen Antagonisten hat, der eine gegenteilige Wirkung erzeugt, verstehen wir, dass die Dominanz eines Muskels über einen anderen mit einer Dysbalance einhergeht.

Nehmen wir ein Beispiel: Muskeln sind wie Gummibänder. Eine Person, die fleißig ihren für die Ellbogenbeugung verantwortlichen Bizeps trainiert, den Trizeps, der den Ellbogen streckt, jedoch ignoriert, wird über ein dickes, leistungsstarkes Gummiband verfügen, das an der Vorderseite des Unterarms zieht, und über ein zerbrechliches, dünnes Gummiband, das an der Rückseite zieht. Als Ergebnis weist der Ellbogen ein hohes Maß an Dauerflexion auf, die zunehmen wird, wenn der Bizeps nicht gedehnt wird und die Person keine Arbeit durchführt, um einen muskulären Ausgleich herzustellen. Das Gleiche geschieht mit Menschen, die ihre Brustmuskeln entwickeln, ihre Rückenmuskulatur jedoch ignorieren: Ihre Haltung ist oft gebeugt mit eingefallener Brust.

Dieses Phänomen tritt auch auf natürliche Weise in unserem Körper auf, da es Muskelgruppen gibt, die viel stärker als ihre Antagonisten sind, unabhängig davon, ob sie trainiert sind oder nicht; ein Beispiel ist der Quadrizeps im Vergleich zu den Ischiotibialmuskeln. Als Ergebnis kann es im Sport und im Falle von plötzlichen Kontraktionen des Quadrizeps, wie z. B. beim Torschuss im Fußball, zu einer Verletzung der Ischiotibialmuskeln durch die Spannung, der sie ausgesetzt sind, kommen. Dies könnte durch die Dehnung der Ischiotibialmuskeln zur Steigerung ihres Bewegungsumfangs vermieden werden.

Andererseits werden bei bestimmten sportlichen Aktivitäten, wie Sprinten und Gewichtheben, die Gelenke, vor allem die Bandscheiben, komprimiert. Ein Stretching nach dem Training kann hier Abhilfe schaffen.

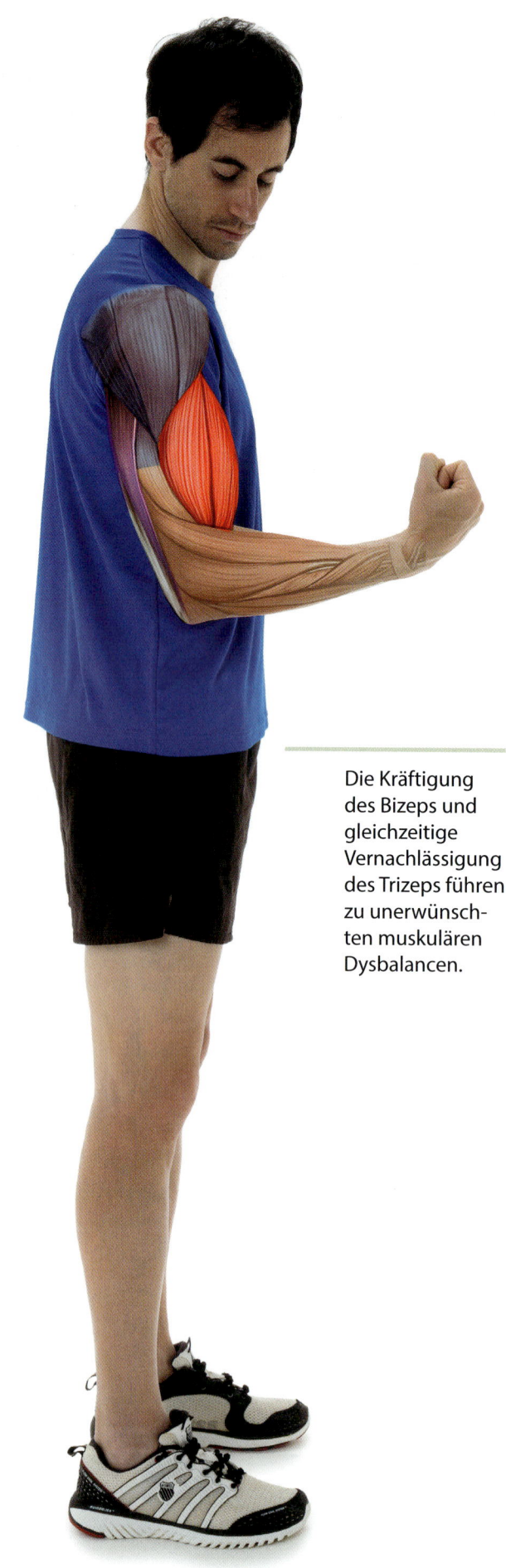

Die Kräftigung des Bizeps und gleichzeitige Vernachlässigung des Trizeps führen zu unerwünschten muskulären Dysbalancen.

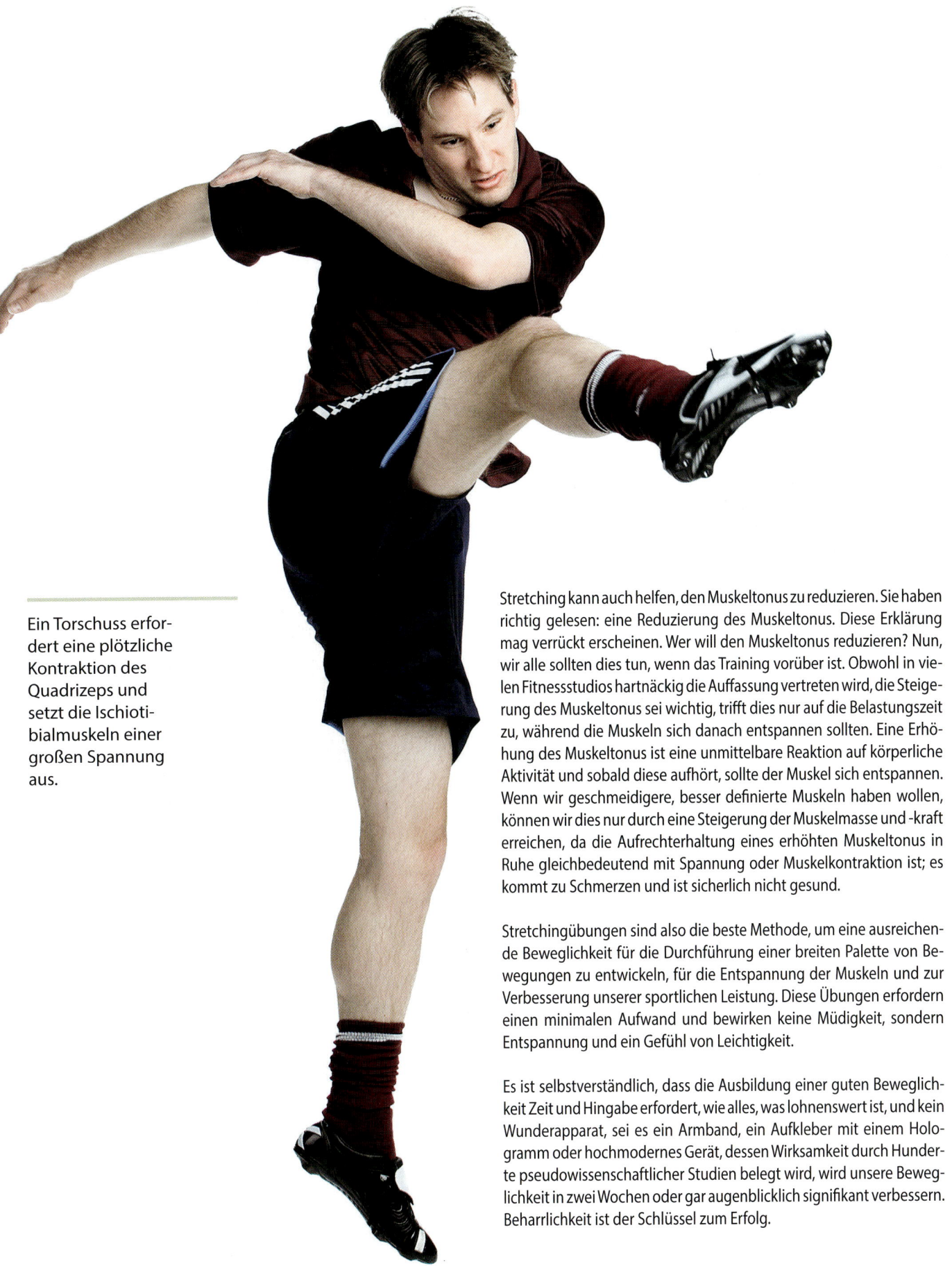

Ein Torschuss erfordert eine plötzliche Kontraktion des Quadrizeps und setzt die Ischiotibialmuskeln einer großen Spannung aus.

Stretching kann auch helfen, den Muskeltonus zu reduzieren. Sie haben richtig gelesen: eine Reduzierung des Muskeltonus. Diese Erklärung mag verrückt erscheinen. Wer will den Muskeltonus reduzieren? Nun, wir alle sollten dies tun, wenn das Training vorüber ist. Obwohl in vielen Fitnessstudios hartnäckig die Auffassung vertreten wird, die Steigerung des Muskeltonus sei wichtig, trifft dies nur auf die Belastungszeit zu, während die Muskeln sich danach entspannen sollten. Eine Erhöhung des Muskeltonus ist eine unmittelbare Reaktion auf körperliche Aktivität und sobald diese aufhört, sollte der Muskel sich entspannen. Wenn wir geschmeidigere, besser definierte Muskeln haben wollen, können wir dies nur durch eine Steigerung der Muskelmasse und -kraft erreichen, da die Aufrechterhaltung eines erhöhten Muskeltonus in Ruhe gleichbedeutend mit Spannung oder Muskelkontraktion ist; es kommt zu Schmerzen und ist sicherlich nicht gesund.

Stretchingübungen sind also die beste Methode, um eine ausreichende Beweglichkeit für die Durchführung einer breiten Palette von Bewegungen zu entwickeln, für die Entspannung der Muskeln und zur Verbesserung unserer sportlichen Leistung. Diese Übungen erfordern einen minimalen Aufwand und bewirken keine Müdigkeit, sondern Entspannung und ein Gefühl von Leichtigkeit.

Es ist selbstverständlich, dass die Ausbildung einer guten Beweglichkeit Zeit und Hingabe erfordert, wie alles, was lohnenswert ist, und kein Wunderapparat, sei es ein Armband, ein Aufkleber mit einem Hologramm oder hochmodernes Gerät, dessen Wirksamkeit durch Hunderte pseudowissenschaftlicher Studien belegt wird, wird unsere Beweglichkeit in zwei Wochen oder gar augenblicklich signifikant verbessern. Beharrlichkeit ist der Schlüssel zum Erfolg.

KÖRPERTEILE / MUSKELN

Das Konzept und die Methoden des Stretchings

Der Körper reagiert auf jede Belastung und jeden Reiz, dem wir ihn aussetzen. Daher werden die Muskeln einer Person, die regelmäßig und systematisch Gewichte hebt, gekräftigt; eine Person, die regelmäßig läuft, wird ihre Ausdauer schrittweise verbessern, und eine Person, die regelmäßig taucht, wird feststellen, dass sie jedes Mal länger unter Wasser bleiben kann, ohne Luft zu holen.

Ebenso wird eine Person, die regelmäßig stretcht, eine Reaktion in Form einer besseren Beweglichkeit erreichen. Dies geschieht, weil der Körper die Reize, denen er ausgesetzt wird, wahrnimmt und sich, wenn diese Reize intensiv genug sind, um Stress zu erzeugen, rüstet, um die folgenden Reize sicherer und mit einer geringeren Störung seines Gleichgewichts zu verarbeiten. Ähnlich verhält es sich bei einer Grippe, die den Körper veranlasst, seine Abwehrkräfte zu stärken, sodass es wahrscheinlich nicht zweimal im selben Winter zu einer Infektion kommt. Aber warum erkranken wir im folgenden Winter erneut an der Grippe? Dies kann durch verschiedene Faktoren erklärt werden. Ein Faktor ist, dass der Körper dazu neigt, Ressourcen zu sparen, und wenn die Grippe weder im Frühling noch im Sommer und Herbst wieder auftritt, erscheint es nicht erforderlich, eine erhöhte Abwehrbereitschaft aufrechtzuerhalten. Analog kann man fragen, worin der Sinn einer großen, sehr viel Energie benötigenden Muskelmasse besteht, wenn wir keine Gewichte heben müssen.

Das Gleiche geschieht beim Sport im Allgemeinen und bei der Beweglichkeit im Besonderen. Wenn wir Stretchingübungen absolvieren und der Körper regelmäßig auf diese Muskelspannung reagieren muss, behalten wir eine optimale Beweglichkeit bei; aber wenn wir ein paar Monate mit dem Training aussetzen und dann wieder zu trainieren beginnen, sehen wir, dass unsere Beweglichkeit deutlich zurückgegangen ist.

Ein Stretching über die persönlichen Grenzen hinaus bedeutet ein Verletzungsrisiko.

Der Körper braucht also einen regelmäßigen und ausreichenden Reiz, um sich zu verbessern und zu kräftigen, während ein zu hoher Reiz seine Fähigkeit zur Regeneration übersteigen und zu Ermüdungserscheinungen oder Verletzungen führen kann. Wir haben gesagt, dass Muskeln elastische Eigenschaften besitzen, anders gesagt, dass wir ihre Form durch Dehnen oder Zusammenziehen ändern können, wonach sie in ihre ursprüngliche Form zurückkehren werden. Aber was passiert, wenn wir die Muskeln übermäßig dehnen? Es ist sehr einfach: Wenn wir die elastische Fähigkeit eines Muskel übersteigen und ihn weiter dehnen, wird die Verformung vom elastischen in einen plastischen Zustand übergehen, das heißt, der Muskel wird seine Form weiterhin ändern, aber er ist nicht mehr in der Lage, seine ursprüngliche Form anzunehmen, und es kommt zu einer Überdehnung, einem Faserriss oder zu einer ähnlichen Verletzung. Daher ist es so gefährlich, bis zum Schmerzpunkt zu dehnen. Dies trifft auf alle sportlichen Aktivitäten zu: Wenn einige Ausdauer- oder Ultra-Ausdauersportler ihre Fähigkeiten der Erholung oder der Verarbeitung übermäßiger Reize überschreiten, können sie sich Herzerkrankungen bis hin zum Herzinfarkt zuziehen und im schlimmsten Fall sterben.

Deshalb ist es gut, sich darüber im Klaren zu sein, dass unser Körper nicht allen Belastungen widerstehen kann, und dass es wichtig ist, sich selbst und die während des Trainings erlebten Empfindungen zu kennen. Es mag zwar wie ein Widerspruch erscheinen, aber es ist bei jeder körperlichen Aktivität am wichtigsten, den Kopf einzusetzen.

Korrekt durchgeführtes Stretching hilft, viele Aspekte zu verbessern, und bietet in verschiedenen Situationen Vorteile:

Verbesserung der Gelenkbeweglichkeit: Muskeln können sich aus unterschiedlichen Gründen verkürzen. Alle, die schon einmal eine Fraktur erlebt haben und eine Extremität lange immobil halten mussten, wissen, dass, nachdem der Gipsverband entfernt wurde, die Gelenke nicht normal bewegt werden können, da sie einen großen Teil ihres Bewegungsumfangs verloren haben. In dieser Situation ist es notwendig, über mehrere Wochen ein Rehabilitationstraining durchzuführen, um die normale Beweglichkeit wiederherzustellen. Dieser Zustand kann durch Inaktivität, aber auch durch deutlich unausgewogene Aktivitäten bewirkt werden. Wenn wir eine Muskelgruppe regelmäßig belasten, um sie zu kräftigen, dabei aber keine weiträumigen Bewegungen durchführen, kann es zu einer Muskelverkürzung kommen. Das Problem besteht dann darin, dass der Muskel aufgrund des Krafttrainings sehr stark ist und dass dadurch das Stretching aufwendiger ist. Daher ist es notwendig, regelmäßig zu stretchen, um die Gelenke gesund und funktionsfähig zu halten.

Höhere Durchblutung: Nach der Durchführung einer intensiven Belastung sind die Muskeln in der Regel überlastet, geschwollen und verhärtet. Dies wird durch die Ansammlung von Blut in den Muskeln während des Trainings verursacht. Um den höheren Energie- und Sauerstoffbedarf im belasteten Körperbereich zu erfüllen, wird die Durchblutung der belasteten Muskeln erhöht, denn es ist das Blut, das das Gewebe mit Glykogen und Sauerstoff versorgt.

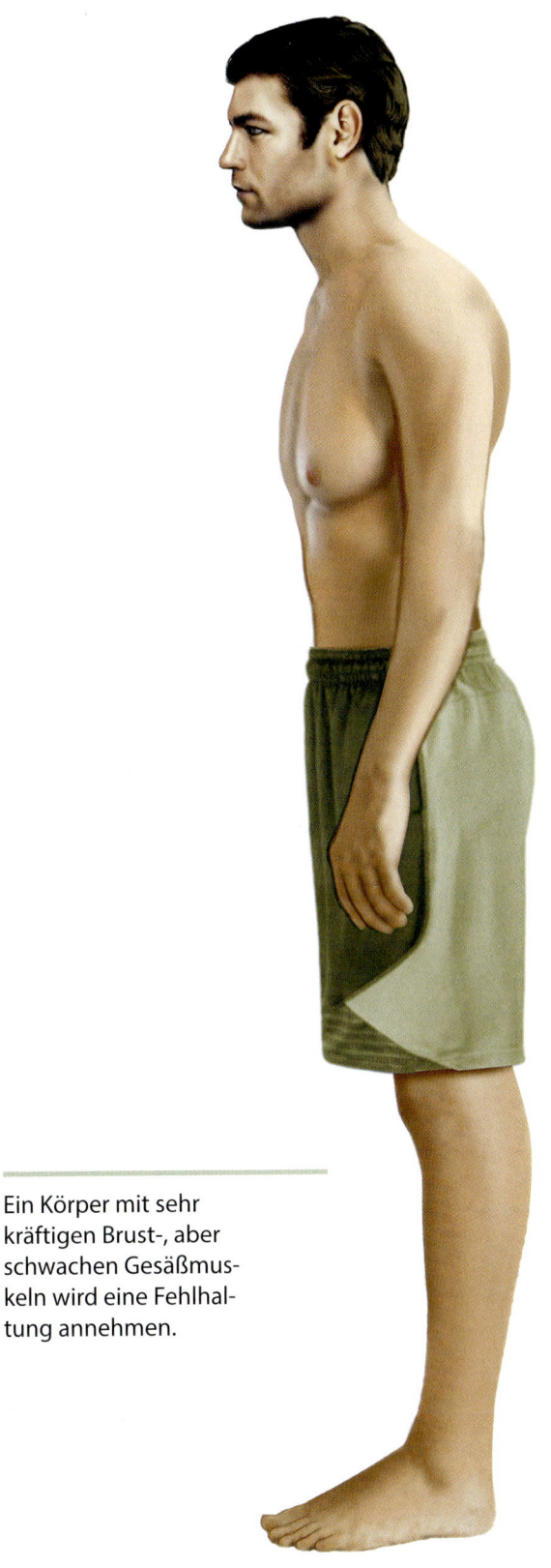

Ein Körper mit sehr kräftigen Brust-, aber schwachen Gesäßmuskeln wird eine Fehlhaltung annehmen.

Das Konzept und die Methoden des Stretchings / 17

Das Problem tritt auf, wenn der Blutabfluss langsamer ist als der Blutzufluss mit einer daraus folgenden Blutansammlung in den Muskeln. Durch die erhöhte Blutzufuhr steigt der Blutdruck in den Muskeln an und der gleiche Druck wirkt auf die Blutgefäße, wodurch die Blutmenge, die sie abgeben können, reduziert wird. Dies ist noch deutlicher an folgendem Beispiel zu sehen: Wenn wir versuchen, ein Getränk durch einen Strohhalm zu saugen, während wir den Strohhalm mit den Fingern zudrücken, wird das Getränk unseren Mund entweder nicht erreichen oder es wird in einer stark begrenzten Menge fließen. In der Zeit unmittelbar nach dem Training ist es daher schwieriger, dass der Sauerstoff und eine ausreichende Menge an Nährstoffen die Muskeln erreichen, und gleichzeitig ist die Entfernung der während der Belastung entstandenen Abfallprodukte schwierig. Das Absolvieren von Stretchingübungen nach der Belastung trägt dazu bei, dass das angesammelte Blut abfließt und neues Blut das Gewebe erreicht, sodass die Erholung schneller und besser erfolgt. Wenn die sportliche Belastung in verschiedene, durch Ruhepausen unterbrochene Abschnitte unterteilt wird, kann Stretching in den Pausen auch die Leistung verbessern, wenn die Aktivität wieder aufgenommen wird.

Entspannung belasteter Bereiche: Viele Menschen leiden an Überlastungen im Rücken, Nacken, in den Schultern, die auf die Arbeit, lange Reisen in einem Kraftfahrzeug, das Tragen schwerer Gegenstände, eine schlechte Haltung und ähnliche Ursachen zurückzuführen sind und die zu Schmerzen und Beschwerden führen. Diese Symptome können eine Folge kontinuierlicher, lange andauernder Spannungen in einem bestimmten Bereich des Körpers sein, der zudem nicht richtig trainiert wurde, um diesen Spannungen zu widerstehen. In diesem Fall trägt Stretching auch zur Beruhigung der Bereiche bei, die überlastet, verspannt und verhärtet sind. Wenn übermäßige Belastungen nicht zu vermeiden sind, ist es eine gute Idee, ein zusätzliches Krafttraining für die betroffenen Muskeln zu absolvieren.

Ausgewogenheit zwischen antagonistischen Muskelgruppen: Die meisten Körperhaltungsprobleme hängen direkt mit muskulären Dysbalancen zusammen. Menschen mit gut entwickelten Brustmuskeln, deren Rückenmuskeln aber nicht gleichermaßen entwickelt sind, neigen dazu, sich hängen zu lassen und ihre Brust abzusenken. Das Gleiche kann im Lendenbereich passieren, indem man den M. psoas major und den M. iliacus kräftigt und verkürzt, was von einer Schwäche in der Bauchwand begleitet wird. In diesen Fällen ist es am besten, den

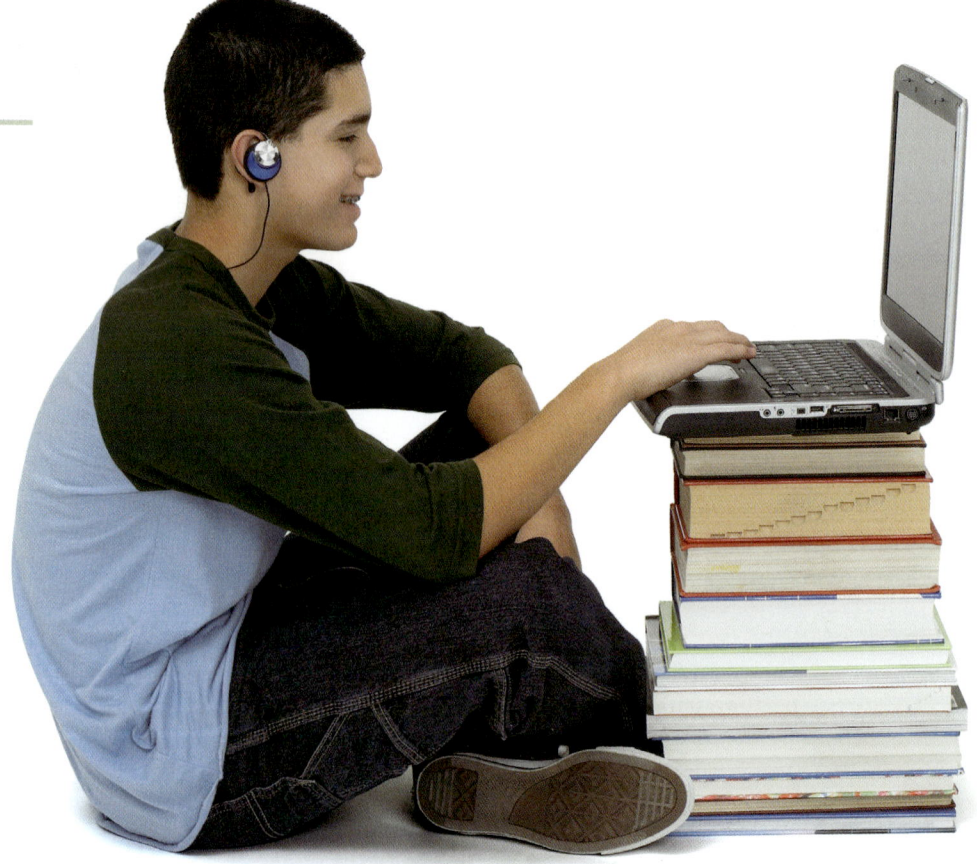

Eine falsche Körperhaltung stellt eine Belastung für Muskeln und Gelenke dar.

Muskel, der verkürzt oder besser als sein Antagonist entwickelt ist, zu dehnen und die Bauchmuskeln zu kräftigen, um wieder ein Haltungsgleichgewicht herzustellen.

Vorbereitung auf eine sportliche Belastung: Es ist sinnvoll, Stretching in jedes gute Aufwärmprogramm zu integrieren, vor allem vor einem Wettkampf oder einer belastenden Trainingseinheit. Wie die Belastung der Muskeln, so leistet auch Stretching einen positiven Beitrag zum Aufwärmen, es erhöht die Viskosität und Durchblutung und verbessert auf diese Weise die sportliche Leistungsfähigkeit und reduziert das Verletzungsrisiko.

Das in der Regel gegen Ende der Aufwärmphase durchgeführte Stretching fördert die Durchblutung und bewirkt vor allem eine leichte Verbesserung des Gelenkbewegungsumfangs durch eine erhöhte Dehnbarkeit der Muskeln. Der Muskel kann diesen zusätzlichen Bewegungsumfang nutzen, um im Falle einer erzwungenen Bewegung, eines schweren Sturzes, einer plötzlichen Richtungsänderung, einer unzureichenden Unterstützung oder einer maximalen Belastung eine Verletzung zu vermeiden. Wenn wir umknicken, können sich unser Fußgelenk und unsere Peronaeusmuskeln nur um 4 cm dehnen. Wenn die Dehnung diese Spanne überschreitet, kommt es zu einer Verstauchung. Führen wir aber Stretchingübungen durch, damit unsere Peronaeusmuskeln sich um etwa 6 cm dehnen können, schaffen wir ein zusätzliches Polster. Das mag nicht viel erscheinen und es ist auch klar, dass Stretching nie eine sichere Schutzmaßnahme vor Verletzungen sein wird, aber dieser zusätzliche Bewegungsumfang spielt beim Umknicken eine wichtige Rolle und kann den Unterschied zwischen einem wenige Minuten dauernden, leichten Schmerz im Sprunggelenk und einer schweren Verletzung ausmachen, die uns dazu zwingt, Wochen oder Monate zu pausieren.

Sobald wir den Zweck und die Vorteile des Beweglichkeitstrainings kennen, ist es auch sinnvoll, darauf hinzuweisen, dass es keine einzig richtige Stretchingmethode gibt. Tatsächlich gibt es mehrere Hauptmethoden, und jede von ihnen ist durch geringfügige Variationen gekennzeichnet.

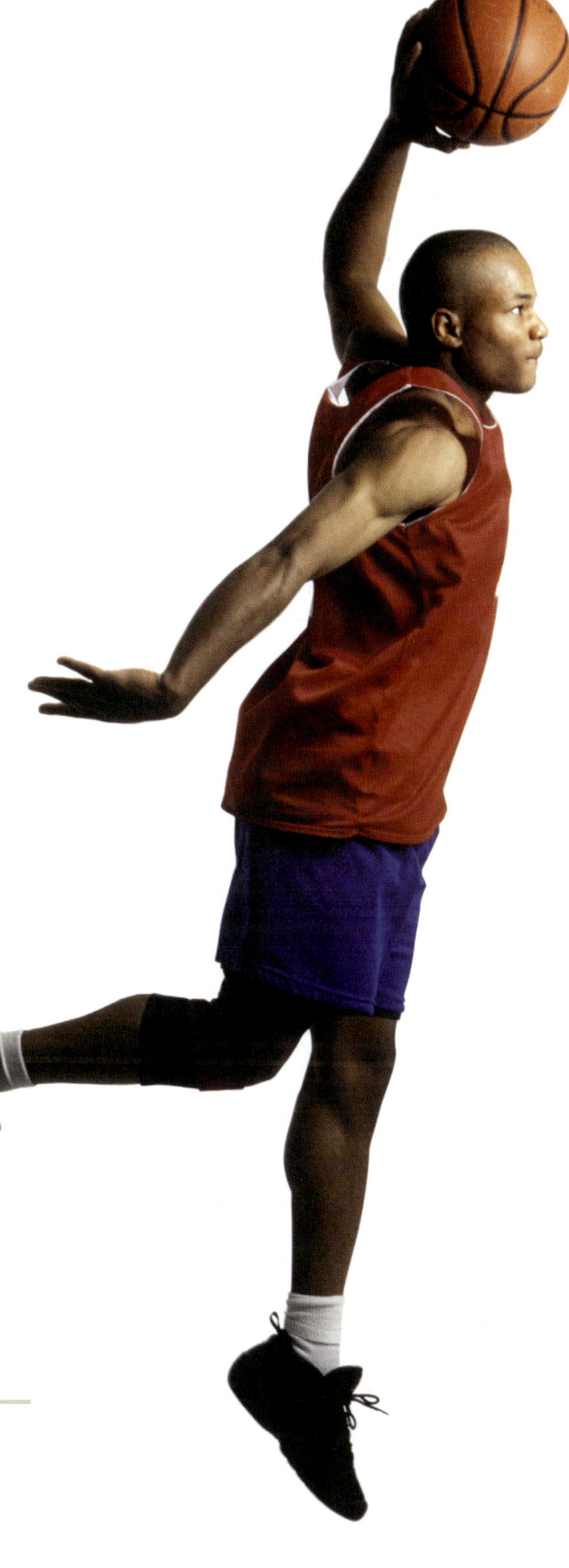

Stretching hilft, Verletzungen in anspruchsvollen Sportarten und bei plötzlichen Belastungen zu vermeiden.

Statisches Stretching

Beim statischen Stretchen bewegen wir uns langsam, bis wir eine Position, in der der Muskel gedehnt wird, erreichen, und wir halten die Dehnung eine bestimmte Zeit bei. Normalerweise wird empfohlen, die gedehnte Position 15-60 Sekunden lang beizubehalten und jede Übung mehrmals zu wiederholen. Offensichtlich wird die Zeit und die Anzahl der Wiederholungen durch verschiedene Faktoren, wie z. B. die Ziele der Person, die Leistungsstufe, die Größe und Stärke der Muskeln und ihre Ansatzstellen sowie die einbezogenen Gelenke definiert. Diese Art des Stretchings ist die häufigste und stellt aus verschiedenen Gründen den Schwerpunkt dieser Arbeit dar. Der erste Grund ist, dass statische Dehnübungen langsam und kontrolliert durchgeführt werden, wodurch es möglich wird, unter äußerst sicheren Bedingungen zu arbeiten. Je langsamer eine Bewegung ist, desto unwahrscheinlicher ist es, dass wir die Kontrolle über sie verlieren, und unsere Fähigkeit, rechtzeitig auf Schmerzen oder Beschwerden zu reagieren, wird erheblich erhöht. Dies und die Einfachheit der verwendeten Übungen und Techniken machen diese Dehnübungen sowohl für fortgeschrittene Sportler als auch für Anfänger so wertvoll. Darüber hinaus ist die Wirksamkeit dieser Art des Stretchings bewiesen und die Langsamkeit der Bewegungen und der statischen Positionen tragen dazu bei, dass der myostatische Reflex unterdrückt wird. Bei diesem Reflex handelt es sich um einen Abwehrmechanismus in Form einer Kontraktion des Muskels, wenn dieser plötzlich gedehnt wird. Bei normalen Aktivitäten schützt dieser Reflex den Muskel vor einer Verletzung durch zu weites Dehnen, aber während Beweglichkeitstraining kann er die durch das Training erreichte Leistung begrenzen und sogar eine gegenteilige Wirkung auslösen. Es gibt sicherlich viele Faktoren, die für das statische Stretching sprechen, und nur sehr wenige Faktoren sprechen dagegen. Es ist daher Sportlern aller Sportarten, unabhängig von ihrem Leistungsniveau, dringend zu empfehlen. Zusätzlich zu den grundlegenden statischen Stretchingübungen gibt es noch andere Arten von Stretching.

Aktives Stretching: Das Dehnen eines Muskels resultiert aus der Wirkung seines Antagonisten. Wenn wir uns z. B. strecken und unsere Arme nach hinten bewegen, dehnen sich die Brustmuskeln als Folge der Kontraktion der Rückenmuskulatur. Diese Methode ist nützlich, weil, während ein Muskel sich dehnt, sein Antagonist sich kontrahiert. Darüber hinaus ist dies ein ziemlich sicherer Weg, sich zu dehnen, weil die Bewegung langsam erfolgt, und es ist schwierig, sich so aggressiv zu dehnen, dass Muskelverletzungen alleine durch die fortschreitende Kontraktion der Antagonisten verursacht werden.

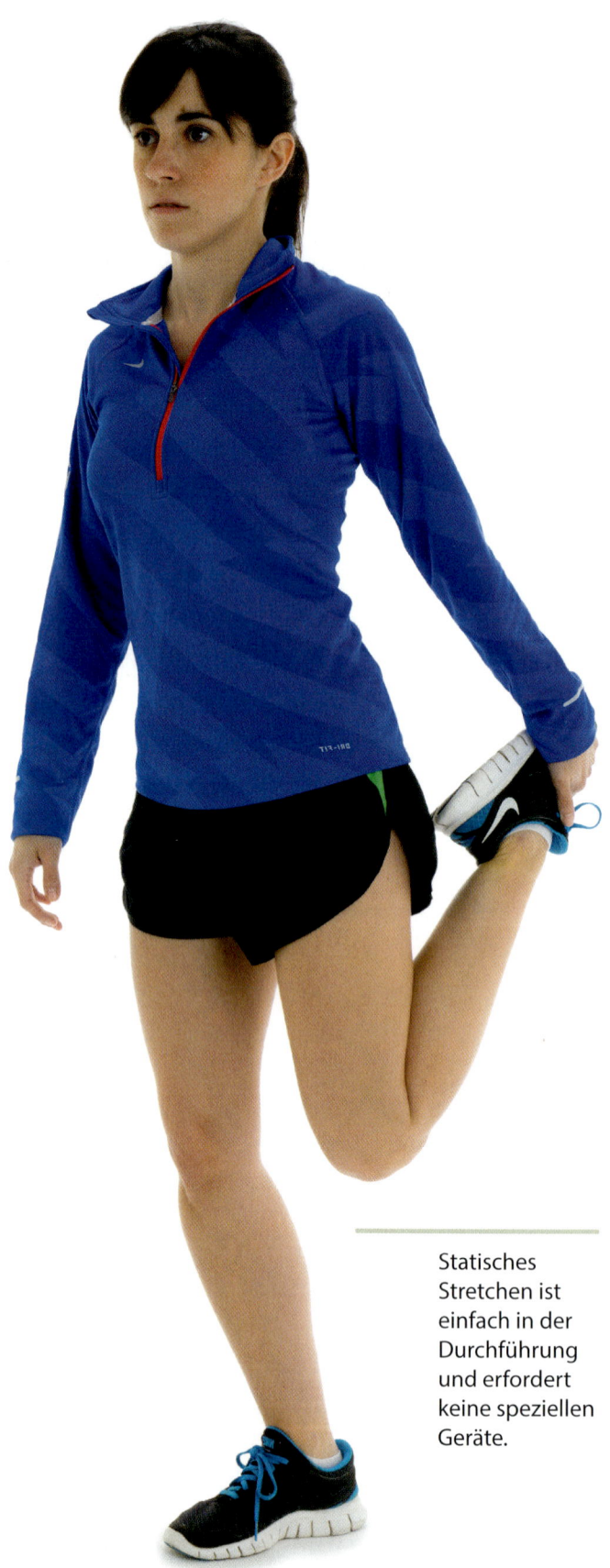

Statisches Stretchen ist einfach in der Durchführung und erfordert keine speziellen Geräte.

Auf der anderen Seite kann in diesem Fall der myostatische Reflex ins Spiel kommen und in einigen Muskelgruppen ist eine ausreichende Dehnung der Antagonisten, um optimale Ergebnisse zu erzielen, nicht möglich. Darüber hinaus können andere mechanische Faktoren die Dehnung begrenzen und so die Wirksamkeit der Übung einschränken. Betrachten wir z. B. die Ischiotibialmuskeln und deren Antagonisten, den Quadrizeps: Dieser ist viel massiver und kräftiger als die Ischiotibialmuskeln, wodurch es schwierig wird, eine wirksame Dehnung des Quadrizeps nur durch die Kontraktion der Ischiotibialmuskeln hervorzurufen.

Passive Stretchingübungen: Die Person, die die Dehnübungen absolviert, investiert keinen eigenen Einsatz, sondern nutzt eine andere Person oder ein Gerät, um die Dehnposition zu erreichen. Diese Übungen werden häufig in Gruppen, in Paaren oder mit einem Trainer durchgeführt. Sie sind sehr effektiv, da die Hilfe eines Partners oder eines die Dehnung erzeugenden Geräts es möglich macht, sich ein wenig weiter zu dehnen, als es beim Absolvieren der Übung alleine möglich wäre. Normalerweise können dadurch etwas größere Bewegungsumfänge und damit ausgeprägtere und schnellere Fortschritte erreicht werden als bei aktiven Dehnübungen. Dennoch hat diese Methode auch einige Nachteile, wie z. B. die Möglichkeit der Aktivierung des myostatischen Reflexes und das größere Verletzungsrisiko im Vergleich zum statischen und aktiven Stretching. Dieses größere Risiko ist darauf zurückzuführen, dass der Übende nicht mehr selbst für die Dehnung verantwortlich ist, sodass es zu einem Verlust der Kontrolle über die Dehnung und ihre Konsequenzen kommt. Wenn ein Partner oder ein Gerät für unsere Dehnung verantwortlich ist, dann ist, unabhängig davon, wie vorsichtig dieser Partner vorgeht (und dies ist eine notwendige Voraussetzung), unsere Empfindlichkeit und unsere Fähigkeit, auf unseren eigenen Körper zu reagieren, nicht mehr vorhanden. Es besteht dann immer die Gefahr, dass man ein wenig zu weit zieht oder die Spannung ein wenig zu spät löst. Um diese Risiken zu minimieren, muss die Bewegung sehr langsam durchgeführt werden, und es muss eine ständige Kommunikation zwischen dem Übenden und der Aufsichtsperson stattfinden.

Die Unterstützung eines Partners bei der Durchführung passiver Dehnübungen trägt zu einer ausgeprägteren und schnelleren Verbesserung bei.

Propriozeptive neuromuskuläre Fazilitation (PNF): Bei dieser Technik, die man normalerweise mit einem Helfer durchführt, absolviert man eine isometrische Kontraktion der Muskeln im Zustand ihrer maximalen Dehnung. Der Helfer führt die Muskelgruppe in die Dehnposition. An diesem Punkt wird der gedehnte Muskel wenige Sekunden lang isometrisch kontrahiert, anders formuliert, er wird kontrahiert, ohne irgendeine Bewegung oder Verkürzung durchzuführen. Dann ist der Muskel entspannt und die Dehnposition wird etwas gesteigert. Diese ursprünglich in der Rehabilitation eingesetzte Methode hat sich als sehr effektiv erwiesen, aber das Risiko ist wahrscheinlich größer als bei den bereits erläuterten Verfahren, und es ist eine gute Idee, PNF mit einer qualifizierten Person durchzuführen.

Dynamische Stretchingübungen

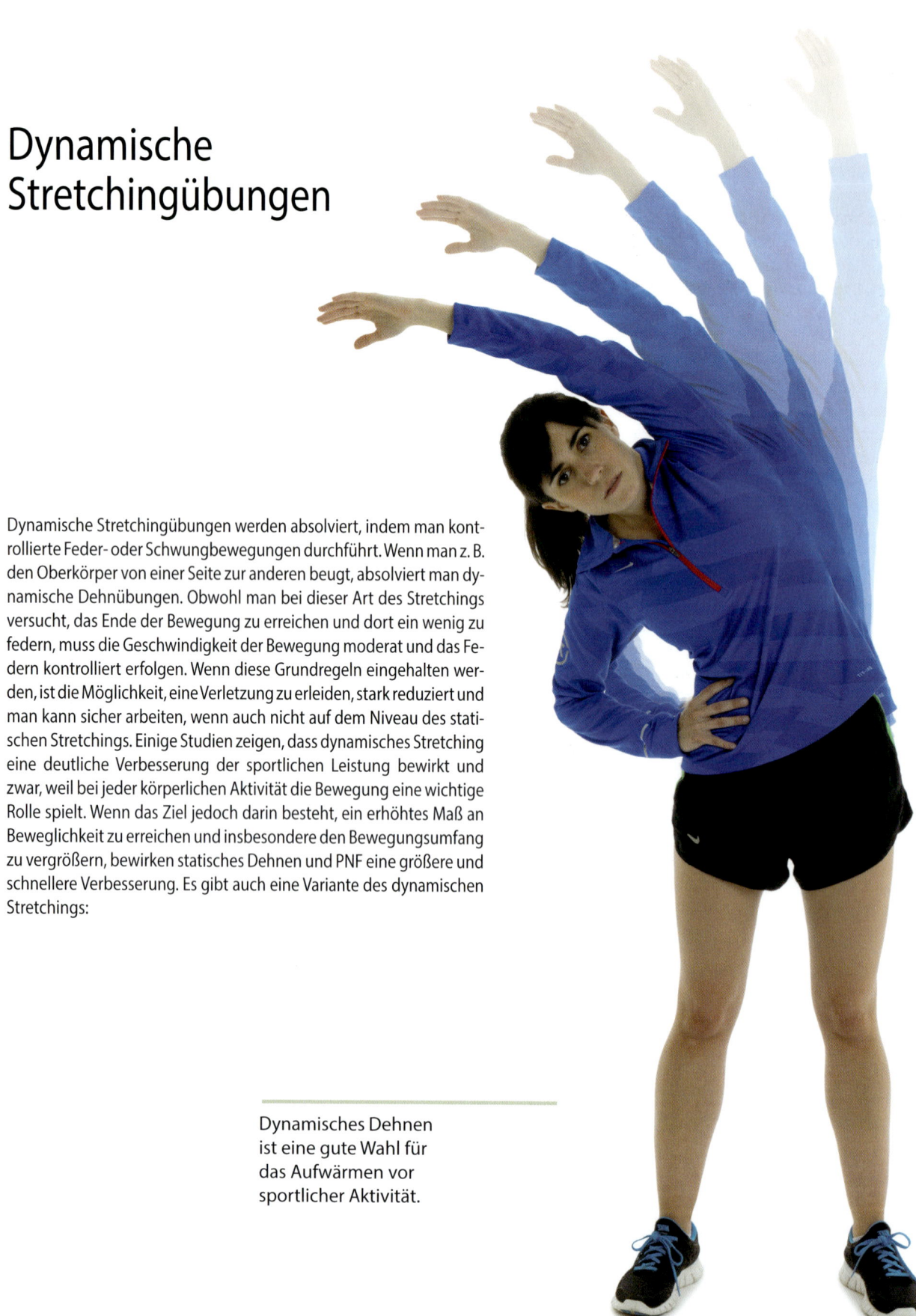

Dynamische Stretchingübungen werden absolviert, indem man kontrollierte Feder- oder Schwungbewegungen durchführt. Wenn man z. B. den Oberkörper von einer Seite zur anderen beugt, absolviert man dynamische Dehnübungen. Obwohl man bei dieser Art des Stretchings versucht, das Ende der Bewegung zu erreichen und dort ein wenig zu federn, muss die Geschwindigkeit der Bewegung moderat und das Federn kontrolliert erfolgen. Wenn diese Grundregeln eingehalten werden, ist die Möglichkeit, eine Verletzung zu erleiden, stark reduziert und man kann sicher arbeiten, wenn auch nicht auf dem Niveau des statischen Stretchings. Einige Studien zeigen, dass dynamisches Stretching eine deutliche Verbesserung der sportlichen Leistung bewirkt und zwar, weil bei jeder körperlichen Aktivität die Bewegung eine wichtige Rolle spielt. Wenn das Ziel jedoch darin besteht, ein erhöhtes Maß an Beweglichkeit zu erreichen und insbesondere den Bewegungsumfang zu vergrößern, bewirken statisches Dehnen und PNF eine größere und schnellere Verbesserung. Es gibt auch eine Variante des dynamischen Stretchings:

Dynamisches Dehnen ist eine gute Wahl für das Aufwärmen vor sportlicher Aktivität.

Ballistisches Stretching: Wie beim dynamischen Stretching besteht auch hier das Ziel darin, die Beweglichkeit durch Bewegung zu verbessern, aber in diesem Fall wird die Bewegung mit größerer Geschwindigkeit durchgeführt und am Ende der Bewegung findet ein Federn statt. In der Regel wird ein Impuls auf eine Extremität gegeben, um sie mit hoher Geschwindigkeit an ihre Grenze zu bewegen, wo dann eine Federbewegung durchgeführt wird. Obwohl man diese Art des Stretchings in Trainingseinheiten bei Sportlern aller Sportarten noch immer sieht, kommt sie durch den Einfluss professioneller Trainer tatsächlich immer seltener als in der Vergangenheit zum Einsatz. Die Tatsache, dass diese Stretchingmethode immer seltener praktiziert wird, ist auf verschiedene Faktoren zurückzuführen; der bedeutendste ist das damit einhergehende hohe Verletzungsrisiko. Bei Stretchingübungen mit hoher Geschwindigkeit ist die Kontrolle über die Bewegungen geringer und es ist schwieriger, die Bewegung abzubrechen, bevor ein unangenehmes Gefühl auftritt. Wenn es gelingt, die Bewegung abzubrechen, ist der Schaden bereits eingetreten. Darüber hinaus ist der myostatische Reflex, der bei dynamischem Stretching auftritt, bei ballistischen Dehnübungen noch ausgeprägter und dies kann nachteilige Auswirkungen haben. Schließlich führt die Geschwindigkeit, mit der die Dehnung durchgeführt wird, dazu, dass die Wirkung des Stretchings auf die Beweglichkeit minimal ist; somit bringt diese Stretchingmethode nur geringfügige Verbesserungen bei einem hohen Verletzungsrisiko.

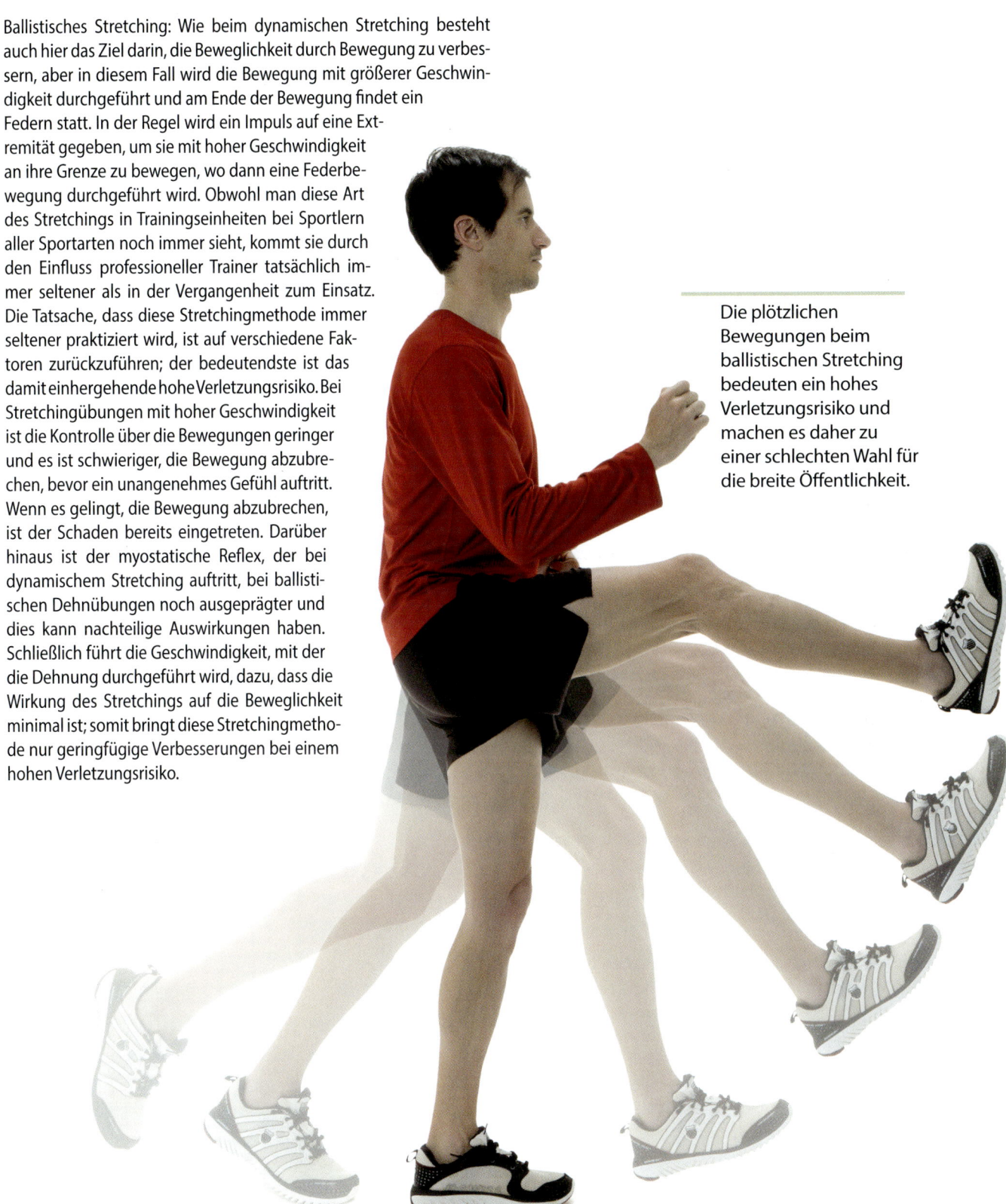

Die plötzlichen Bewegungen beim ballistischen Stretching bedeuten ein hohes Verletzungsrisiko und machen es daher zu einer schlechten Wahl für die breite Öffentlichkeit.

Grundlegende Stretchingprinzipien

Wir müssen viele Faktoren berücksichtigen, bevor wir mit dem Stretching beginnen, und obwohl wir einige dieser Faktoren schon näher betrachtet haben, ist es angebracht, sie gründlich zu überprüfen.

Unser Körper kann uns viel Freude, aber auch viele Probleme bereiten. In der Regel schätzen wir nicht die Möglichkeiten, die er uns bietet. Wir halten sie für selbstverständlich und vertrauen darauf, dass sie ein Teil dessen sind, was normal ist. Wir beginnen erst dann zu erkennen, was wir haben, wenn die Gefahr besteht, dass wir es verlieren, oder wenn wir erkennen, dass wir es bereits verloren haben. Man realisiert nicht, wie sehr einem Tabak schadet, bis der Aufzug ausfällt und es große Anstrengungen bereitet, Treppen zu steigen. Gleichermaßen ist uns der schlechte Zustand unserer Muskeln nicht bewusst, bis wir eines Tages mit einem schmerzhaften Muskelkrampf aufstehen, der uns einige Wochen lang daran erinnert, dass wir bereits vor langer Zeit begonnen haben sollten, uns um unsere Muskeln zu kümmern. Wahrscheinlich hat uns unser Körper bereits vor diesen Ereignissen signalisiert, dass etwas nicht stimmt, aber da die Probleme gering waren oder nach der Einnahme von entzündungshemmenden Medikamenten verschwanden, haben wir ihnen nicht viel Aufmerksamkeit gewidmet. Unser Körper spricht im Allgemeinen zu uns und teilt uns über Symptome und Empfindungen mit, was mit ihm passiert, und so geschieht es im täglichen Leben und auch während des Trainings. Tatsächlich betonen viele orientalische und Entspannungsdisziplinen immer wieder, wie wichtig es ist, sich selbst besser kennenzulernen. Wenn wir dies auf das Beweglichkeitstraining anwenden, erreichen wir schneller Verbesserungen und vermeiden Verletzungen. In erster Linie müssen wir den Mythos, dass ohne Schmerzen kein Erfolg zu erreichen ist, aus unserem Gedächtnis tilgen und dem Grundsatz folgen, dass Fortschritte nur durch Anstrengung und Ausdauer zu erzielen sind.

Während des Beweglichkeitstrainings müssen wir uns bewusst machen, dass es im gedehnten Muskel zu einem Spannungsgefühl kommen muss. Der Körper nimmt den Dehnungsreiz wahr und zeigt durch diese Empfindung an, dass die Dehnung erfolgt. Auf der anderen Seite müssen wir, wenn wir Schmerz empfinden, die Nachricht anders interpretieren: Schmerz deutet fast immer auf eine Verletzung oder eine Verletzungsgefahr hin und wir müssen dann die Intensität der Dehnung reduzieren.

Die Kontrolle der Atmung spielt bei allen sportlichen Disziplinen eine wichtige Rolle, aber beim Beweglichkeitstraining ist sie besonders wichtig, da sie zur Entspannung beiträgt, die ein Ziel der Dehnung ist. Eine schnelle, oberflächliche Atmung und eine unterbrochene Atmung versetzen uns kaum in einen Zustand der Ruhe, während eine tiefe, bewusste Atmung dies sehr wohl tut. Dies muss der allgemeine Grundsatz sein, nach dem wir beim Beweglichkeitstraining atmen, obwohl es vereinzelte Ausnahmen gibt, da die Durchführung bestimmter Übungen das Ausstoßen von Luft aus der Lunge zu einem bestimmten Zeitpunkt oder eine oberflächliche Atmung verlangt, um optimale Ergebnisse zu erzielen.

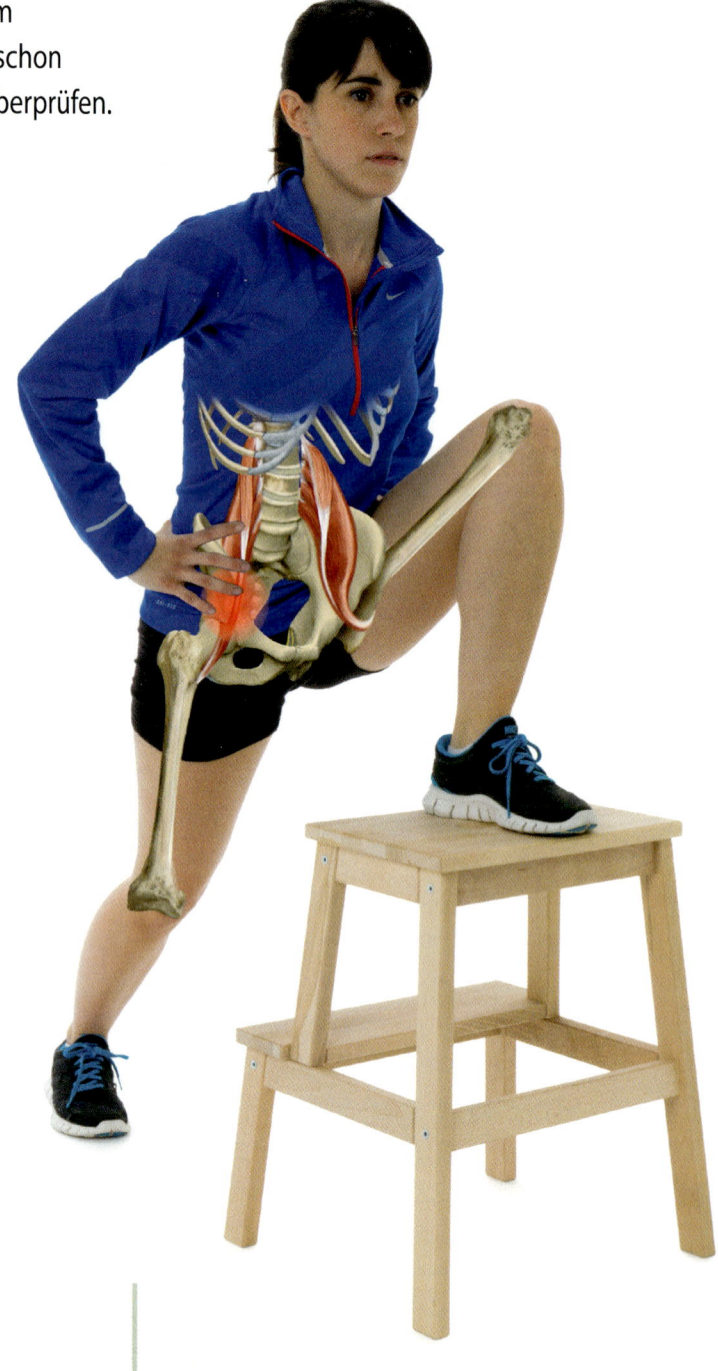

Beim Stretching sollte man zwar eine Spannung, aber keine Schmerzen empfinden.

Wir müssen auch daran denken, dass Stretchingübungen langsam und progressiv durchgeführt werden müssen, um einen größeren Spielraum zur Wahrnehmung von Empfindungen und daraus resultierenden Handlungen zu ermöglichen. Wenn man eine Übung mit einer hohen Geschwindigkeit absolviert, wie es bei ballistischen Dehnübungen der Fall ist, gibt es zwischen dem ersten Schmerzsignal und einer Verletzung keinen Spielraum für eine Reaktion, da sie praktisch parallel auftreten. Auf der anderen Seite verfügen wir bei einer langsam durchgeführten Dehnübung nach der ersten Schmerzempfindung über einen ausreichenden Handlungsspielraum, um die Bewegung abzubrechen, bevor der Muskel oder ein Gelenk verletzt wird. Wir müssen die Aufmerksamkeit auf diese Empfindungen in den Gelenken richten, die instabil sind, wie beispielsweise die Schulter, da sie relativ leicht auszurenken sind, vor allem bei Menschen, die zuvor Probleme dieser Art hatten.

Wir müssen uns auch der Tatsache bewusst sein, dass unser Körper besser funktioniert, wenn er aufgewärmt ist: Er bringt eine bessere Leistung und ist belastbarer. So wie ein Motor keine Spitzenleistung bringen kann, bevor er warm gelaufen ist, dürfen wir unsere Muskeln nicht dehnen, ohne sie vorher aufzuwärmen. Da wir im kalten Zustand steifer und verletzungsanfälliger sind, sollten wir Stretchingübungen erst nach dem Ende des Aufwärmens, am Ende der Trainingseinheit oder zu beiden Zeitpunkten durchführen. Sicherlich haben wir schon einmal Leute gesehen, die einen Lauf absolvieren und sich vor dem Lauf dehnen. Wir wissen heute aber, dass dies nicht die beste Methode ist, und es wäre besser, sich erst nach einigen Minuten leichten Joggens und am Ende des Laufs zu dehnen.

Schließlich müssen wir sehr vorsichtig mit der Position der Wirbelsäule umgehen und uns ihrer immer bewusst sein. Häufig kommt es vor, dass wir vor lauter Eifer weiter dehnen, als gut ist, und unsere Wirbelsäule einer zu hohen Spannung aussetzen. Wir müssen diese Spannungen vermeiden und immer aufmerksam auf unsere Position achten, sodass unser Rücken gerade ist, so oft die Bewegung dies ermöglicht. Es ist klar, dass bestimmte Dehnübungen, insbesondere solche, die die Muskeln des Oberkörpers und des Halses betreffen, zu unvermeidlichen Änderungen der Wirbelsäulenposition führen. Das ist nicht schlecht, aber wir müssen vorsichtig sein.

Wenn wir sagen, dass die Wirbelsäule gerade sein muss, dann sollte sie tatsächlich gekrümmt sein, ohne jedoch ihre natürliche Krümmung zu überschreiten. Grundsätzlich gibt es drei ganz normale Krümmungen der Wirbelsäule: Erstens die Krümmung nach hinten in der Dorsalebene, auch Kyphose genannt; bei den beiden anderen Krümmungen handelt es sich um Krümmungen nach vorne, im Hals- und Lendenbereich, die als Lordose bezeichnet werden. Wir sollten auf keinen Fall versuchen, diese Krümmungen zu beseitigen oder zu verringern. Diese drei Krümmungen sind für eine gute und gesunde Körperhaltung notwendig und erfordern nur dann eine Behandlung, wenn sie übertrieben werden, was zu ebenso vielen Problemen führen kann wie ihr Fehlen.

Eine gesunde Wirbelsäule sollte ihre natürlichen Krümmungen behalten, ohne diese jedoch zu übertreiben.

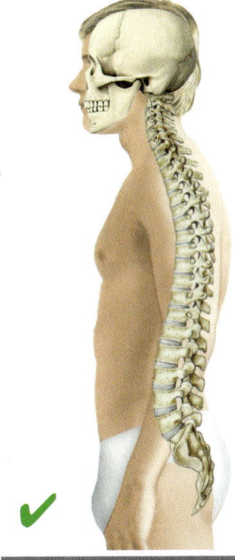
NORMALE WIRBELSÄULE

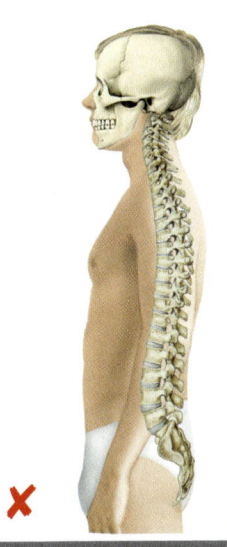
GERADE WIRBELSÄULE

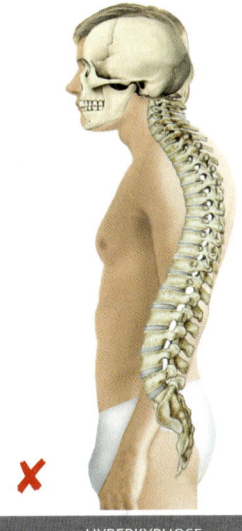
HYPERKYPHOSE

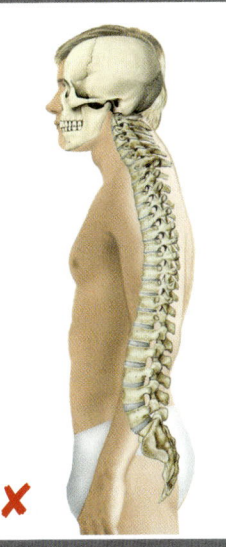
ZERVIKALHYPERLORDOSE

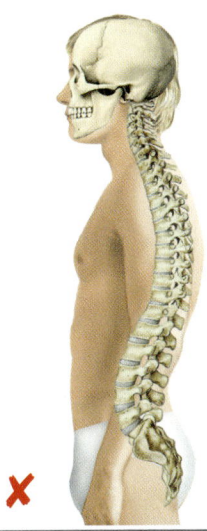
LUMBALHYPERLORDOSE

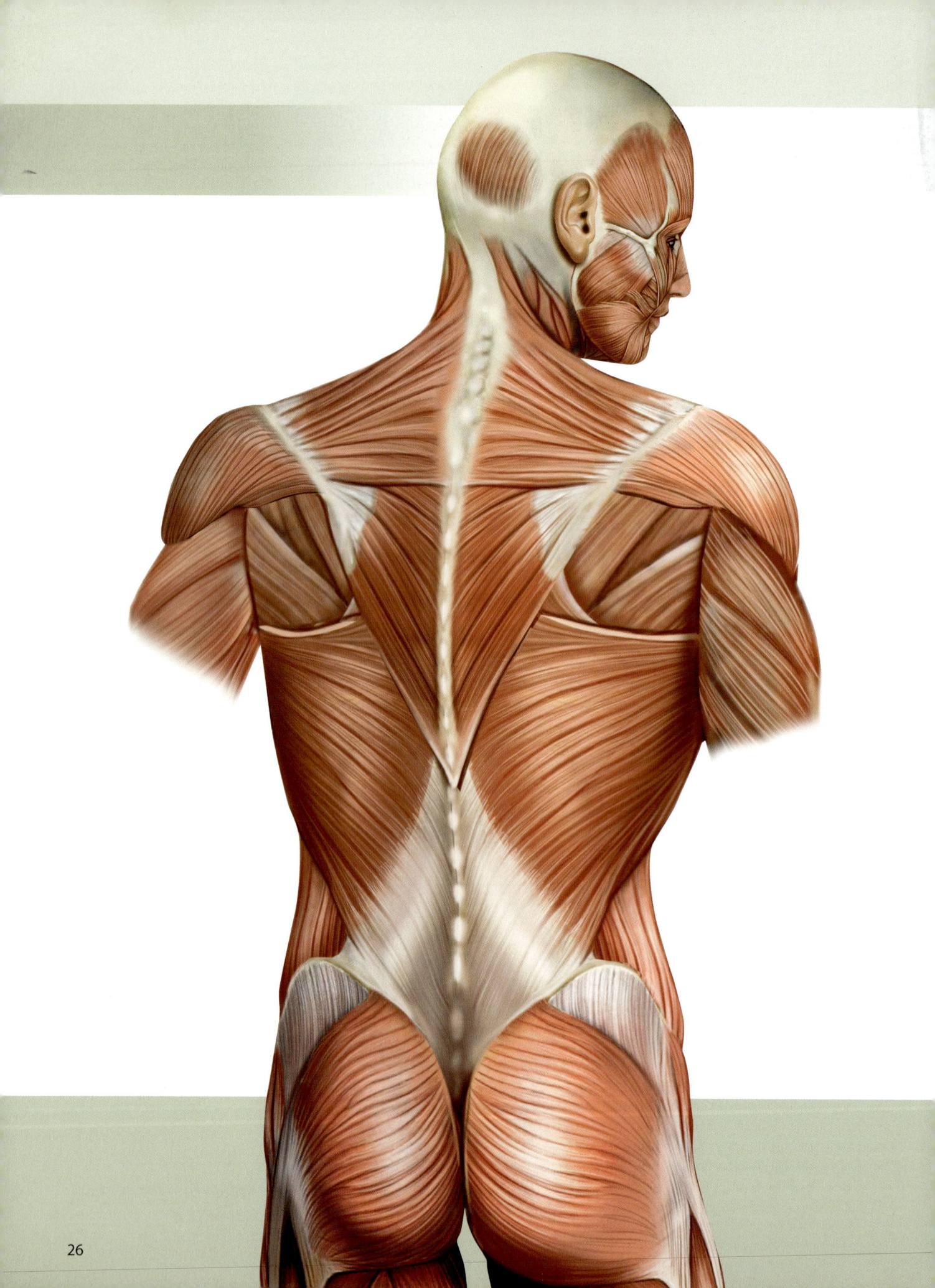

DEHNÜBUNGEN
FÜR DEN RUMPF UND HALS

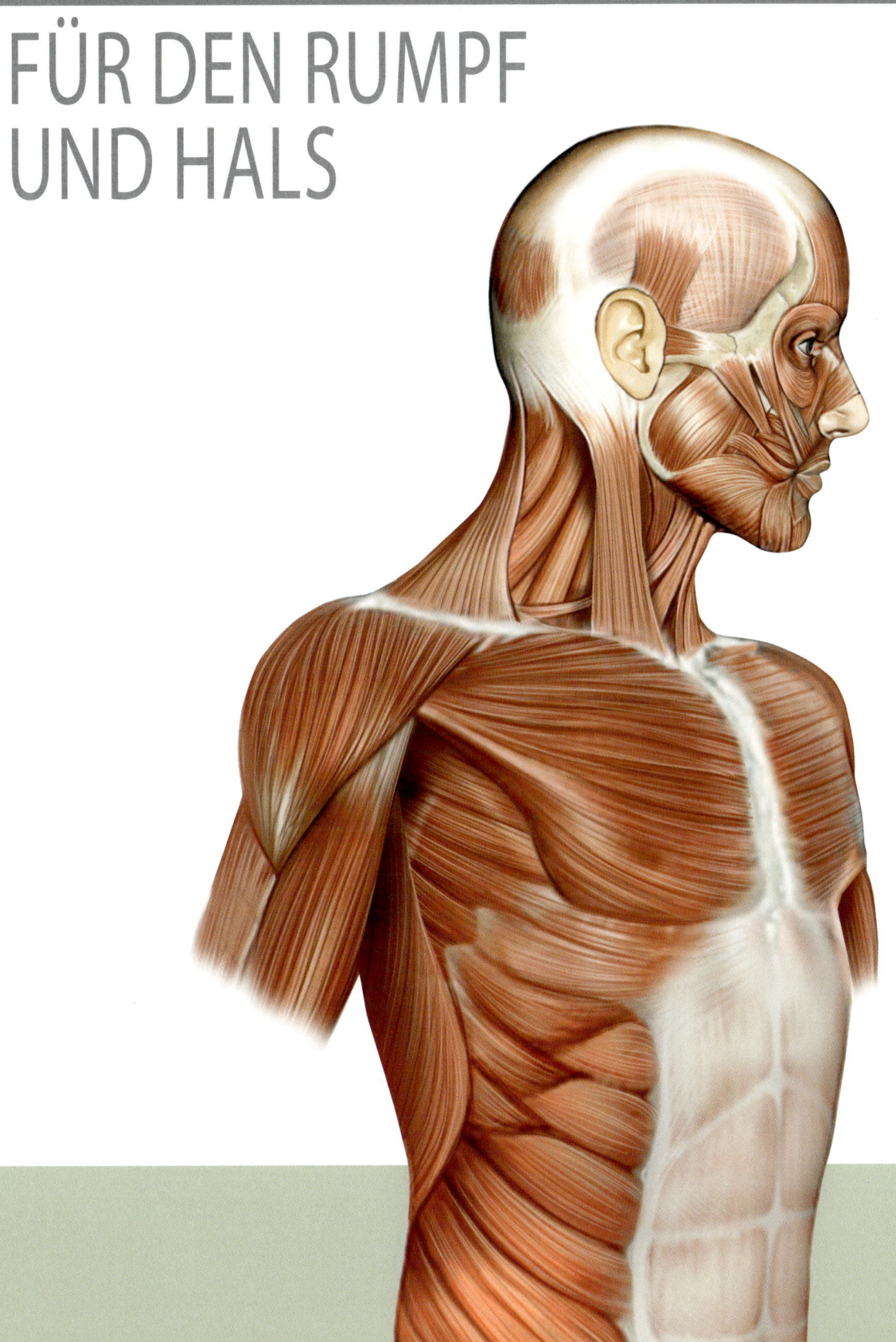

DEHNÜBUNGEN FÜR DEN HALS

M. TRAPEZIUS (TRAPEZMUSKEL)
Dieser Muskel entspringt am Hinterhauptbein, am Dornfortsatz der Hals- und Brustwirbel und er setzt am Akromion (Schulterhöhe, Widerrist) und der Spina scapulae (Schulterblattgräte) an. Der Ursprung ist fächerförmig, sodass seine verschiedenen Abschnitte unterschiedliche Funktionen in Abhängigkeit von der Faserrichtung haben: Der obere Teil hebt das Schulterblatt, der mittlere bewirkt eine Adduktion und der untere Teil eine Depression.

M. LEVATOR SCAPULAE (SCHULTERBLATTHEBER)
Dieser Muskel entspringt an den Querfortsätzen der Wirbel C1 bis C4 und setzt an der oberen medialen Kante des Schulterblatts an. Wie der Name schon sagt, besteht seine Funktion darin, das Schulterblatt anzuheben.

M. SCALENI (RIPPENHALTERMUSKELN)
Es gibt drei Scalenusmuskeln: den vorderen, den mittleren und den hinteren.

M. scalenus anterior (vorderer Rippenhaltermuskel): Dieser Muskel entspringt an den Querfortsätzen der Wirbel C3 bis C6 und setzt an der Innenkante der ersten Rippe an. Seine Funktion besteht darin, den Hals nach vorne und zur Seite zu beugen und die erste Rippe anzuheben.

M. scalenus medius (mittlerer Rippenhaltermuskel): Dieser Muskel entspringt an den Querfortsätzen der Wirbel C2 bis C7 und setzt an der oberen Fläche der ersten Rippe an. Er hat dieselbe Funktion wie der M. scalenus anterior.

M. scalenus posterior (hinterer Rippenhaltermuskel): Dieser Muskel entspringt an den Querfortsätzen der Wirbel C4 bis C6 und setzt an der äußeren Fläche der zweiten Rippe an. Seine Funktion besteht darin, den Hals nach vorne und zur Seite zu beugen und die zweite Rippe anzuheben

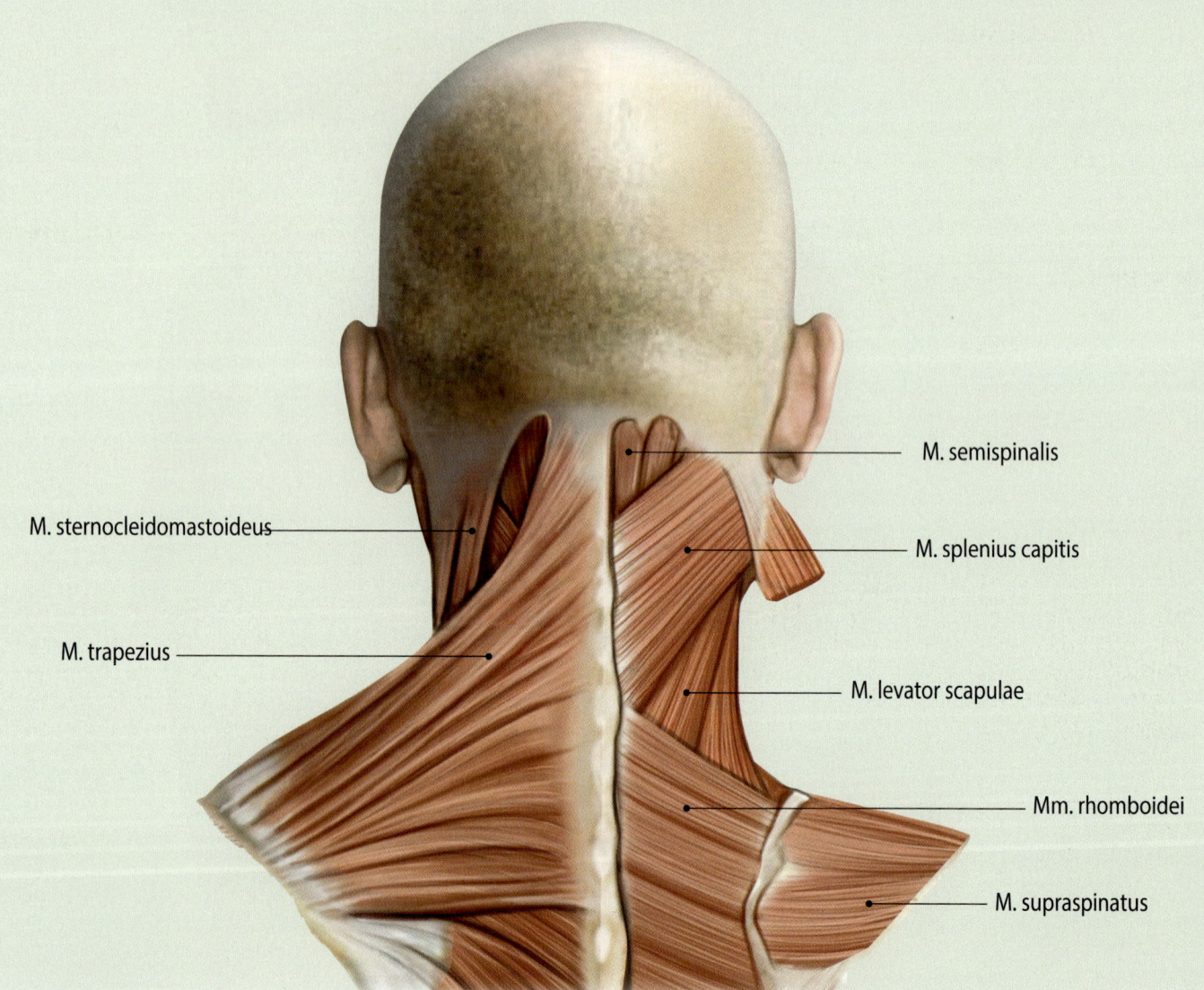

DEHNÜBUNGEN FÜR DEN HALS

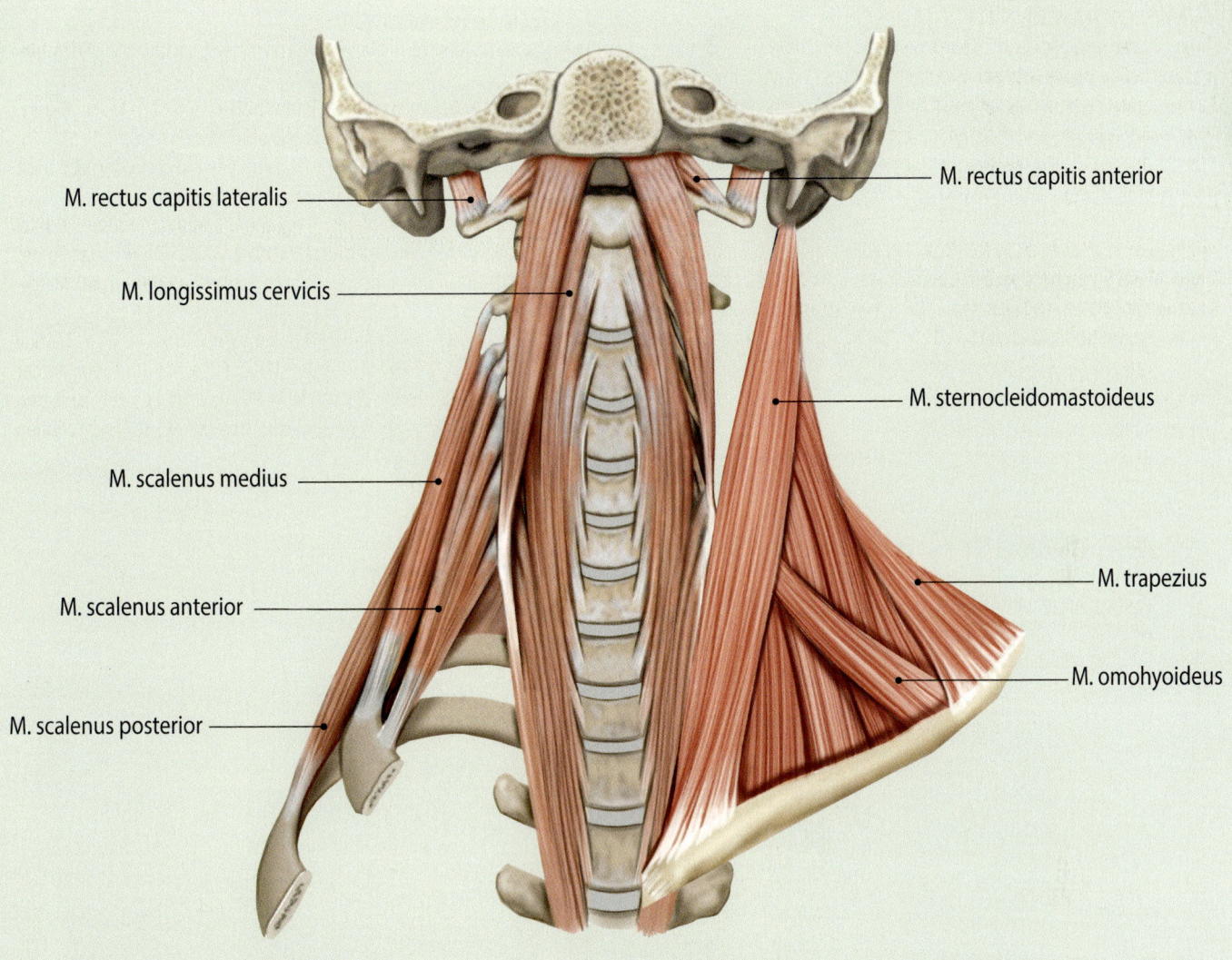

M. STERNOCLEIDOMASTOIDEUS (GROSSER KOPFWENDER)
Der Brustbeinanteil dieses Muskels entspringt am Brustbein, während der Schlüsselbeinanteil am mittleren Drittel des Schlüsselbeins entspringt. Beide Anteile haben einen gemeinsamen Ansatz am Warzenfortsatz (Processus mastoideus) des Schläfenbeins. Seine Funktionen sind die Halsvor- und -seitbeugung und die Halsdrehung.

M. SPLENIUS (RIEMENMUSKEL)
Es gibt zwei Spleniusmuskeln: den M. splenius capitis und den M. splenius cervicis. Im Rahmen der Dehnübungen werden jedoch beide Muskeln als ein einziger Muskel betrachtet, da die Dehnübungen nicht zwischen ihnen differenzieren.
M. splenius capitis (Riemenmuskel des Kopfs): Dieser Muskel entspringt am Nackenband zwischen den Wirbeln C3 bis C7 und am Dornfortsatz der Wirbel C7 bis T4. Sein Ansatz befindet sich am Warzenfortsatz (Processus mastoideus) des Schläfenbeins und am Hinterhauptknochen. Seine Funktionen sind die Halsstreckung, -seitbeugung und -drehung.
M. splenius cervicis (Riemenmuskel des Halses): Dieser Muskel entspringt am Dornfortsatz der Wirbel T3 bis T6 und setzt am Querfortsatz der Wirbel C1 bis C3 an. Seine Funktionen sind die Halsstreckung, -seitbeugung und -drehung.

1 DEHNÜBUNGEN FÜR DEN HALS / M. TRAPEZIUS

Halsbeuge zur Seite

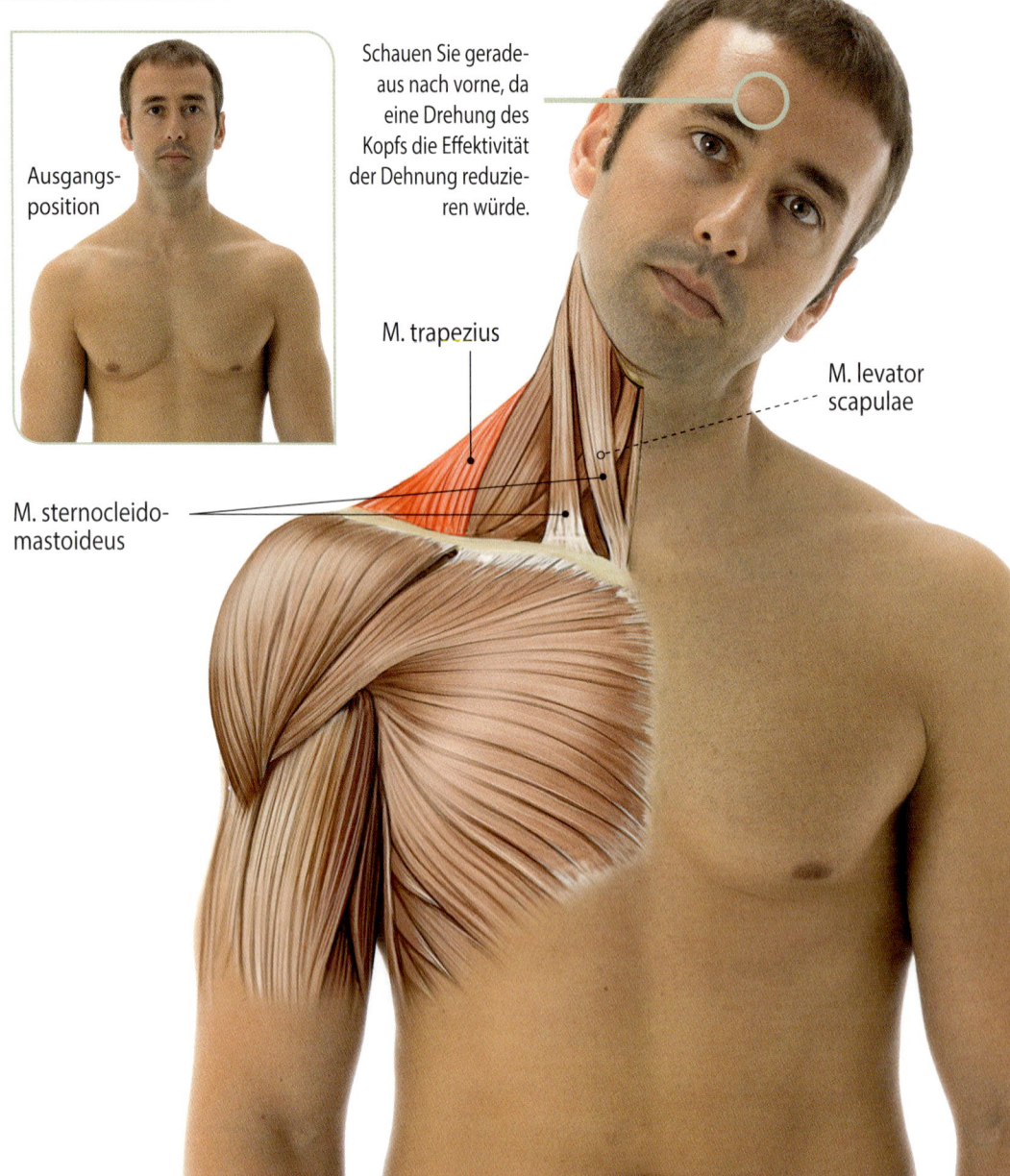

AUSGANGSPOSITION
Stehen Sie mit Ihren Armen an Ihren Seiten und schulterbreit auseinanderstehenden Füßen und entspannen Sie die Muskeln Ihres Schulterblattgürtels.

TECHNIK
Schauen Sie nach vorne und kippen Sie Ihren Kopf durch eine Seitbeugung Ihres Halses zu einer Seite hin, als ob Sie versuchen würden, mit Ihrem Ohr die der Dehnung entgegengesetzte Schulter zu berühren. Halten Sie diese Position, ohne die Spannung zu lösen, und spüren Sie die Dehnung im M. trapezius und die dadurch erzeugte muskuläre Spannung. Wenn Sie die Übung etwas intensiver gestalten wollen, senken Sie die Schulter auf der gedehnten Seite etwas ab.

Ausgangsposition

Schauen Sie geradeaus nach vorne, da eine Drehung des Kopfs die Effektivität der Dehnung reduzieren würde.

M. trapezius

M. levator scapulae

M. sternocleidomastoideus

LEISTUNGSSTUFE	WH	DAUER
ANFÄNGER	3	20 s
FORTGESCHRITTENE	2	30 s
ERFAHRENE	4	35 s

VORSICHT
Denken Sie daran, dass das Gefühl während der Dehnung ein Spannungsgefühl, aber kein Schmerz sein sollte, vor allem dann, wenn Sie Ihre Halswirbelsäule bewegen.

WIRKUNG
Reduktion der Spannung im Nacken, ein Bereich, der aufgrund von körperlichen Belastungen, Stress und bestimmten chronischen Körperhaltungen zu Verspannungen neigt.

INDIKATION
Für alle Personen, die aufgrund Ihrer Körperhaltung während der Arbeit, vor allem bei der Büroarbeit, Spannung und Schmerzen empfinden.

M. TRAPEZIUS / DEHNÜBUNGEN FÜR DEN HALS **2**

Halsbeuge mit Unterstützung

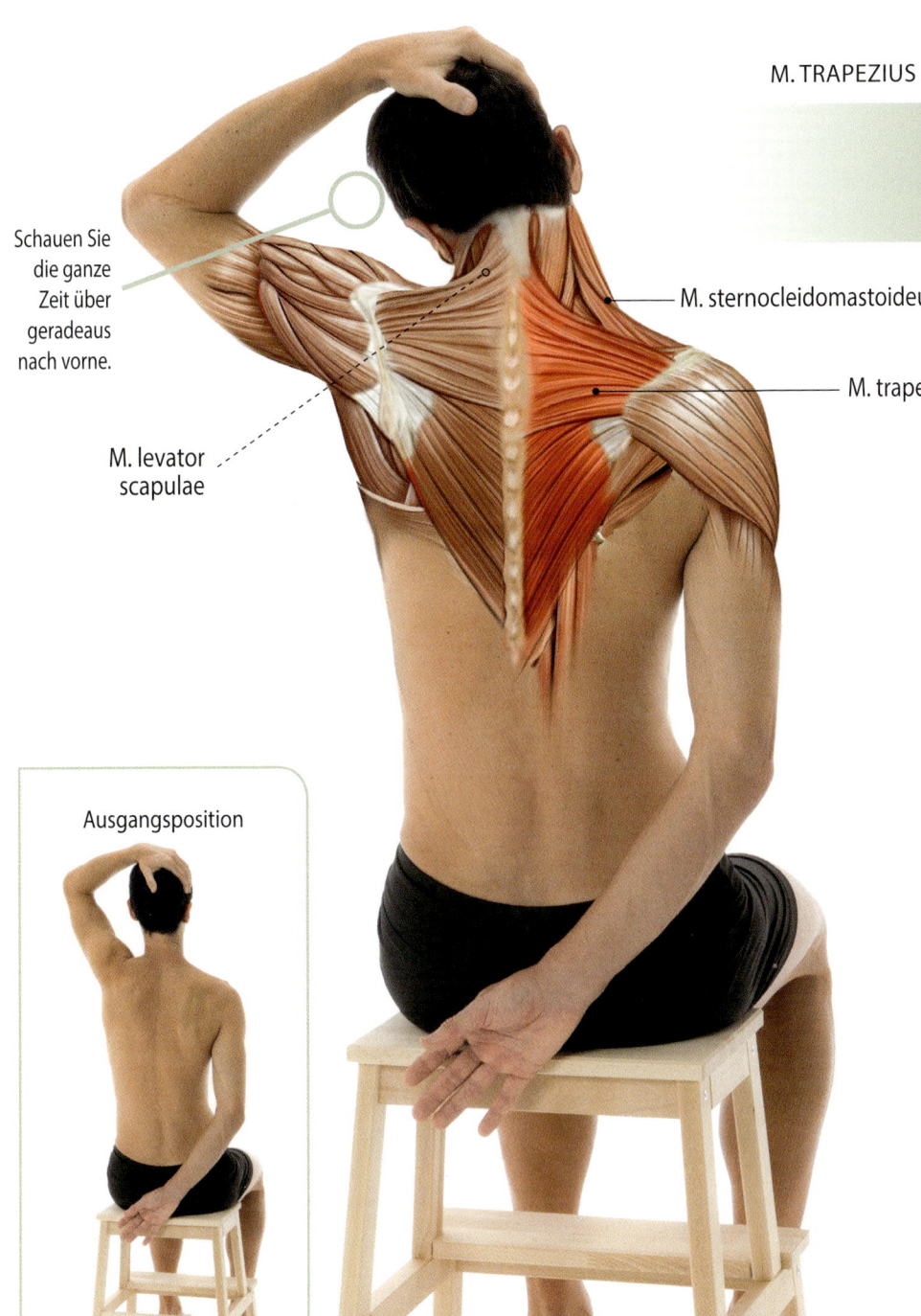

Schauen Sie die ganze Zeit über geradeaus nach vorne.

M. sternocleidomastoideus

M. trapezius

M. levator scapulae

Ausgangsposition

AUSGANGSPOSITION
Nehmen Sie eine Position ein, bei der Ihr Rücken gerade ist und eine Hand sich auf Ihrem Kopf befindet. Schauen Sie nach vorne, ohne Ihren Kopf zu beugen oder zu strecken.

TECHNIK
Üben Sie einen Zug auf Ihren Kopf aus, wobei Ihre Hand Ihren Kopf so greift, als ob Sie versuchen würden, Ihr Ohr zu Ihrer Schulter hin zu bewegen, um eine Seitbeugung Ihres Halses und Kopfes zu erreichen. Halten Sie diese Position über die Zeitspanne, die Ihrem Leistungsniveau entspricht. Sie können Ihren freien Arm hinter Ihren Rücken legen oder Ihre Schulter auf der gedehnten Seite absenken, um die Intensität zu steigern.

LEISTUNGSSTUFE	WH	DAUER
ANFÄNGER	2	20 s
FORTGESCHRITTENE	3	30 s
ERFAHRENE	4	35 s

VORSICHT
Um Ihre Halswirbel zu schützen, sollten Sie mit Ihrer Hand nicht übermäßig ziehen. Denken Sie daran, dass Sie keine Gelenkschmerzen spüren dürfen, sondern nur eine leichte muskuläre Spannung als Folge der Dehnung.

WIRKUNG
Lösung von Verspannungen in den hinteren und seitlichen Halsbereichen.

INDIKATION
Für Menschen, die an Schmerzen im Bereich der hinteren und seitlichen Halsbereiche leiden, hauptsächlich aufgrund von beruflichen Belastungen, vor allem, wenn diese ein stundenlanges Sitzen vor einem Computer, Schreibtisch oder Tisch erfordern.

Dehnübungen für den Rumpf und den Hals / 31

DEHNÜBUNGEN FÜR DEN HALS / M. LEVATOR SCAPULAE

Halsbeuge und -rotation

AUSGANGSPOSITION
Sitzen oder stehen Sie mit gerader Wirbelsäule und nach vorne gerichtetem Blick. Lassen Sie Ihre Arme an Ihren Körperseiten hängen und entspannen Sie Ihre Schultern.

TECHNIK
Drehen Sie Ihren Hals um mindestens 45° und senken Sie Ihr Kinn, als ob Sie Ihre Brust damit berühren wollten. Diese Bewegung erzeugt die für die Dehnung notwendige Muskelspannung und Sie werden eine leichte Aufwärtsbewegung des Schulterblatts entgegen der Bewegungsrichtung Ihres Kinns bemerken. Halten Sie diese Position über die Zeitspanne, die Ihrem Leistungsniveau entspricht, und führen Sie diese Übung dann zur anderen Seite aus.

Denken Sie während dieser Übung daran, Ihre Schultern zu entspannen, sodass sie locker bleiben und es in den Muskeln in diesem Bereich zu keinen anderen Spannungen kommt als zu denen, die durch die Dehnung hervorgerufen werden.

M. splenius capitis
M. semispinalis
M. trapezius
M. levator scapulae

Ausgangsposition

LEISTUNGSSTUFE	WH	DAUER
ANFÄNGER	2	20 s
FORTGESCHRITTENE	3	25 s
ERFAHRENE	4	30 s

VORSICHT
Denken Sie daran, Ihren Rücken entspannt, aber gerade und senkrecht zum Boden zu halten.

WIRKUNG
Reduzierung muskulärer Verspannungen im ganzen Rückenbereich und damit der Schmerzen, die übermäßige Spannungen in diesem Bereich verursachen können.

INDIKATION
Für Menschen, die viele Stunden in sitzender Position am Arbeitsplatz verbringen, vor allem bei Büroarbeiten.

Dehnübungen für den Rumpf und den Hals

MM. SCALENI / DEHNÜBUNGEN FÜR DEN HALS 4

Halsrotation und -streckung

Ausgangsposition

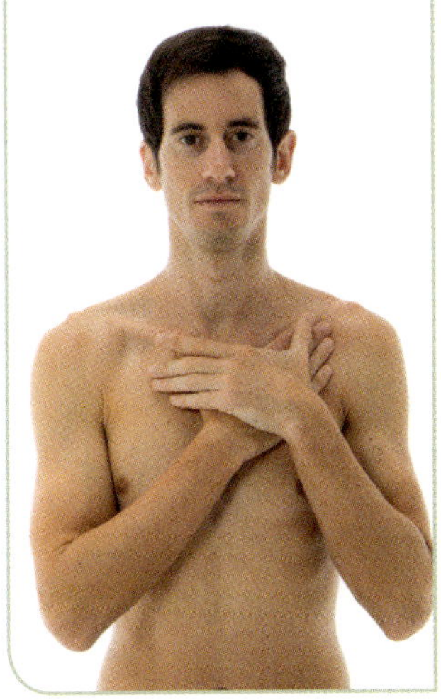

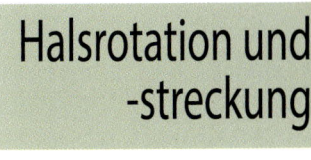

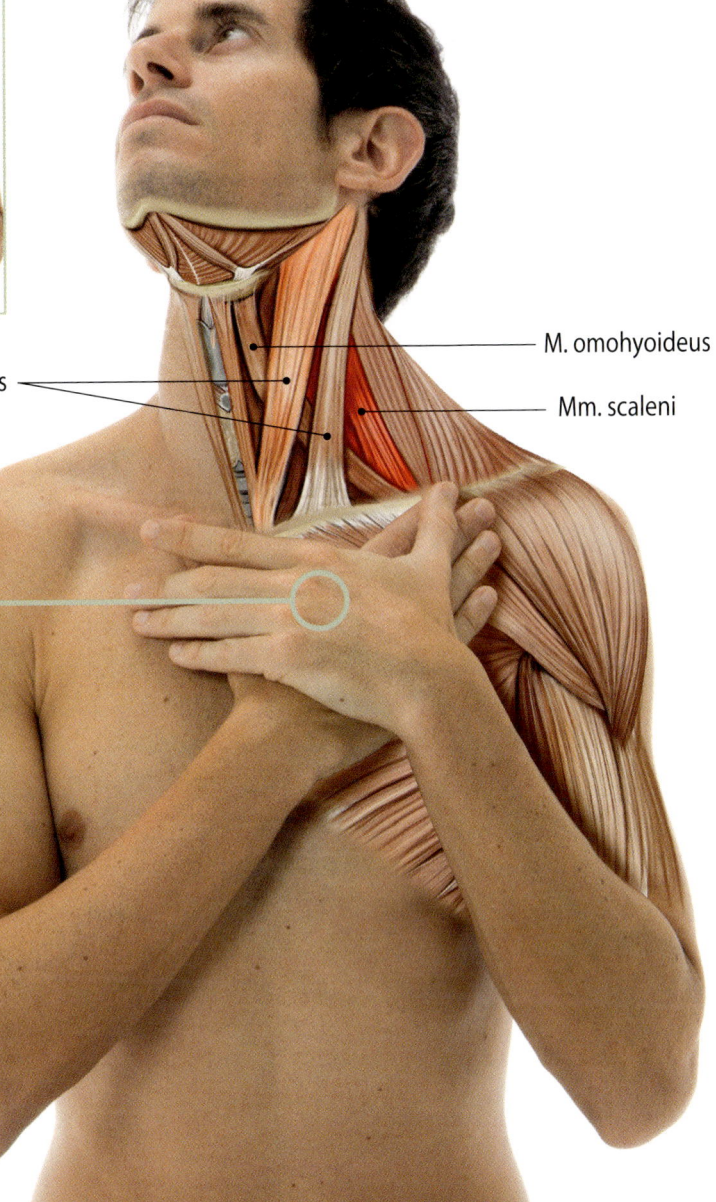

M. sternocleidomastoideus

M. omohyoideus

Mm. scaleni

Üben Sie Druck mit Ihren Händen aus, um Ihre Brust daran zu hindern, sich zu heben, und um die Dehnung effektiver zu gestalten.

AUSGANGSPOSITION
Stehen oder sitzen Sie mit geradem Rücken und Ihren Händen auf dem oberen Teil Ihrer Brust nahe Ihrer Halsgrube und etwas seitlich von dem zu dehnenden Muskel. Die Hände sollten aufeinanderliegen und sollten sowohl nach innen als auch nach unten Druck ausüben.

TECHNIK
Strecken Sie Ihren Hals und richten Sie Ihr Gesicht weg von der Seite, wo Ihre Hände liegen, während Sie mit Ihren Händen Druck auf Ihre Brust ausüben. Im Moment der maximalen Dehnung werden Sie feststellen, dass der Brustbereich, auf dem Ihre Hände liegen, dazu neigt, sich aufgrund des Drucks, den die Mm. scaleni auf die erste und zweite Rippe ausüben, leicht zu heben. Halten Sie diese maximale Dehnposition einige Sekunden lang und wiederholen Sie die Übung dann auf der anderen Seite.

VORSICHT
Da Übungen, die den Hals dehnen, bei vorhandenen Problemen zu einem unangenehmen Gefühl im Bereich der Halswirbelsäule führen können, sollten Sie langsam und allmählich vorgehen, sodass Sie, wenn Sie Beschwerden haben, sofort aufhören können.

WIRKUNG
Lösung von Verspannungen in der gesamten Halsregion. Diese Muskeln bereiten nicht so viele Beschwerden wie die hinteren Muskeln, aber es ist eine gute Idee, sie präventiv zu dehnen.

INDIKATION
Für Menschen, bei denen eine Kompression des Brachialplexus festgestellt wurde, zur Reduzierung der dadurch verursachten Muskelspannungen und für Menschen, die viele Stunden sitzend vor einem Computer verbringen.

LEISTUNGSSTUFE	WH	DAUER
ANFÄNGER	2	15 s
FORTGESCHRITTENE	3	20 s
ERFAHRENE	4	30 s

Dehnübungen für den Rumpf und den Hals / 33

5 DEHNÜBUNGEN FÜR DEN HALS / M. STERNOCLEIDOMASTOIDEUS

Halsstreckung und Kinnheben

Ausgangsposition

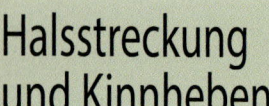

AUSGANGSPOSITION
Stehen oder sitzen Sie mit gerader Wirbelsäule und mit geradeaus gerichtetem Blick. Platzieren Sie Ihre Hände auf den oberen Bereich Ihrer Brust leicht seitlich versetzt, wie bei der vorherigen Übung. Üben Sie auf der Seite des zu dehnenden Muskels Druck auf Ihr Schlüsselbein aus.

TECHNIK
Strecken Sie Ihren Hals und richten Sie Ihren Blick nach oben. Bewegen Sie Ihren Kopf dann zur Seite, als ob Sie mit dem Auge auf der gedehnten Seite zur Decke schauen wollten. Üben Sie gleichzeitig weiter Druck mit Ihren Händen aus, um Ihr Schlüsselbein daran zu hindern, sich mit der durch die Dehnung verursachten Spannung zu heben. Halten Sie die Dehnung über die Zeitspanne, die Ihrem Leistungsniveau entspricht, und wiederholen Sie die Dehnübung dann auf der anderen Seite.

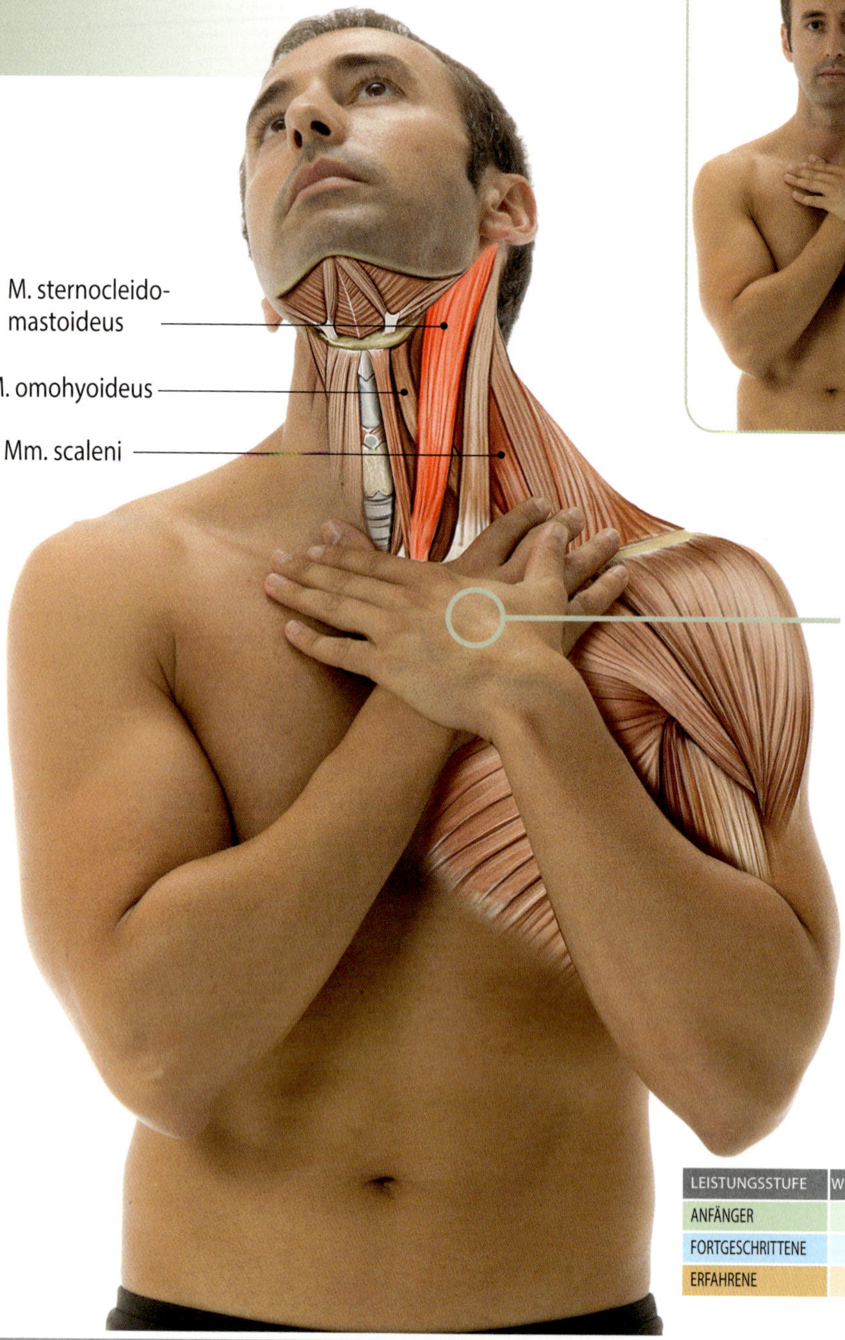

- M. sternocleidomastoideus
- M. omohyoideus
- Mm. scaleni

Üben Sie mit Ihren Händen Druck auf Ihr Schlüsselbein aus, um es daran zu hindern, sich zu heben. Dadurch wird die Dehnung effektiver.

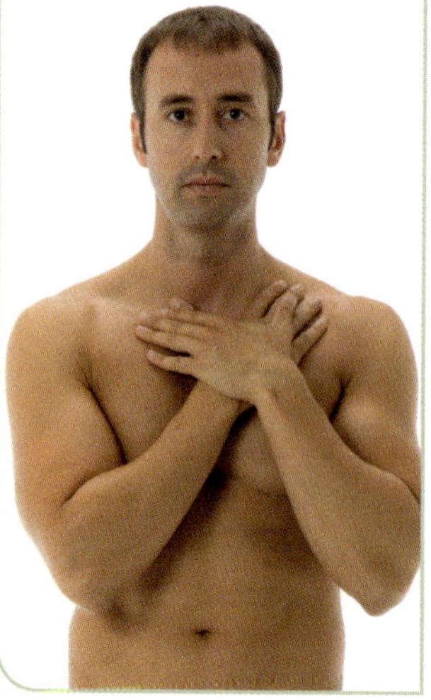

LEISTUNGSSTUFE	WH	DAUER
ANFÄNGER	2	15 s
FORTGESCHRITTENE	3	20 s
ERFAHRENE	4	30 s

VORSICHT
Halten Sie Ihre Schultern entspannt und heben Sie sie während der Dehnung nicht an. Verzichten Sie auf diese Übung, wenn Sie Beschwerden im Halswirbelsäulenbereich haben.

WIRKUNG
Entspannung der vorderen Halsregion.

INDIKATION
Für Menschen, die an einer Kompression des Brachialplexus leiden und die viel sitzen oder liegen, wie z. B. Verwaltungsangestellte, Berufsfahrer oder Rekonvalszenten. Die Letztgenannten sollten ihren Arzt konsultieren.

M. SPLENIUS / DEHNÜBUNGEN FÜR DEN HALS 6

Halsbeuge mit Unterstützung

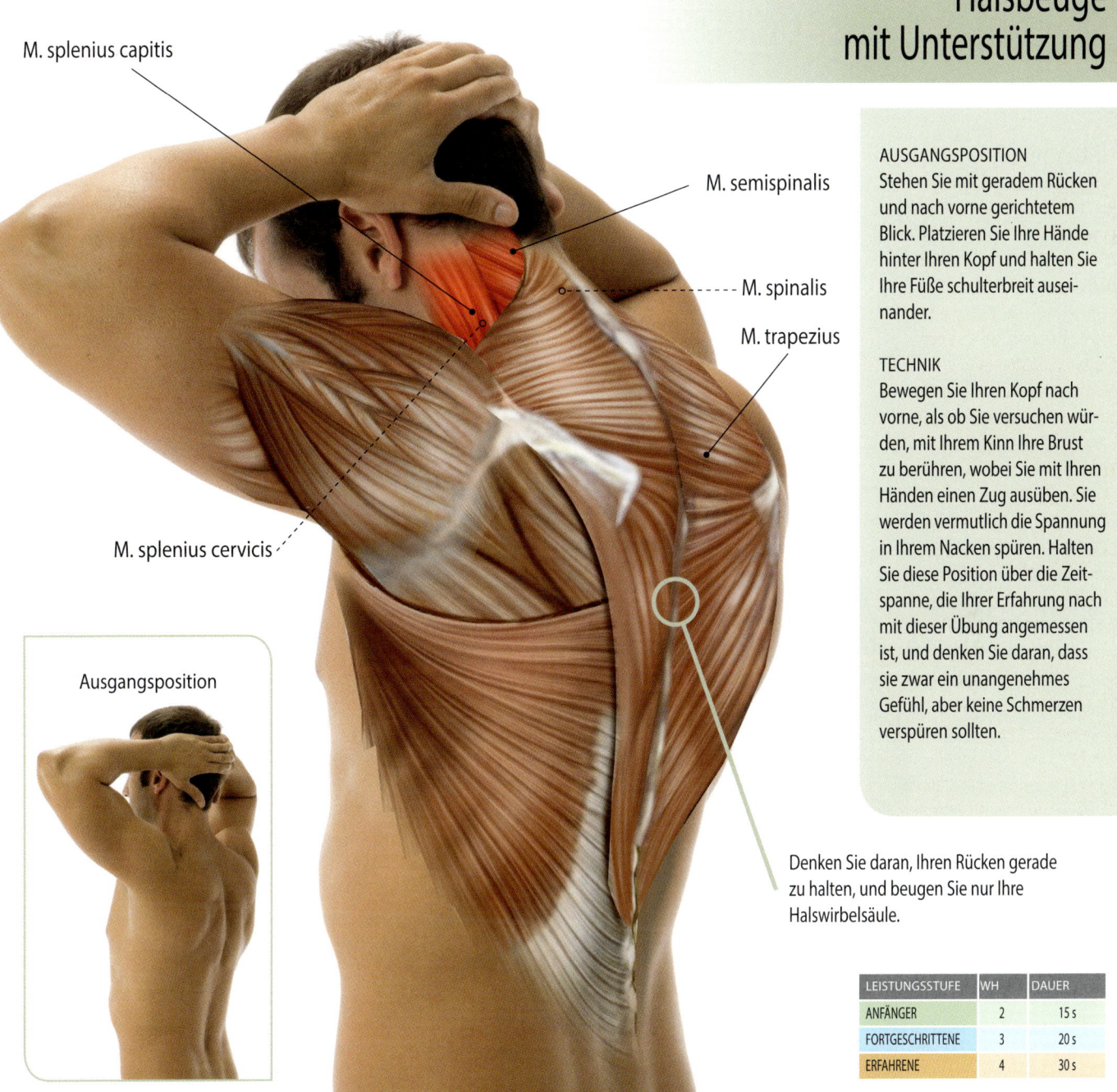

M. splenius capitis
M. semispinalis
M. spinalis
M. trapezius
M. splenius cervicis

Ausgangsposition

Denken Sie daran, Ihren Rücken gerade zu halten, und beugen Sie nur Ihre Halswirbelsäule.

AUSGANGSPOSITION
Stehen Sie mit geradem Rücken und nach vorne gerichtetem Blick. Platzieren Sie Ihre Hände hinter Ihren Kopf und halten Sie Ihre Füße schulterbreit auseinander.

TECHNIK
Bewegen Sie Ihren Kopf nach vorne, als ob Sie versuchen würden, mit Ihrem Kinn Ihre Brust zu berühren, wobei Sie mit Ihren Händen einen Zug ausüben. Sie werden vermutlich die Spannung in Ihrem Nacken spüren. Halten Sie diese Position über die Zeitspanne, die Ihrer Erfahrung nach mit dieser Übung angemessen ist, und denken Sie daran, dass sie zwar ein unangenehmes Gefühl, aber keine Schmerzen verspüren sollten.

LEISTUNGSSTUFE	WH	DAUER
ANFÄNGER	2	15 s
FORTGESCHRITTENE	3	20 s
ERFAHRENE	4	30 s

VORSICHT
Da die Halswirbelsäule empfindlich ist, müssen Sie besonders darauf achten, dass Sie keinen übermäßigen Zug mit Ihren Händen ausüben.

WIRKUNG
Lösung von Verspannungen im Nackenbereich.

INDIKATION
Für Menschen, die Beschwerden im Rücken und Nacken haben, vor allem für jene, die während der Arbeit viele Stunden vor einem Computer, an einem Tisch oder hinter einem Steuer verbringen.

DEHNÜBUNGEN FÜR DIE DORSALREGION

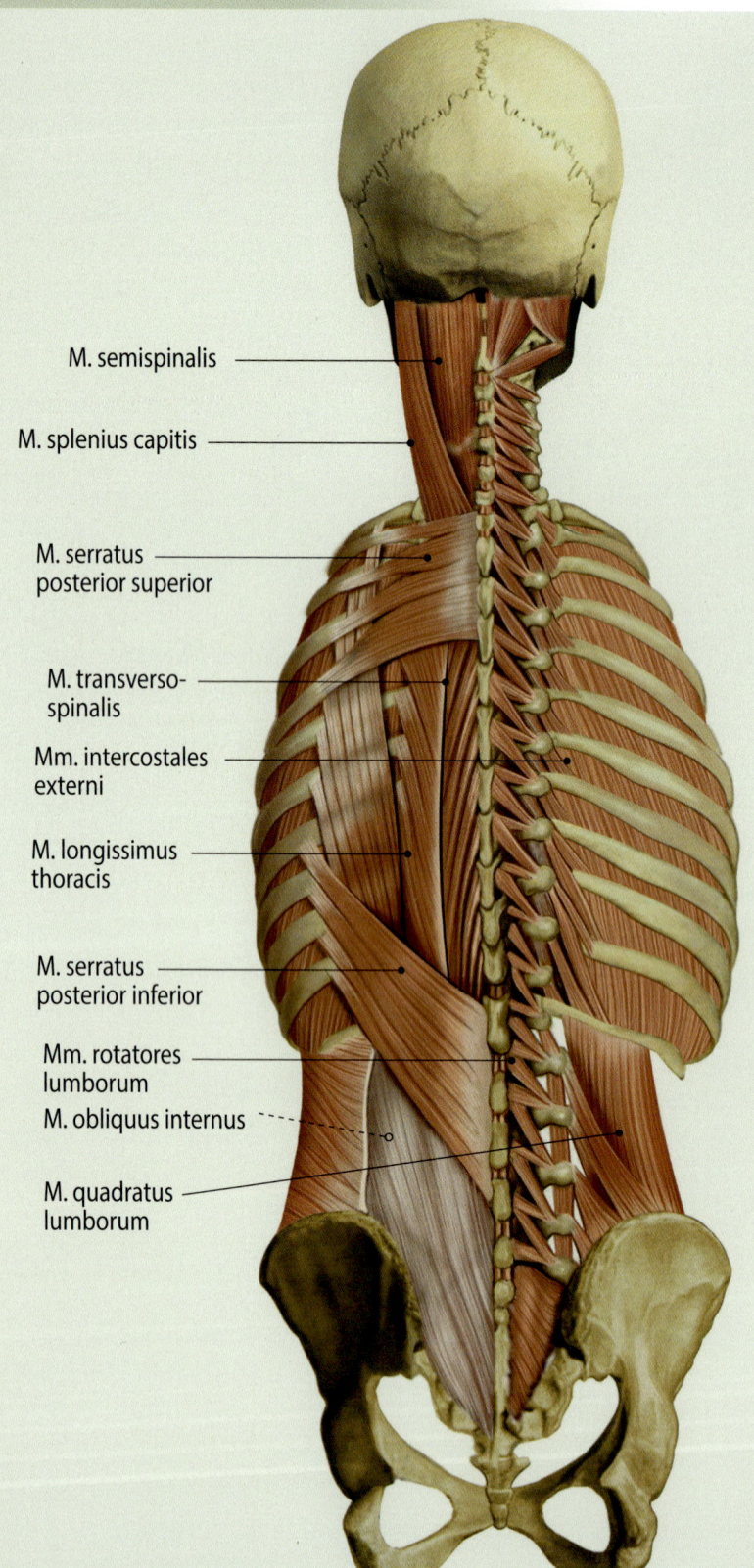

- M. semispinalis
- M. splenius capitis
- M. serratus posterior superior
- M. transversospinalis
- Mm. intercostales externi
- M. longissimus thoracis
- M. serratus posterior inferior
- Mm. rotatores lumborum
- M. obliquus internus
- M. quadratus lumborum

M. SERRATUS ANTERIOR (VORDERER SÄGEMUSKEL)
Dieser Muskel entspringt in den oberen neun Rippen und setzt am mittleren Rand des Schulterblatts an. Seine Funktionen sind das Heben und Senken des Schulterblatts sowie die Verbindung des Schulterblatts mit dem Rumpf und er spielt auch noch eine Rolle bei der Einatmung.

M. LATISSIMUS DORSI (BREITESTER RÜCKENMUSKEL)
Dieser Muskel entspringt an den Dornfortsätzen der Wirbel T6 bis L5 und an den Wirbeln des Kreuzbeins sowie am hinteren Rand des Darmbeins und er setzt im proximalen Drittel des Humerus an. Seine Hauptfunktion ist die Streckung und Retropulsion der Schultern. Er gehört also zu den Klettermuskeln, obwohl er auch eine Adduktion und mediale Rotation der Schulter bewirkt.

M. SEMISPINALIS (HALBDORNMUSKEL)
Dieser Muskel entspringt an den Querfortsätzen der Wirbel T7 bis T10 und an den Gelenkfortsätzen der Wirbel C4 bis C6 und er setzt am Hinterhauptbein und an den Dornfortsätzen der Wirbel C2 bis T4 an. Seine Hauptfunktion ist die Streckung der Wirbelsäule und er ist auch an der Seitbeugung beteiligt.

MM. RHOMBOIDEI (RAUTENMUSKELN)
Es gibt zwei Rautenmuskeln, den großen und den kleinen.
M. rhomboideus major (großer Rautenmuskel): Dieser Muskel entspringt an den Dornfortsätzen der Wirbel C7 bis T1 und am Nackenband und er setzt am oberen Teil der mittleren Kante des Schulterblatts an. Seine Funktion ist das Zurückziehen und Heben des Schulterblatts.
M. rhomboideus minor (kleiner Rautenmuskel): Dieser Muskel entspringt an den Dornfortsätzen der Wirbel T2 bis T5 und er setzt an der mittleren Kante des Schulterblatts an. Er teilt seine Funktionen mit dem M. rhomboideus major.

DEHNÜBUNGEN FÜR DIE DORSALREGION

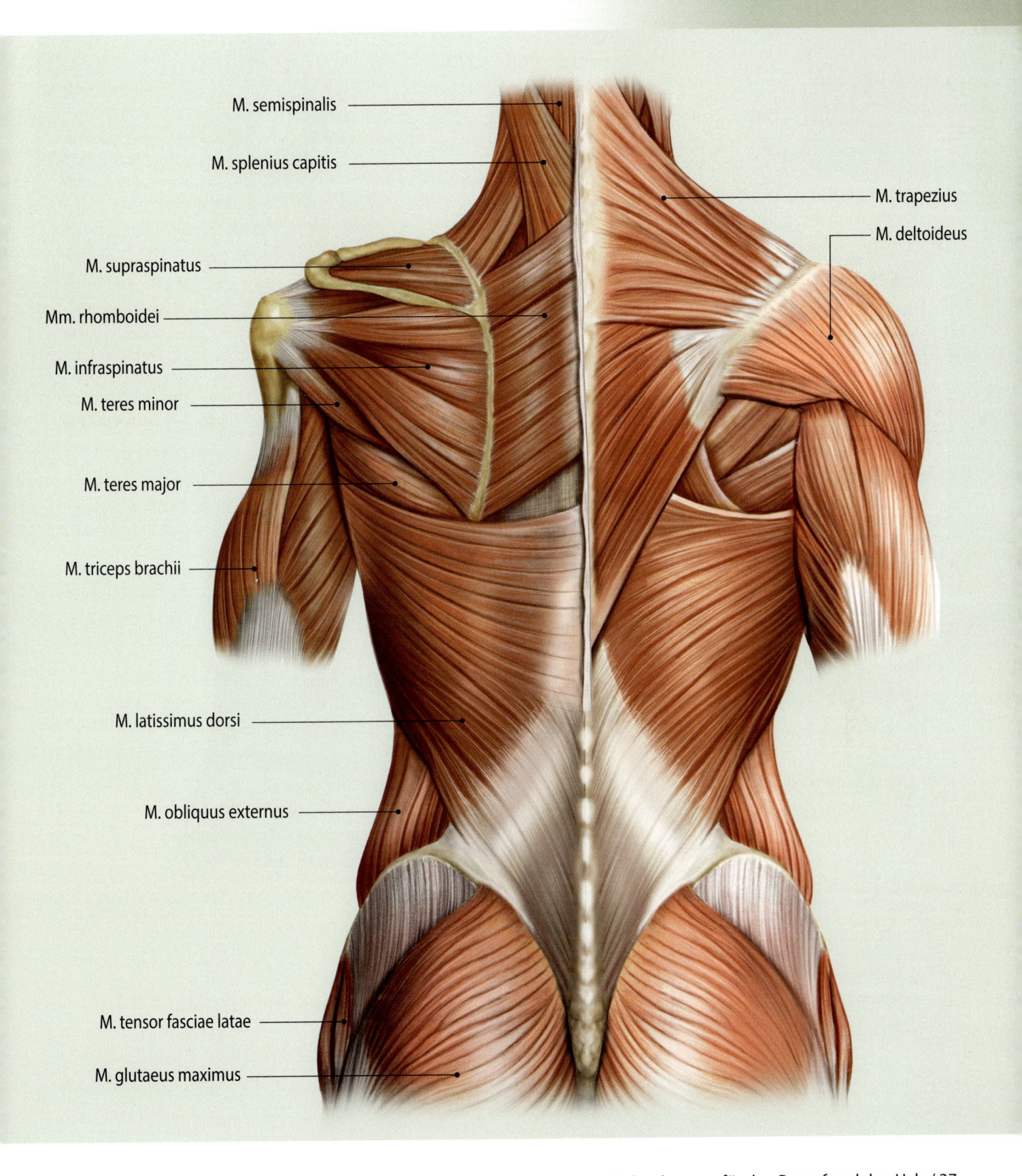

- M. semispinalis
- M. splenius capitis
- M. supraspinatus
- Mm. rhomboidei
- M. infraspinatus
- M. teres minor
- M. teres major
- M. triceps brachii
- M. latissimus dorsi
- M. obliquus externus
- M. tensor fasciae latae
- M. glutaeus maximus
- M. trapezius
- M. deltoideus

Dehnübungen für den Rumpf und den Hals / 37

7 DEHNÜBUNGEN FÜR DIE DORSALREGION / M. SERRATUS ANTERIOR

Hände über Ihrem Kopf

AUSGANGSPOSITION
Stehen Sie mit nach vorne gestreckten Armen. Kreuzen Sie Ihre Hände und legen Sie Ihre Handflächen zusammen, wobei Sie Ihre Finger so miteinander verhaken, dass Ihre Daumen nach unten zeigen. Ihre Knie müssen leicht gebeugt und Ihre Ellbogen völlig gestreckt sein.

TECHNIK
Heben Sie Ihre Arme so, dass Ihre Hände sich über Ihrem Kopf befinden. Bewegen Sie sie von diesem Punkt an weiter nach hinten, bis die muskuläre Spannung so stark wird, dass Sie sie nicht weiterbewegen können. Während Sie Ihre Arme heben, können Sie Ihre Ellbogen leicht beugen, sodass sie nicht Ihren Kopf berühren.

Beugen Sie Ihre Ellbogen etwas, wenn Ihre Arme die Höhe Ihres Kopfs erreicht haben.

Ausgangsposition

M. posterior deltoideus
M. teres minor
M. latissimus dorsi
M. serratus anterior

LEISTUNGSSTUFE	WH	DAUER
ANFÄNGER	3	20 s
FORTGESCHRITTENE	3	30 s
ERFAHRENE	4	40 s

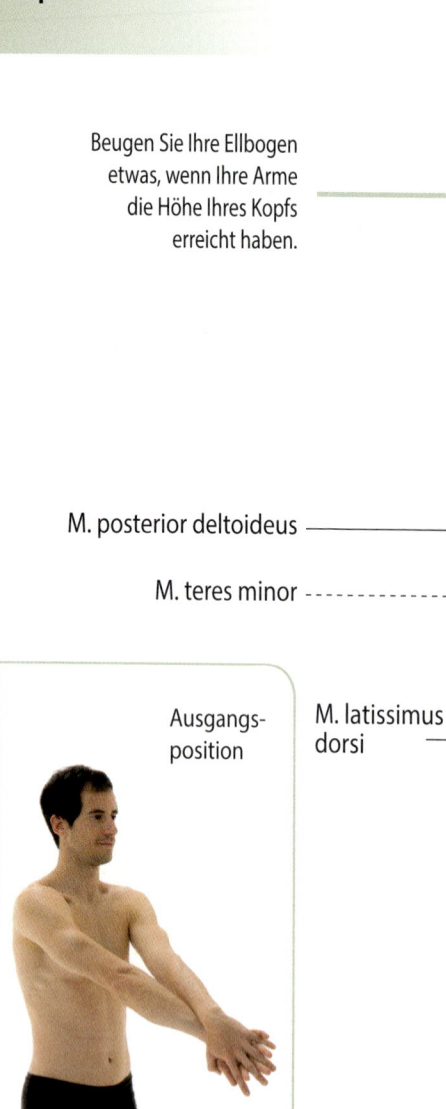

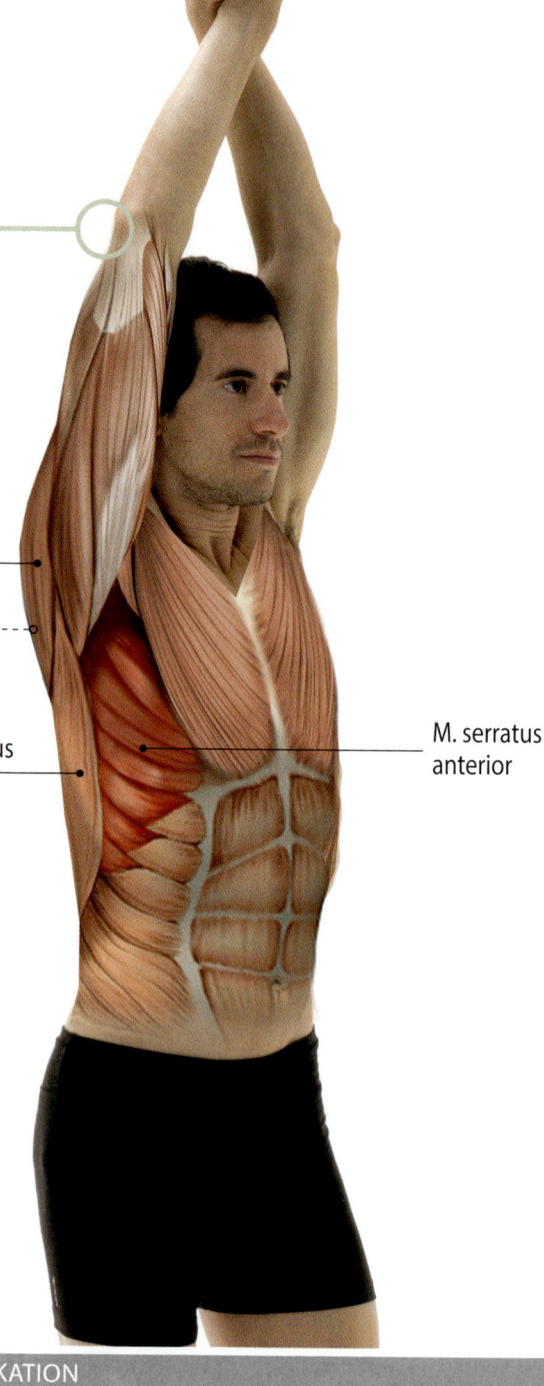

VORSICHT
Beugen Sie Ihren Rumpf nicht nach hinten, um die Reichweite Ihrer Hände zu vergrößern, denn Sie würden in einer instabilen Position enden, ohne die Dehnung zu verstärken.

WIRKUNG
Lösung von Verspannungen in der Dorsalregion des Rückens. Auflösung der Spannungen durch das Tragen und Halten schwerer Gegenstände mit den Armen oder durch langes Sitzen.

INDIKATION
Für Menschen, die Büroarbeit leisten und lange an einem Tisch oder vor einem Computer sitzen, sowie für Menschen, die regelmäßig schwere Gegenstände bewegen, vor allem wenn sie sich über eine Arbeitsfläche beugen müssen, wie z. B. die Betreuungspersonen sehr kleiner Kinder.

M. SERRATUS ANTERIOR / DEHNÜBUNGEN FÜR DIE DORSALREGION 8

Schulter-Antepulsion in Rückenlage

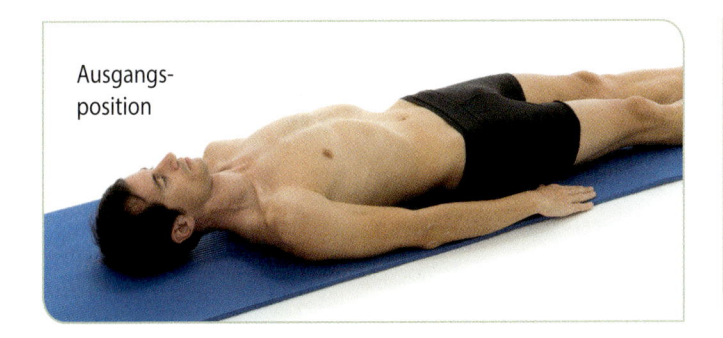

Ausgangsposition

AUSGANGSPOSITION
Legen Sie sich mit dem Rücken auf eine Matte, Ihre Beine liegen gestreckt nebeneinander und Ihre Arme befinden sich neben Ihrem Körper. Halten Sie Ihren Rücken gerade und in einer Linie mit Ihren Beinen.

TECHNIK
Heben Sie Ihre Arme durch eine Antepulsion Ihrer Schultern über Ihren Kopf, als ob Sie versuchen würden, die größtmögliche Distanz zwischen Ihren Fingerspitzen und Ihren Zehen herzustellen. Ihre Arme sollten sich parallel und so nahe am Boden wie möglich befinden. Ihre Handrücken sollten den Boden berühren und ihre Handflächen sollten nach oben zeigen.

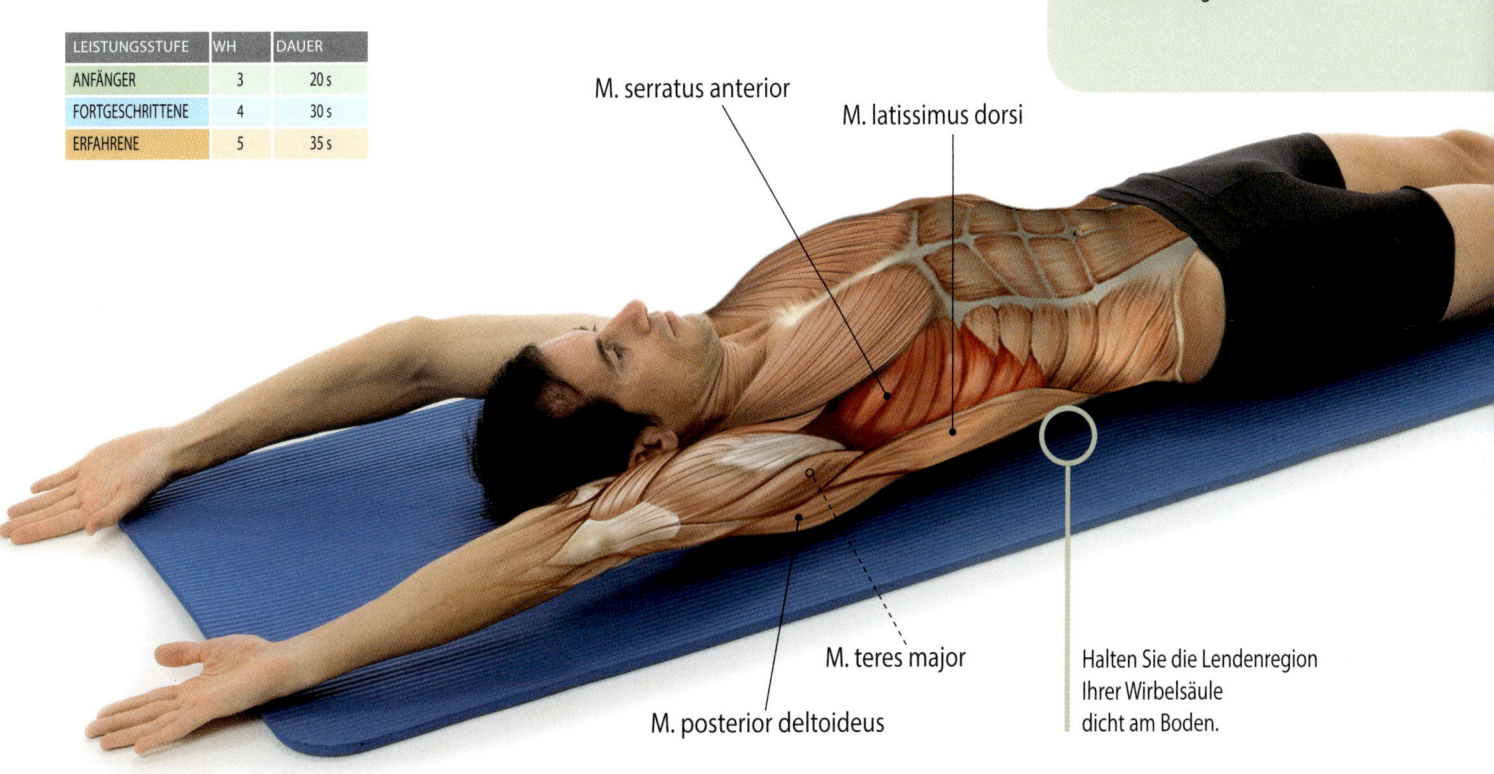

LEISTUNGSSTUFE	WH	DAUER
ANFÄNGER	3	20 s
FORTGESCHRITTENE	4	30 s
ERFAHRENE	5	35 s

M. serratus anterior
M. latissimus dorsi
M. teres major
M. posterior deltoideus

Halten Sie die Lendenregion Ihrer Wirbelsäule dicht am Boden.

VORSICHT
Bei dieser Übung müssen Sie vorsichtig mit Ihrem Rücken umgehen. Der natürliche Instinkt beim Absenken Ihrer Arme zum Boden ist die Akzentuierung der Lumballordose, sodass die Wirbelsäule stark gebogen ist. Vermeiden Sie dies und halten Sie Ihre Lendenregion eng an der Matte. Wie bei allen Dehnübungen, die das Schultergelenk miteinbeziehen, sollten Sie vorsichtig sein, wenn Sie ein unangenehmes Gefühl verspüren, vor allem, wenn Sie unter Schulterproblemen leiden oder sich schon einmal die Schulter ausgekugelt haben.

WIRKUNG
Lösung von Verspannungen im Dorsalbereich. Dieser Bereich reagiert empfindlich auf Muskelspannungen durch körperliche Belastungen, das Tragen schwerer Gewichte oder langes Sitzen.

INDIKATION
Für Menschen, die aufgrund Ihrer Körperhaltung bei der Arbeit Schmerzen in der Dorsalregion haben, vor allem für die, die lange Zeit sitzend vor einem Computer verbringen. Auch für Menschen, die repetitive Arbeiten mit ihren Armen und ihrem Oberkörper durchführen oder die schwere Gegenstände bewegen oder heben.

Dehnübungen für den Rumpf und den Hals / 39

9 DEHNÜBUNGEN FÜR DIE DORSALREGION / M. LATISSIMUS DORSI

Mohammed-Position

AUSGANGSPOSITION
Knien Sie auf einer Matte und senken Sie sich ab, bis Sie auf Ihren Unterschenkeln sitzen. Neigen Sie Ihren Oberkörper nach vorne und legen Sie Ihre Hände auf die Matte, wie in der Ausgangsposition gezeigt.

TECHNIK
Rutschen Sie mit Ihren Händen auf der Matte nach vorne, als ob Sie das Ende der Matte mit Ihren Fingerspitzen zu erreichen versuchten. Neigen Sie Ihren Oberkörper nach vorne und halten Sie Ihre Ellbogen gestreckt. Wenn Sie Ihre Brust absenken, befindet Ihr Kopf sich zwischen Ihren Armen und Sie spüren die durch die Dehnung erzeugte Spannung in Ihrem Rücken und Ihren Rippen.

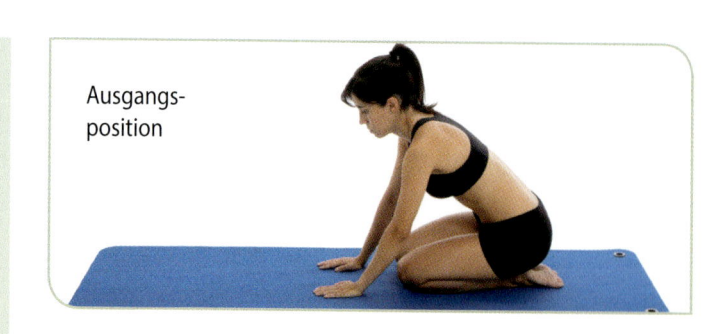

Ausgangsposition

LEISTUNGSSTUFE	WH	DAUER
ANFÄNGER	3	20 s
FORTGESCHRITTENE	4	30 s
ERFAHRENE	5	40 s

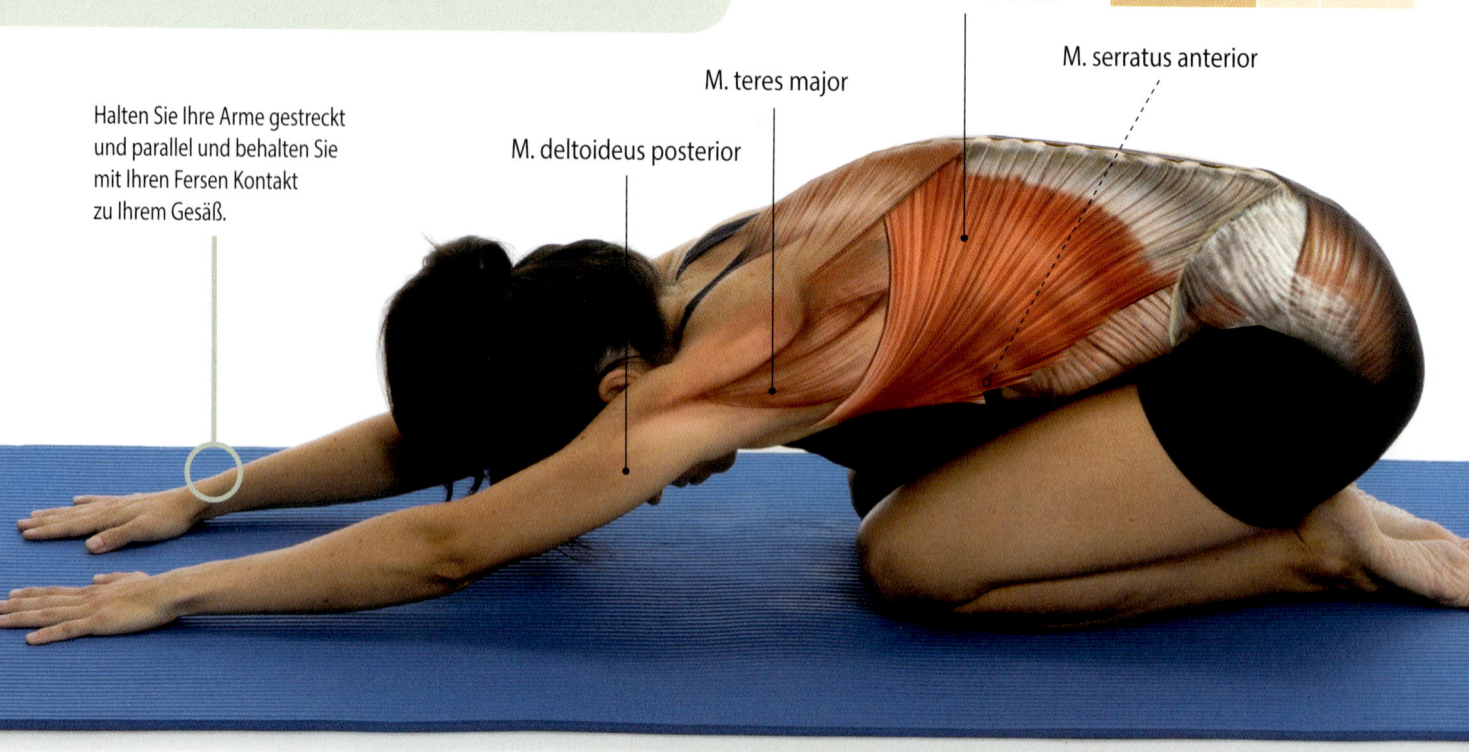

M. latissimus dorsi

M. serratus anterior

M. teres major

M. deltoideus posterior

Halten Sie Ihre Arme gestreckt und parallel und behalten Sie mit Ihren Fersen Kontakt zu Ihrem Gesäß.

VORSICHT
Seien Sie erneut vorsichtig mit Ihrem Schultergelenk und verwenden Sie zu Beginn eine gepolsterte Matte zur Reduktion des Drucks auf Ihren Sprunggelenken.

WIRKUNG
Schmerzreduktion aufgrund einer übermäßigen Spannung im Dorsal- und Lumbalbereich.

INDIKATION
Für Menschen, deren Arbeit sie zwingt, eine stehende oder sitzende Position stundenlang beizubehalten. In Berufen, die das Sitzen an einem Schreibtisch erfordern oder das Stehen hinter einem Schalter, ist es hilfreich, diese Dehnübung während Pausen oder am Ende des Arbeitstags durchzuführen.

40 / Dehnübungen für den Rumpf und den Hals

M. LATISSIMUS DORSI / DEHNÜBUNGEN FÜR DIE DORSALREGION 10

Gekreuzte Arme

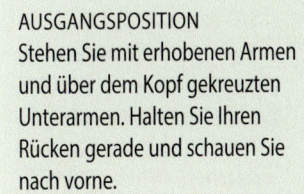

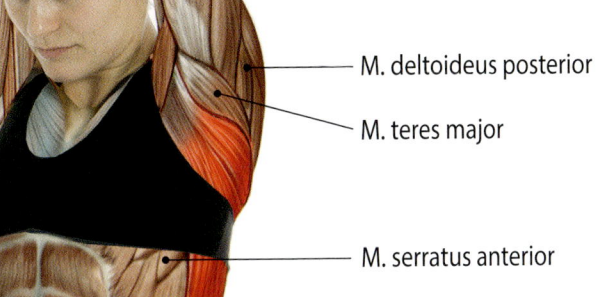

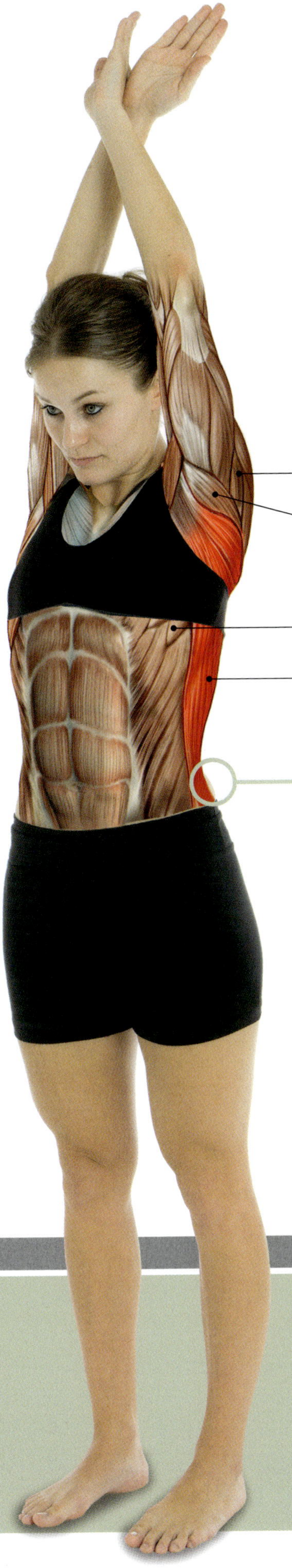

- M. deltoideus posterior
- M. teres major
- M. serratus anterior
- M. latissimus dorsi

Behalten Sie die natürliche Krümmung Ihrer Lendenwirbelsäule bei, ohne sie zu übertreiben.

Ausgangsposition

AUSGANGSPOSITION
Stehen Sie mit erhobenen Armen und über dem Kopf gekreuzten Unterarmen. Halten Sie Ihren Rücken gerade und schauen Sie nach vorne.

TECHNIK
Strecken Sie Ihre Ellbogen und bewegen Sie Ihre Hände nach oben, während Sie sie kreuzen, sodass sie miteinander verbunden bleiben, ohne sich zu trennen, unabhängig davon, wie viel Kraft Sie für das Strecken Ihrer Ellbogen einsetzen. Versuchen Sie, Ihre Arme in Bezug auf Ihren Körper leicht nach hinten zu bewegen, um die Dehnung effektiver zu gestalten.

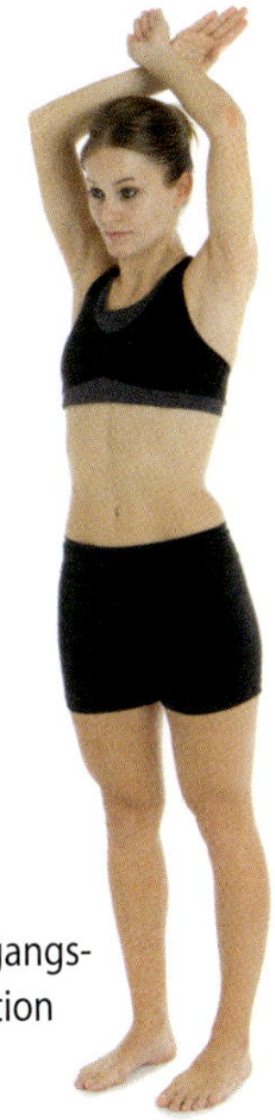

LEISTUNGSSTUFE	WH	DAUER
ANFÄNGER	3	20 s
FORTGESCHRITTENE	4	30 s
ERFAHRENE	5	40 s

VORSICHT
Vermeiden Sie eine Wölbung Ihres Rückens, während Sie versuchen, Ihre Arme nach hinten zu bewegen, denn dies wäre nicht gut für Ihren Rücken und würde die Dehnung in keiner Weise verbessern.

WIRKUNG
Lösung von Verspannungen im Rücken.

INDIKATION
Für Menschen, die bei ihrer Arbeit viel sitzen.

Dehnübungen für den Rumpf und den Hals / 41

11 DEHNÜBUNGEN FÜR DIE DORSALREGION / M. LATISSIMUS DORSI

Rumpfbeuge mit angehobenem Arm

AUSGANGSPOSITION
Nehmen Sie eine stehende Position ein und heben Sie einen Arm mittels Schulterabduktion an. Beugen Sie Ihren Ellbogen und halten Sie Ihre Handfläche nach vorne gedreht, als ob Sie ein Haltesignal geben würden. Der andere Arm kann entspannt an Ihrer Seite bleiben.

TECHNIK
Heben Sie aus der beschriebenen Position Ihre Hand weiter an und bewegen Sie sie etwas nach vorne und zur anderen Seite hin, während Sie Ihren Oberkörper zu der Seite hin beugen, in deren Richtung Ihre Hand sich bewegt. Diese Bewegung sollte einem Kraularmzug ähneln, aber halten Sie sie einige Sekunden im Punkt der maximalen Streckung, um eine bessere Dehnung zu erreichen.

M. deltoideus posterior
M. latissimus dorsi
M. teres major

Stellen Sie Ihre Füße weit genug auseinander, um Ihr Gleichgewicht gut zu halten.

Ausgangsposition

LEISTUNGSSTUFE	WH	DAUER
ANFÄNGER	3	20 s
FORTGESCHRITTENE	4	30 s
ERFAHRENE	5	40 s

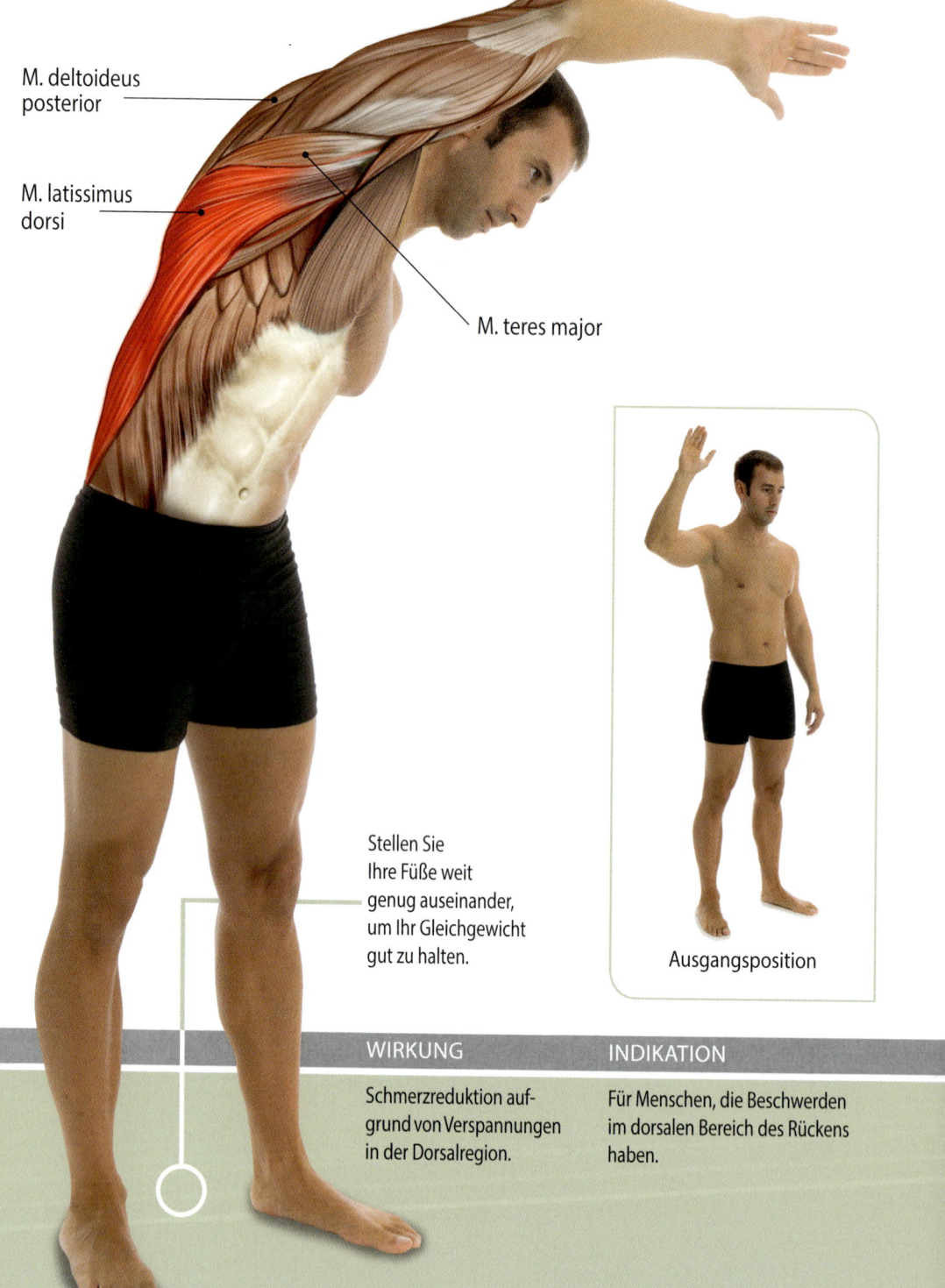

VORSICHT
Diese Dehnung ist mit keinerlei Schwierigkeiten oder Risiken verbunden, solange Sie sie von einer stabilen, ausbalancierten Position aus beginnen. Halten Sie Ihre Füße also auf einer Linie, um eine gute Stützfläche zu haben.

WIRKUNG
Schmerzreduktion aufgrund von Verspannungen in der Dorsalregion.

INDIKATION
Für Menschen, die Beschwerden im dorsalen Bereich des Rückens haben.

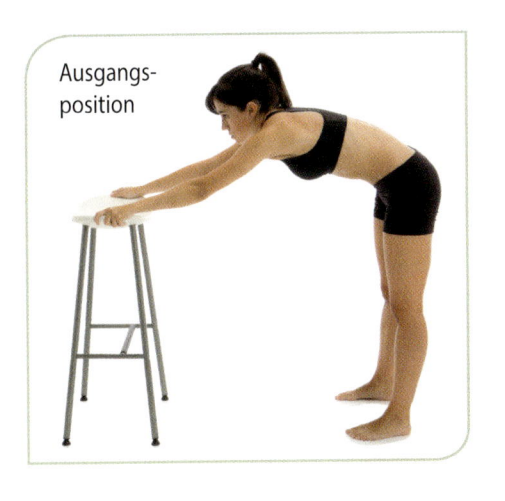

M. LATISSIMUS DORSI / DEHNÜBUNGEN FÜR DIE DORSALREGION   12

Zugbewegung mit fixierten Armen

Ausgangsposition

M. latissimus dorsi
M. teres major
M. deltoideus posterior
M. serratus anterior

Halten Sie Ihre Ellbogen während der gesamten Übung gerade und beugen Sie Ihre Knie leicht, wenn Sie an der Rückseite Ihrer Beine oder im Lendenbereich eine zu große Spannung verspüren.

AUSGANGSPOSITION
Nehmen Sie eine Position vor einer Stützfläche ein, die nicht tiefer als Ihre Taille ist. Bei der Stützfläche kann es sich um einen Hocker, einen Tisch, eine Arbeitsplatte, eine Stuhllehne oder etwas Ähnliches handeln. Stehen Sie weit genug von dieser Stützfläche entfernt, sodass Sie Ihren Oberkörper nach vorne beugen und Ihre Arme strecken müssen, um sie zu erreichen. Halten Sie sich mit beiden Händen an dem Fixpunkt Ihrer Wahl fest.

TECHNIK
Beginnen Sie aus der beschriebenen Position, indem Sie versuchen, Ihre Brust abzusenken, wobei Sie Ihre Arme gestreckt halten. Bewegen Sie sich so tief, wie Sie können, ohne Schmerzen zu empfinden, nur eine Spannung in Ihren Rippen, und halten Sie diese Position über die Zeitspanne, die Ihrem Leistungsniveau entspricht.

LEISTUNGSSTUFE	WH	DAUER
ANFÄNGER	3	20 s
FORTGESCHRITTENE	4	30 s
ERFAHRENE	5	40 s

VORSICHT
Wie bei vielen Übungen, die eine erzwungene Antepulsion der Schulter beinhalten, müssen Sie auf die Empfindungen, die Ihre Schultern senden, besonders achten und Sie müssen die Intensität der Dehnung sofort reduzieren, wenn Sie ein unangenehmes Gefühl in diesem Gelenk haben. Es ist auch hilfreich, die Knie leicht zu beugen, wenn Sie ein Spannungsgefühl in Ihrem Lendenbereich haben.

INDIKATION
Reduktion von Beschwerden aufgrund übermäßiger Spannungen im Dorsalbereich.

Für alle Personen, die aufgrund von Überlastungen Schmerzen oder Beschwerden im Dorsalbereich haben, besonders für Menschen, die viel Zeit stehend hinter einem Schalter verbringen.

13 DEHNÜBUNGEN FÜR DIE DORSALREGION / M. SEMISPINALIS

Rumpfbeuge mit Unterstützung

AUSGANGSPOSITION
Sitzen Sie auf einem Hocker oder etwas Ähnlichem ohne Rückenlehne. Legen Sie Ihre Hände übereinander in Ihren Nacken und halten Sie Ihren Rücken gerade.

TECHNIK
Beugen Sie Ihren Kopf, Nacken und Oberkörper, sodass Sie sich nach vorne krümmen. Sie können sanften Druck auf Ihren Kopf ausüben, um die Wirkung der Dehnung zu steigern. Halten Sie den Punkt der maximalen Dehnung über die angemessene Zeitspanne.

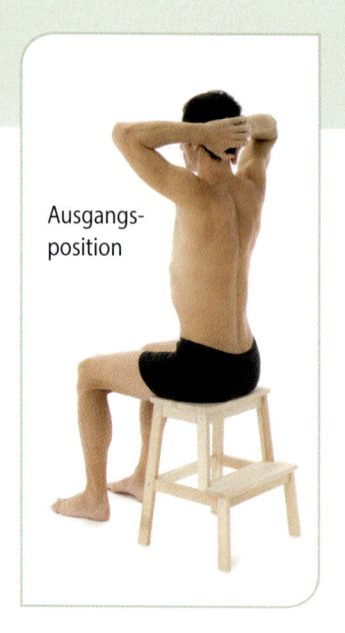

- M. rectus capitis posterior major
- M. rectus capitis posterior minor
- M. semispinalis
- M. transversus nuchae
- M. iliocostalis dorsi

Ausgangsposition

Diese Übung bewirkt eine Krümmung der Rücken- und Halswirbelsäule.

LEISTUNGSSTUFE	WH	DAUER
ANFÄNGER	1	15 s
FORTGESCHRITTENE	2	20 s
ERFAHRENE	3	25 s

VORSICHT
Üben Sie keinen großen Druck auf Ihren Kopf aus, da der Halswirbelsäulenabschnitt besonders empfindlich auf Spannungen reagiert, was kontraproduktiv oder sogar schädlich sein könnte.

WIRKUNG
Reduktion von Beschwerden im Dorsal- und Lumbalbereich, wenn ein großer Teil der Muskeln in dieser Zone gedehnt wird.

INDIKATION
Für Menschen, die Beschwerden im Dorsal- und Lumbalbereich haben, besonders für diejenigen, die während der Arbeit stundenlang stehen oder sitzen.

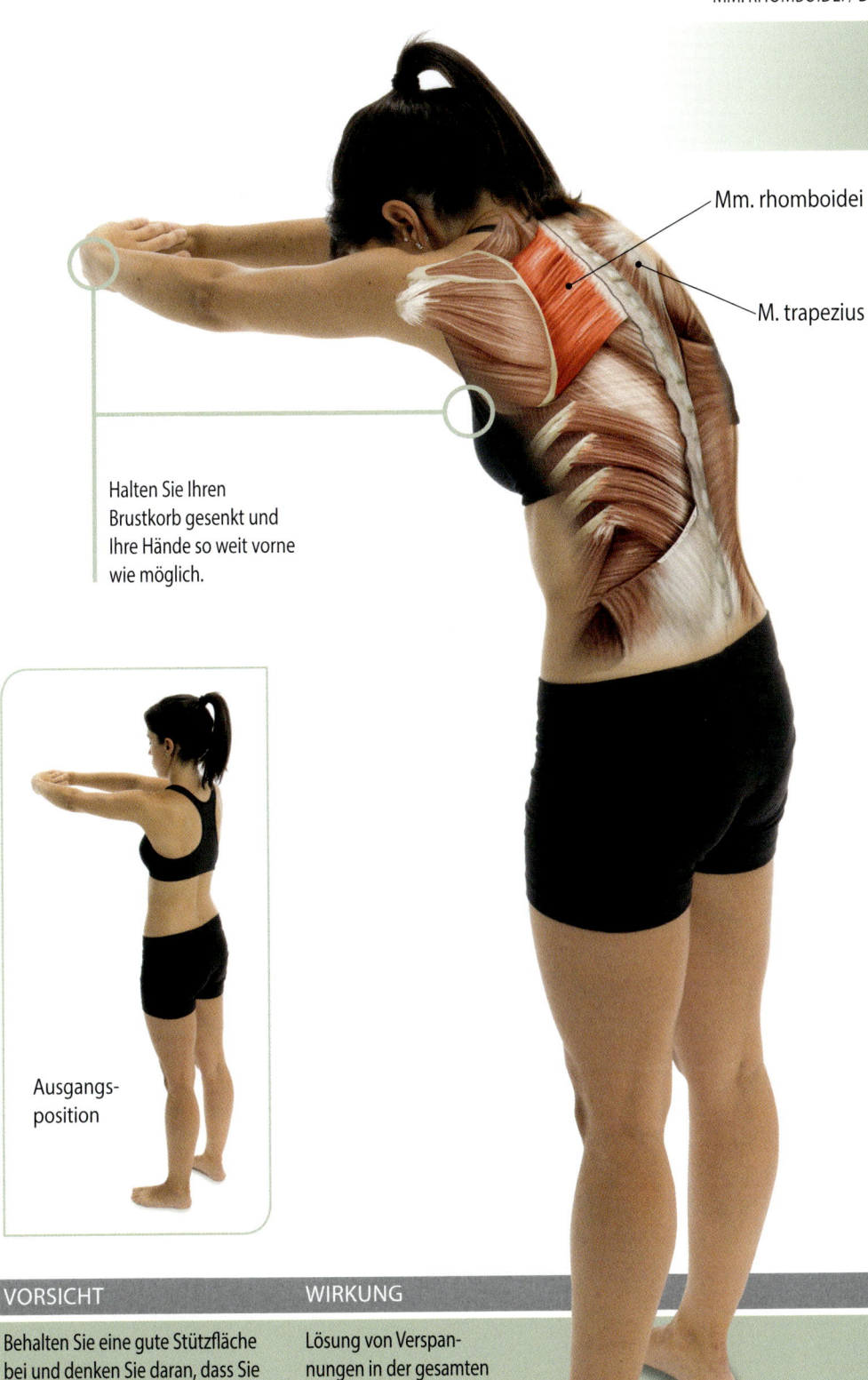

MM. RHOMBOIDEI / DEHNÜBUNGEN FÜR DIE DORSALREGION **14**

Arme nach vorne

Mm. rhomboidei

M. trapezius

Halten Sie Ihren Brustkorb gesenkt und Ihre Hände so weit vorne wie möglich.

Ausgangsposition

AUSGANGSPOSITION
Stehen Sie mit schulterbreit auseinandergestellten Füßen. Bewegen Sie Ihre Arme nach vorne und halten Sie Ihre Hände in Pronationsstellung und Ihre Finger gestreckt und legen Sie eine Hand auf die andere, sodass beide Arme sich in dieselbe Richtung bewegen.

TECHNIK
Strecken Sie Ihre Arme nach vorne, ohne Ihre Hände dabei voneinander zu trennen, so, als ob Sie etwas vor Ihnen berühren wollten, ohne Ihre Füße zu bewegen. Kippen Sie Ihren Kopf nach vorne und senken Sie Ihren Brustkorb ab, um den Punkt der maximalen Dehnung zu erreichen. Halten Sie diese Position über die Zeitspanne, die Ihrem Leistungsniveau entspricht, und spüren Sie die Spannung im oberen Bereich Ihres Rückens.

LEISTUNGSSTUFE	WH	DAUER
ANFÄNGER	2	20 s
FORTGESCHRITTENE	3	35 s
ERFAHRENE	4	35 s

VORSICHT
Behalten Sie eine gute Stützfläche bei und denken Sie daran, dass Sie leicht Ihr Gleichgewicht verlieren können.

WIRKUNG
Lösung von Verspannungen in der gesamten Schulterblattregion.

INDIKATION
Für Menschen, die bei der Arbeit viele Stunden sitzend vor einem Computer verbringen.

Dehnübungen für den Rumpf und den Hals / 45

15 DEHNÜBUNGEN FÜR DIE DORSALREGION / MM. RHOMBOIDEI

Umarmen des Oberkörpers

AUSGANGSPOSITION
Stehen Sie mit vor der Brust gefalteten Armen, sodass sich jede Hand hinten auf der entgegengesetzten Schulter befindet.

TECHNIK
Beginnen Sie in der beschriebenen Position und versuchen Sie, das Zentrum Ihrer Schulterblätter mit Ihren Fingerspitzen zu erreichen. Denken Sie daran, dass jede Hand versucht, das gegenüberliegende Schulterblatt über die Seite, nicht von oben zu erreichen, so, als ob Sie sich selbst umarmen würden. Wenn Sie den Punkt der maximalen Anspannung erreichen, halten Sie diese Position über die Zeitspanne, die Ihrem Leistungsniveau entspricht.

Mm. rhomboidei
M. trapezius

Legen Sie Ihre gestreckten Finger um, nicht über Ihre Schultern.

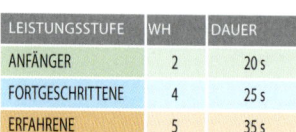

LEISTUNGSSTUFE	WH	DAUER
ANFÄNGER	2	20 s
FORTGESCHRITTENE	4	25 s
ERFAHRENE	5	35 s

Ausgangsposition

VORSICHT
Denken Sie daran, dass Sie während der Dehnung allmählich ausatmen und dass Sie leicht und flach atmen, während Sie die Dehnung halten. Ein Absenken Ihres Brustkorbs hilft Ihnen, die Dehnung zu maximieren, und das Anhalten der Atmung ist während jeder Übung kontraproduktiv.

WIRKUNG
Lösung von Verspannungen in der gesamten Schulterblattregion.

INDIKATION
Für Menschen, die während der Arbeit stundenlang vor einem Computer sitzen.

MM. RHOMBOIDEI / DEHNÜBUNGEN FÜR DIE DORSALREGION | 16

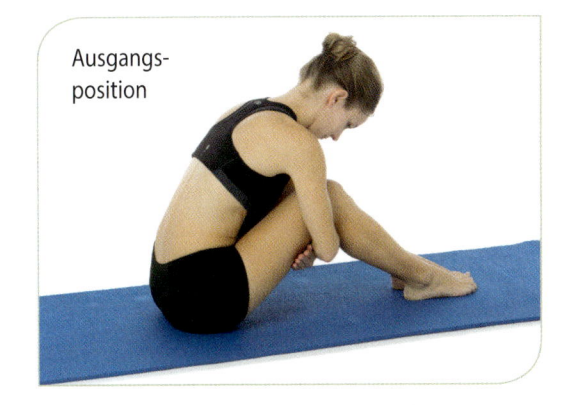

Umarmen der Beine

Ausgangsposition

LEISTUNGSSTUFE	WH	DAUER
ANFÄNGER	2	20 s
FORTGESCHRITTENE	4	25 s
ERFAHRENE	5	35 s

AUSGANGSPOSITION
Sitzen Sie auf einer Matte, Ihre Beine befinden sich zusammen, Ihre Füße sind fest auf dem Boden aufgesetzt und Ihre Knie sind um etwa 90° gebeugt. Beugen Sie Ihren Oberkörper nach vorne und umarmen Sie Ihre Beine mit Ihren Armen und Händen.

TECHNIK
Berühren Sie Ihre Oberschenkel mit Ihrer Brust und versuchen Sie, sich während der Beinumarmung so zu dehnen, dass jede Hand so hoch wie möglich am entgegengesetzten Arm reicht. Während Sie dies tun, werden Sie feststellen, dass Ihre Brust sich nach innen wölbt und dadurch die Spannung der Dehnung im Bereich Ihrer Schulterblätter und der Wirbelsäule gesteigert wird.

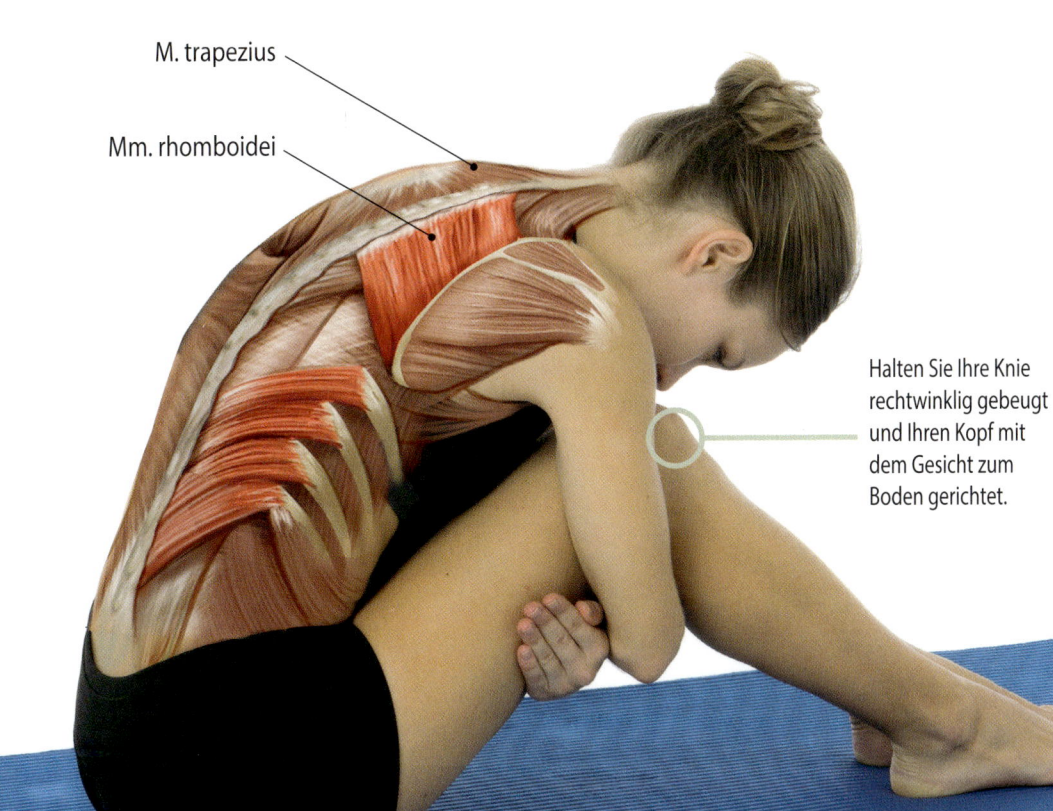

M. trapezius
Mm. rhomboidei

Halten Sie Ihre Knie rechtwinklig gebeugt und Ihren Kopf mit dem Gesicht zum Boden gerichtet.

VORSICHT	WIRKUNG	INDIKATION
Halten Sie nicht Ihre Atmung an. Atmen Sie kontinuierlich aus, während Sie den Punkt der maximalen Dehnung erreichen, und atmen Sie dann flach bis zur Beendigung der Übung.	Lösung von Verspannungen in der Schulterblattregion	Für Menschen, die viele Stunden sitzend vor einem Computer, hinter einem Schalter oder am Steuer verbringen.

Dehnübungen für den Rumpf und den Hals / 47

DEHNÜBUNGEN FÜR DIE BAUCH- UND LENDENREGION

M. RECTUS ABDOMINIS (GERADER BAUCHMUSKEL)
Dieser Muskel entspringt am Schambein und setzt an der 5., 6. und 7. Rippe und am Brustbein an. Seine Hauptfunktion ist die Beugung des Oberkörpers, aber er komprimiert auch die Bauchhöhle und unterstützt und schützt die inneren Organe und korrigiert die Haltung.

MM. OBLIQUI (SCHRÄGE BAUCHMUSKELN)
Es gibt drei externe und interne Mm. obliqui:
M. obliquus externus (äußerer schräger Bauchmuskel): Dieser Muskel entspringt an der fünften bis 12. Rippe und setzt am Beckenkamm, der Thorakolumbalfaszie, der Linea alba abdominis, und dem Schambein an.

M. obliquus internus (innerer schräger Bauchmuskel): Dieser Muskel entspringt am Beckenkamm, der Thorakolumbalfaszie und dem Ligamentum inguinale (Leistenband) und setzt an der neunten bis 12. Rippe, der Aponeurose des M. transversus abdominis, dem Ligamentum inguinale (Leistenband), der Linea alba abdominis und am Knorpel der Rippen 7-9 an. Die Hauptfunktion beider Muskeln ist die Drehung des Rumpfs und sie arbeiten mit dem M. rectus abdominis bei der Beugung des Oberkörpers, der Kompression der Bauchhöhle, der Unterstützung und dem Schutz der inneren Organe sowie der Beibehaltung einer korrekten Haltung zusammen.

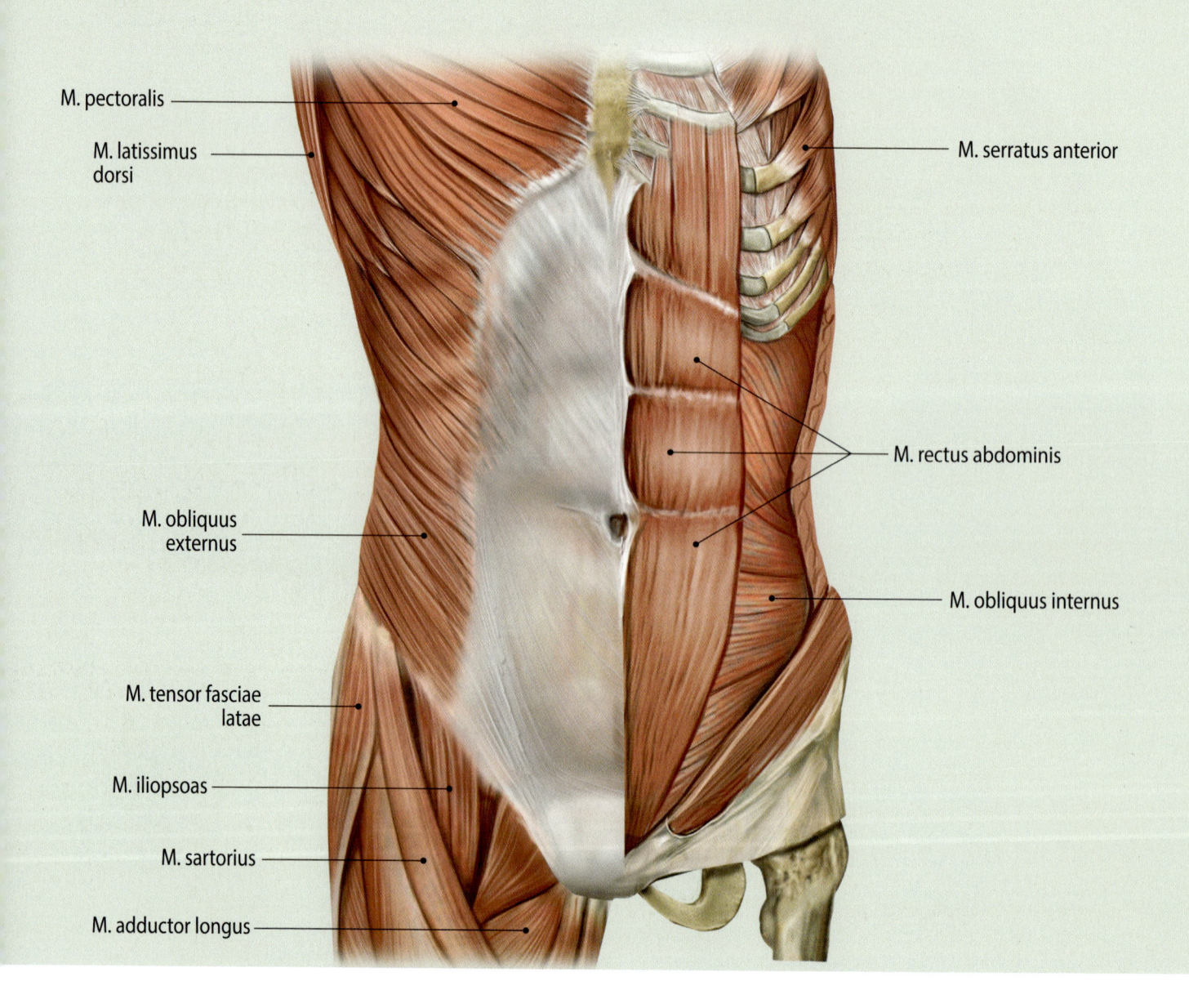

DEHNÜBUNGEN FÜR DIE BAUCH- UND LENDENREGION

M. iliocostalis

M. latissimus dorsi

Mm. intercostales interni

M. quadratus lumborum

M. latissimus dorsi

M. obliquus externus

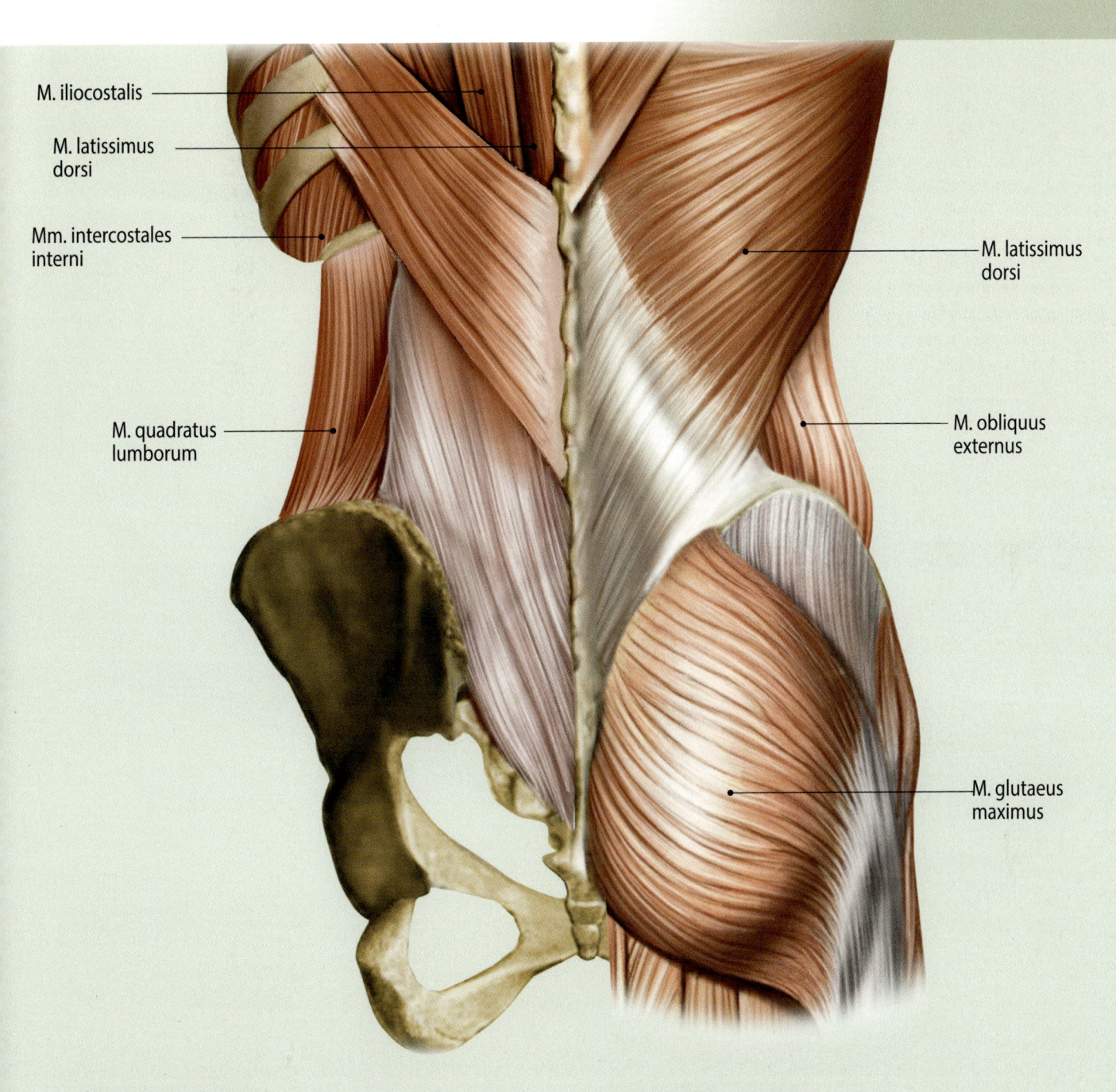

M. glutaeus maximus

M. QUADRATUS LUMBORUM
(VIERECKIGER LENDENMUSKEL)
Dieser Muskel entspringt am Darmbein (Kamm und Innenkante) und setzt an der unteren Kante der 12. Rippe und am Querfortsatz der Wirbel L1 bis L4 an. Seine Hauptfunktionen sind die Streckung der Lendenwirbel und die Seitbeugung des Rumpfs. Die Funktion dieses Muskels ist der Funktion der Bauchmuskeln entgegengesetzt, sodass ein Ungleichgewicht zwischen ihnen zu Haltungs- und Lendenwirbelsäulendysbalancen führen kann.

M. ILIOCOSTALIS LUMBORUM
(LENDENTEIL DES DARMBEIN-RIPPENMUSKELS)
M. iliocostalis ist ein sehr langer Muskel, der sich von den Halswirbeln bis zum Kreuzbeinkamm erstreckt. Sein Lendenabschnitt entspringt am Darmbein- und Kreuzbeinkamm und er setzt an den Rippen 7-12 an. Seine Hauptfunktion ist die Streckung der Lendenwirbel; er trägt daher zur Ausübung von Funktionen bei, die denen des M. quadratus lumborum sehr ähnlich sind.

Dehnübungen für den Rumpf und den Hals / 49

DEHNÜBUNGEN FÜR DIE BAUCH- UND LENDENREGION / M. RECTUS ABDOMINIS

Wirbelsäulenstreckung in Rückenlage

AUSGANGSPOSITION
Sie liegen auf Ihrem Rücken. Ihre Beine sind ausgestreckt und Ihre Hände sind über Ihrem Kopf verschränkt. Halten Sie die Hände so, dass Ihre Handrücken in Richtung Ihrer Schädeldecke zeigen und Ihre Handflächen nach oben (hinten), so, als ob Sie versuchen würden, gegen einen auf Ihrem Kopf liegenden Gegenstand zu drücken.

TECHNIK
Strecken Sie Ihre Arme, während Sie Ihre Hände so zusammenhalten, dass sie parallel zum und möglichst dicht am Boden liegen. Sie werden feststellen, dass Ihre Lendenwirbel sich vom Boden abheben und dass die Wölbung in diesem Bereich ausgeprägter wird. Dies bewirkt eine Dehnung Ihrer Bauchmuskeln und Sie werden die Spannung spüren, die diese Übung erzeugt.

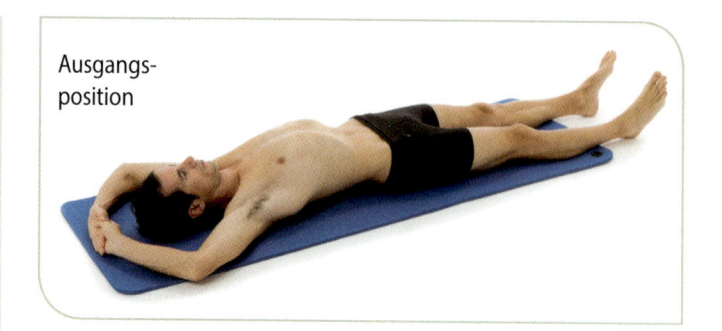

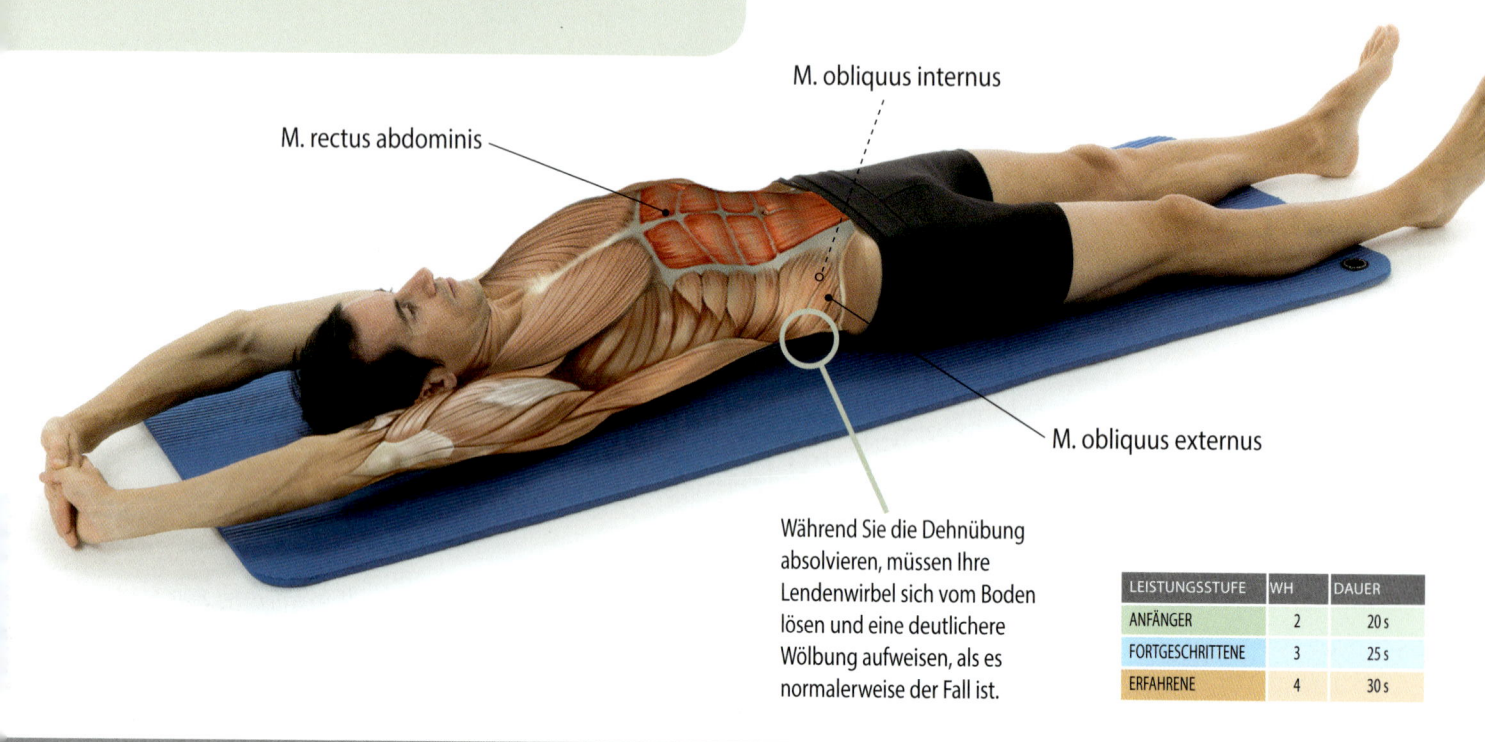

Ausgangsposition

M. obliquus internus

M. rectus abdominis

M. obliquus externus

Während Sie die Dehnübung absolvieren, müssen Ihre Lendenwirbel sich vom Boden lösen und eine deutlichere Wölbung aufweisen, als es normalerweise der Fall ist.

LEISTUNGSSTUFE	WH	DAUER
ANFÄNGER	2	20 s
FORTGESCHRITTENE	3	25 s
ERFAHRENE	4	30 s

VORSICHT
Wie bei allen Übungen, die die Schulter einer extremen Beugung aussetzen, müssen Sie sorgfältig auf Ihre Empfindungen achten und die Beugung bei dem geringsten unangenehmen Gefühl reduzieren. Dasselbe trifft auf die Streckung der Lendenwirbel zu.

WIRKUNG
Lösung von Verspannungen in der gesamten Bauchregion, vor allem im mittleren Bereich.

INDIKATION
Zur Wiederherstellung einer ausgewogenen Körperstruktur bei schlechten Haltungsgewohnheiten sowie zur Entspannung des Muskeltonus nach sportlicher Aktivität.

M. RECTUS ABDOMINIS / DEHNÜBUNGEN FÜR DIE BAUCH- UND LENDENREGION 18

Streckung der Lendenwirbelsäule im Knien

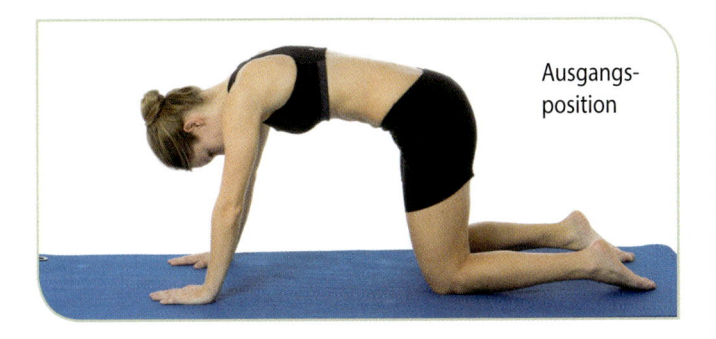

Ausgangsposition

AUSGANGSPOSITION
Nehmen Sie auf einer Matte die Vierfüßlerstellung ein, halten Sie Ihre Knie auf einer Linie mit Ihren Hüften und Ihre Hände etwa schulterbreit auseinander und etwas nach vorne versetzt, um eine stabile Position zu schaffen.

TECHNIK
Strecken Sie Ihre Wirbelsäule, als ob Sie versuchen würden, Ihren Bauch nach außen zu drücken, mit einer Bewegung, die das Gegenteil des Katzenbuckels ist. Sie spüren die Dehnung in Ihren Bauchmuskeln. Halten Sie sie über die Zeitspanne, die Ihrem Leistungsniveau entspricht.

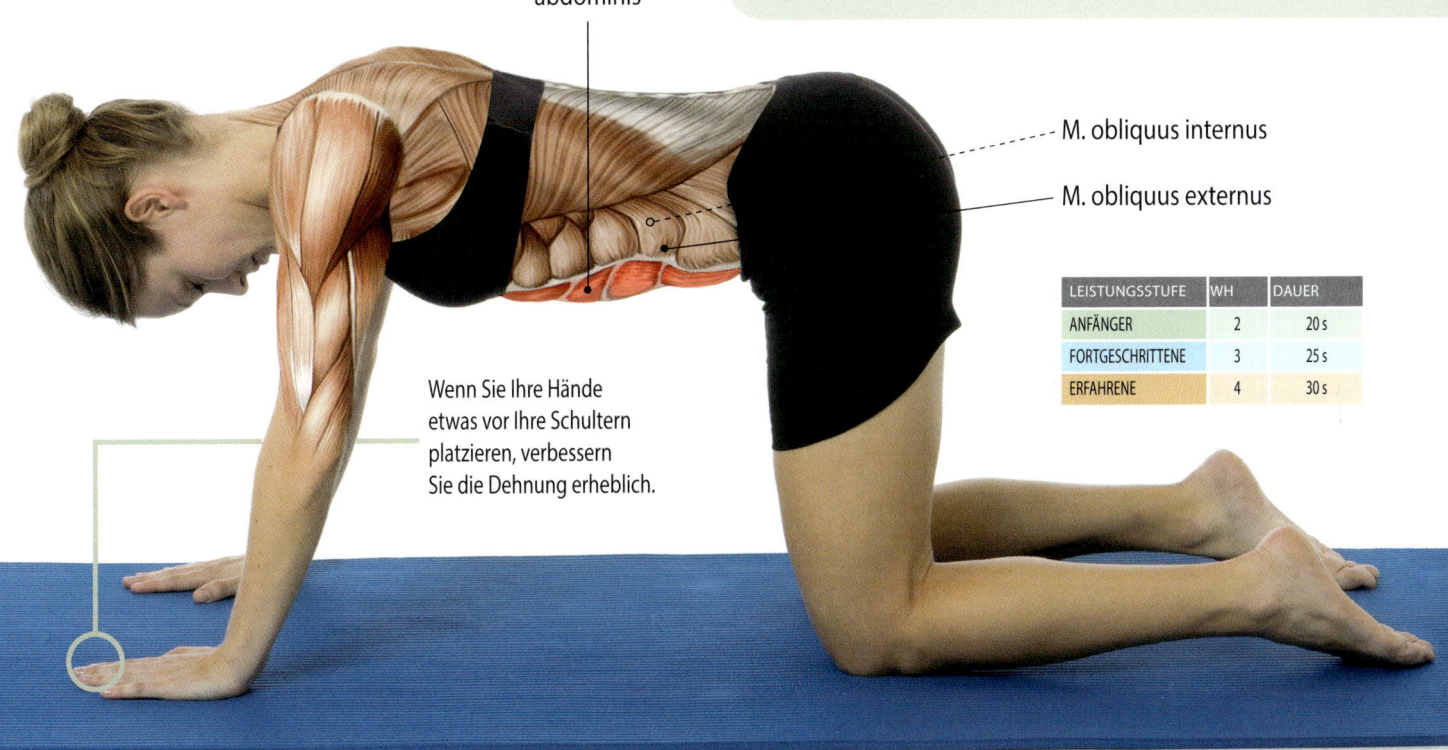

M. rectus abdominis

M. obliquus internus

M. obliquus externus

Wenn Sie Ihre Hände etwas vor Ihre Schultern platzieren, verbessern Sie die Dehnung erheblich.

LEISTUNGSSTUFE	WH	DAUER
ANFÄNGER	2	20 s
FORTGESCHRITTENE	3	25 s
ERFAHRENE	4	30 s

VORSICHT
Wenn Sie ein Problem in Ihrem Lendenbereich haben, müssen Sie sich besonders vorsichtig verhalten, wenn Sie Ihre Wirbel strecken, und beim geringsten Schmerzempfinden müssen Sie die Bewegung abbrechen.

WIRKUNG
Lösung von Verspannungen in der Bauchregion, vor allem im mittleren Bereich.

INDIKATION
Zur Entspannung des Muskeltonus nach sportlicher Aktivität und zur Wiederherstellung einer ausgewogenen Körperstruktur nach der Einnahme einer schlechten Haltung.

Dehnübungen für den Rumpf und den Hals / 51

Cobra-Position

AUSGANGSPOSITION
Legen Sie sich auf Ihren Bauch und pressen Sie Ihre Hände nahe Ihrer Brust auf den Boden, in einer Position ähnlich der Ausgangsposition beim Liegestütz. Ihre Beine müssen gestreckt und Ihre Fußgelenke plantargebeugt sein.

TECHNIK
Strecken Sie Ihre Ellbogen langsam und allmählich, aber halten Sie Ihren Körper entspannt. Sie dürfen sich nicht mit dem gesamten Körper auf einmal nach oben drücken, sondern stattdessen löst sich Ihr Brustkorb vom Boden, während Ihre Hüften und Beine den Kontakt mit dem Boden halten. Drücken Sie sich nach oben, bis Ihre Hüften sich vom Boden lösen. Halten Sie in diesem Moment die Bewegung an, spüren Sie die Spannung in Ihrer Bauchwand und halten Sie diese Position über die Zeitspanne, die Ihrem Leistungsniveau entspricht.

Ausgangsposition

Denken Sie daran, dass Sie Ihren Rücken gestreckt halten und nicht auf einmal anheben.

M. obliquus internus

M. rectus abdominis

M. obliquus externus

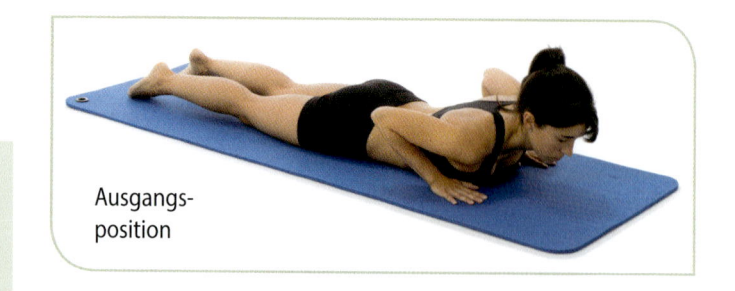

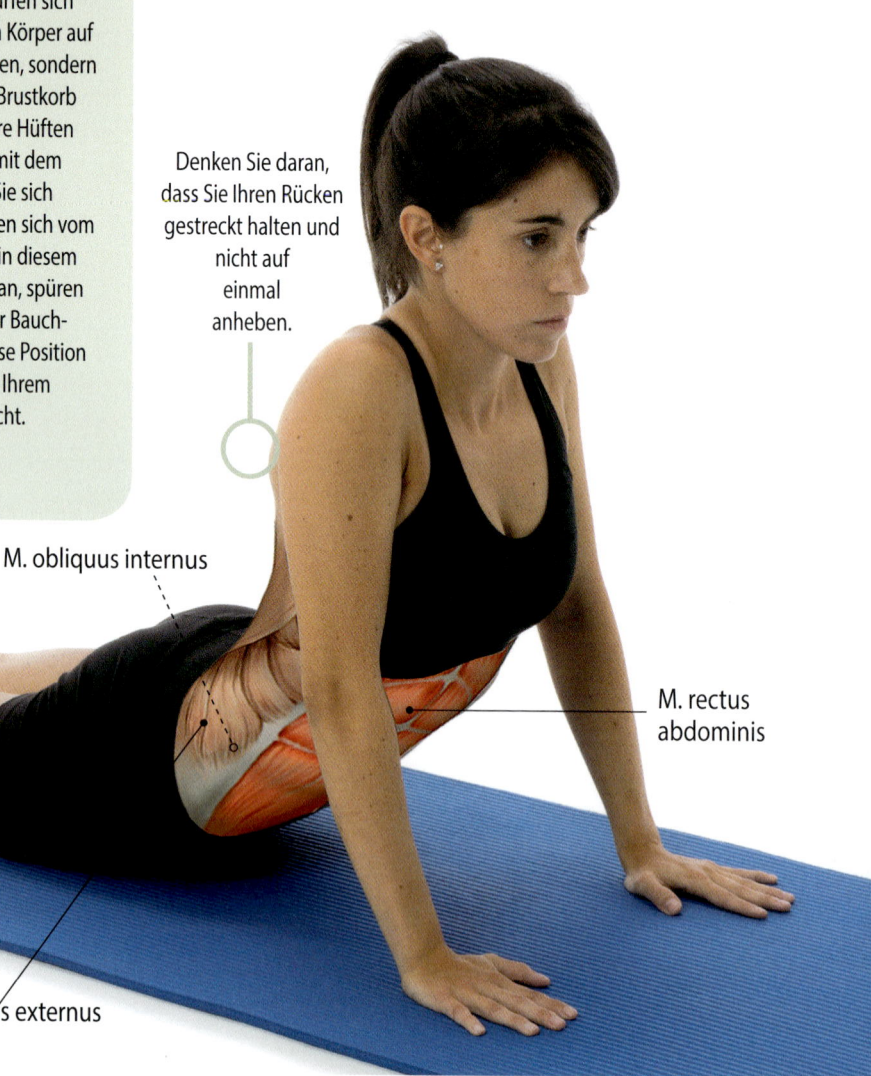

LEISTUNGSSTUFE	WH	DAUER
ANFÄNGER	2	15 s
FORTGESCHRITTENE	3	20 s
ERFAHRENE	4	30 s

VORSICHT
Ihre Hüften sollten sich kaum um eine Fingerbreite vom Boden abheben oder gar nicht, andernfalls haben Sie Ihre Ellbogen gestreckt und sich selbst zu weit angehoben. Achten Sie auf mögliche Beschwerden in der Lendenregion und halten Sie die Bewegung an, wenn Sie Beschwerden verspüren.

WIRKUNG
Lösung von Verspannungen in der gesamten Bauchregion, besonders in der mittleren Region.

INDIKATION
Für alle Personen, die ihren Muskeltonus nach sportlicher Aktivität, wie z. B. nach einem Laufwettkampf, entspannen wollen. Auch zur Wiederherstellung einer ausgewogenen Körperstruktur bei schlechter Körperhaltung im Alltagsleben.

MM. OBLIQUI / DEHNÜBUNGEN FÜR DIE BAUCH- UND LENDENREGION | 20

Rotationsdehnung

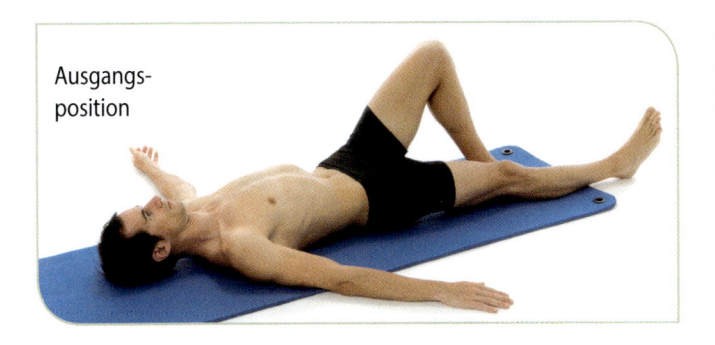

Ausgangsposition

LEISTUNGSSTUFE	WH	DAUER
ANFÄNGER	2	20 s
FORTGESCHRITTENE	4	25 s
ERFAHRENE	5	35 s

AUSGANGSPOSITION
Legen Sie sich mit dem Rücken auf eine Matte. Ihre Arme sind zur Seite nach außen gestreckt und der Arm auf der zu dehnenden Seite sollte einen 90°-Winkel mit Ihrem Oberkörper bilden. Das Bein auf dieser Seite muss gebeugt sein, sodass die Sohle Ihres Fußes auf dem Boden aufgesetzt ist, das andere Bein ist völlig gerade und befindet sich auf einer Linie mit Ihrem Oberkörper.

TECHNIK
Drehen Sie Ihren Oberkörper so, dass der obere Teil Ihres Rückens den Kontakt mit dem Boden behält, während der untere Teil sich allmählich von ihm löst. Kreuzen Sie Ihr gebeugtes Bein über das andere, als ob Sie versuchen würden, den Boden mit der Innenseite Ihres Knies zu berühren, ohne dies jedoch wirklich zu tun.

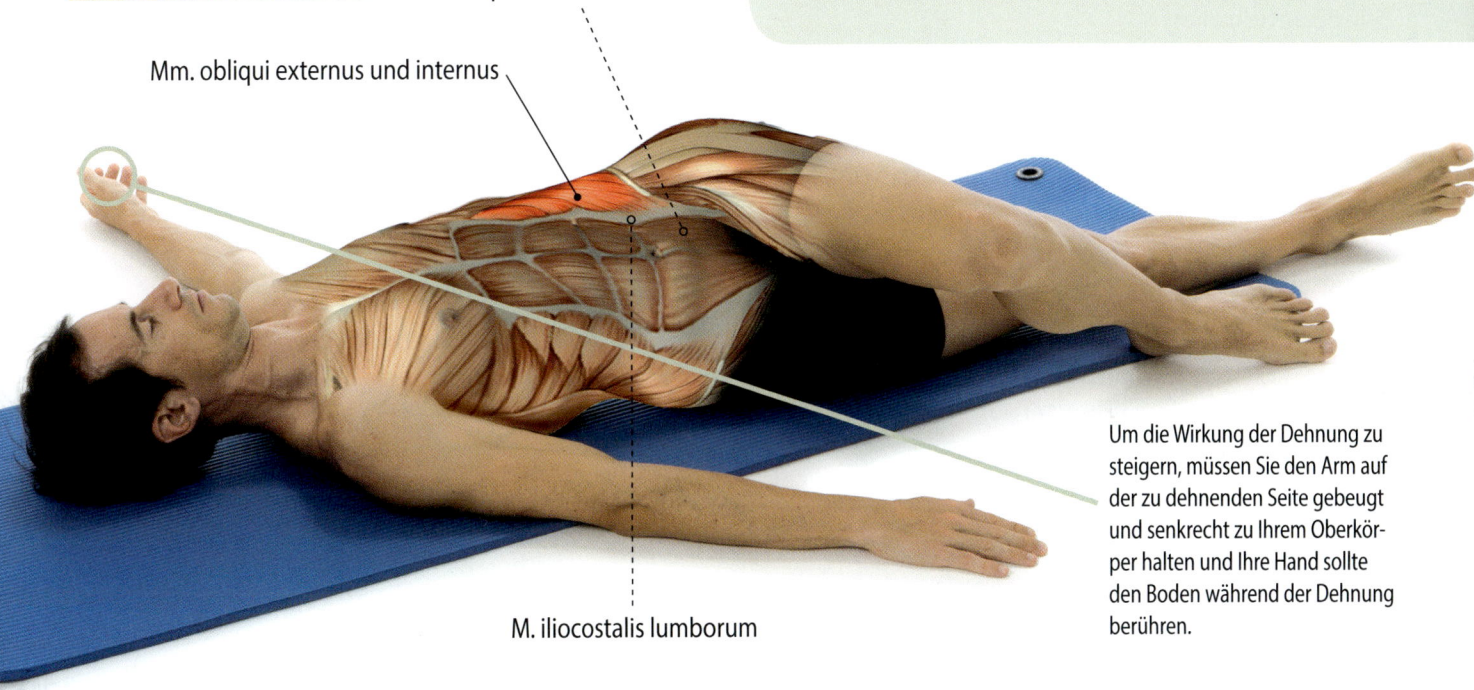

M. quadratus lumborum

Mm. obliqui externus und internus

M. iliocostalis lumborum

Um die Wirkung der Dehnung zu steigern, müssen Sie den Arm auf der zu dehnenden Seite gebeugt und senkrecht zu Ihrem Oberkörper halten und Ihre Hand sollte den Boden während der Dehnung berühren.

VORSICHT
Diese Dehnung geht mit einer ausgeprägten Drehung des Oberkörpers einher, was bei Personen mit bereits bestehenden Wirbelsäulenproblemen zu Beschwerden führen könnte. Wenn dies auf Sie zutrifft, sollten Sie die Dehnung langsam und allmählich absolvieren und auf kleinste Beschwerden reagieren.

WIRKUNG
Lösung von Verspannungen in der Bauch- und Lendenregion, vor allem im Seitenbereich.

INDIKATION
Zur Entspannung des Muskeltonus nach sportlicher Aktivität sowie zur erneuten Ausbalancierung der Körperposition, die durch eine schlechte Haltung verändert wurde.

Dehnübungen für den Rumpf und den Hals / 53

21 DEHNÜBUNGEN FÜR DIE BAUCH- UND LENDENREGION / MM. OBLIQUI

Unterarme auf dem Kopf

AUSGANGSPOSITION
Stehen Sie mit gestreckten Beinen und mit Ihren Füßen auf einer Linie mit Ihren Schultern. Heben Sie dann Ihre Arme und beugen Sie Ihre Ellbogen so, dass Ihre Unterarme sich auf Ihrem Kopf befinden und Sie sie mit Ihren Händen fassen können.

TECHNIK
Drehen Sie Ihren Oberkörper in so einer Weise, dass Ihre Schultern sich nicht länger auf einer Linie mit Ihren Hüften befinden. Sie werden eine Spannung in Ihrer Bauchregion auf der der Drehungsrichtung entgegengesetzten Seite verspüren. Halten Sie die Spannung einige Sekunden und kehren Sie zum Ausgangspunkt zurück. Legen Sie eine Pause ein, bevor Sie die Übung noch einmal absolvieren.

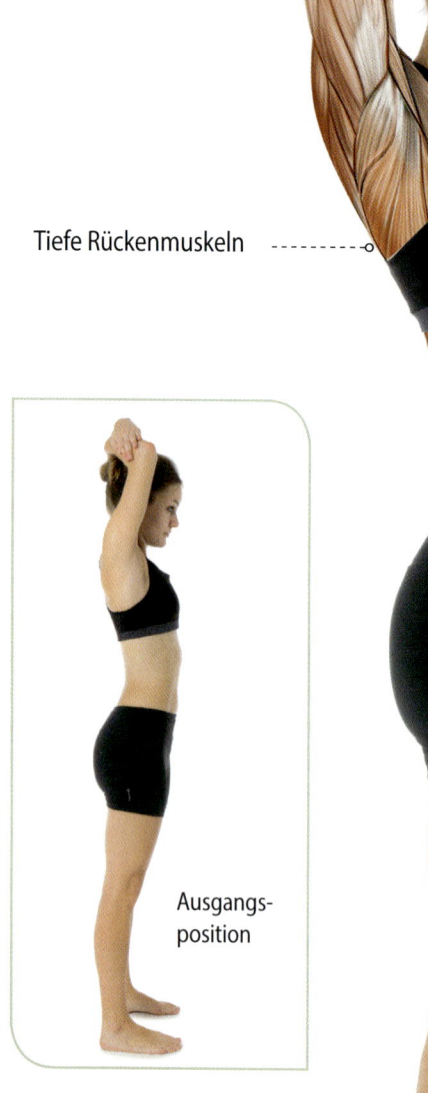

LEISTUNGSSTUFE	WH	DAUER
ANFÄNGER	2	20 s
FORTGESCHRITTENE	4	25 s
ERFAHRENE	5	35 s

Tiefe Rückenmuskeln

M. obliquus externus

M. obliquus internus

Ausgangsposition

Stellen Sie Ihre Füße weit genug auseinander, um während der gesamten Übung Stabilität zu gewährleisten.

VORSICHT
Achten Sie darauf, in einer stabilen Position zu beginnen und Ihr Gleichgewicht zu behalten, da eine Drehung Ihres Oberkörpers zur Instabilität beitragen könnte.

WIRKUNG
Lösung von Verspannungen in der Bauchregion, vor allem an der Seite.

INDIKATION
Zur Entspannung des Muskeltonus nach sportlicher Aktivität und als Beitrag zur Haltungsverbesserung.

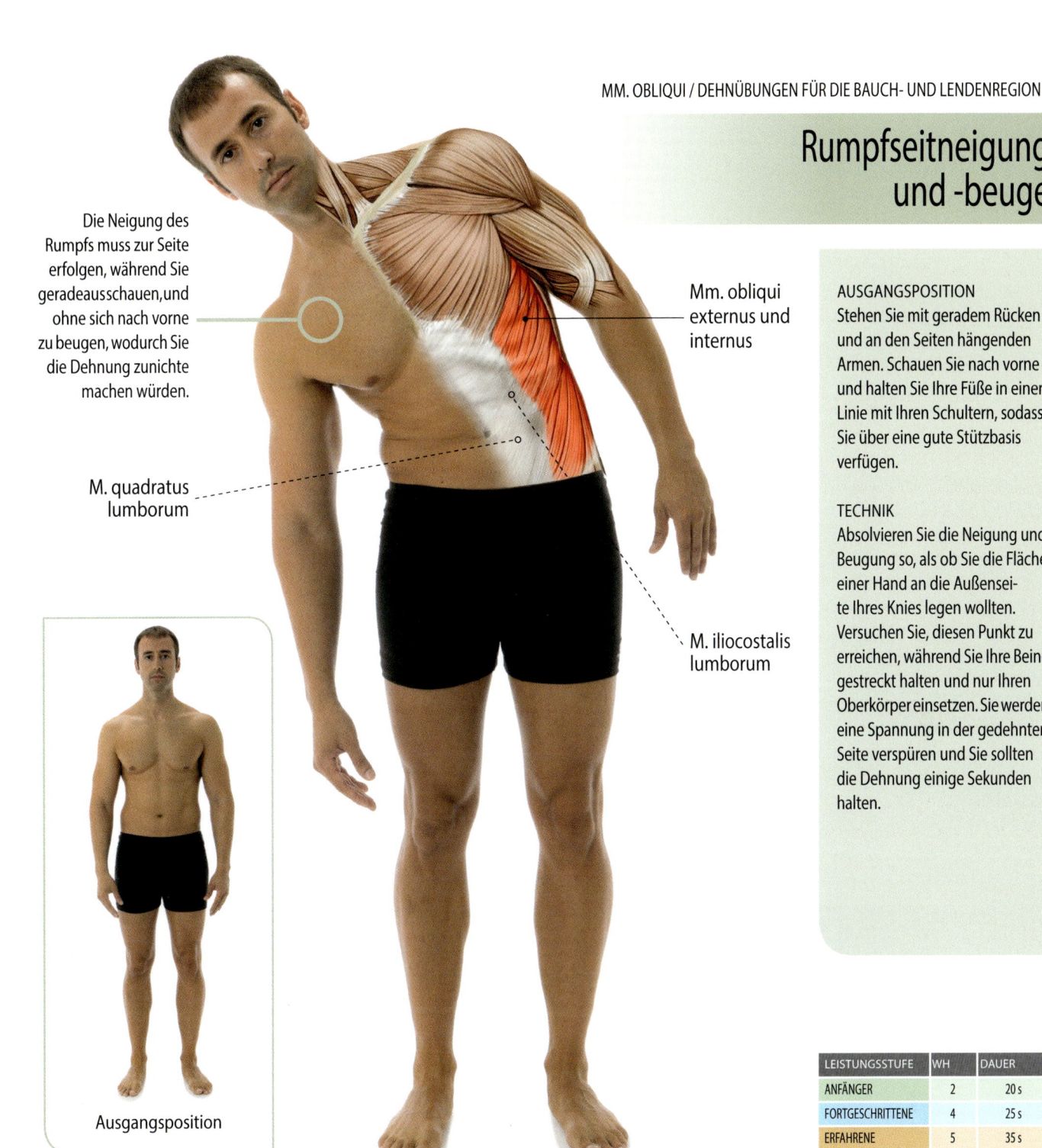

MM. OBLIQUI / DEHNÜBUNGEN FÜR DIE BAUCH- UND LENDENREGION 22

Rumpfseitneigung und -beuge

Die Neigung des Rumpfs muss zur Seite erfolgen, während Sie geradeausschauen, und ohne sich nach vorne zu beugen, wodurch Sie die Dehnung zunichte machen würden.

Mm. obliqui externus und internus

M. quadratus lumborum

M. iliocostalis lumborum

Ausgangsposition

AUSGANGSPOSITION
Stehen Sie mit geradem Rücken und an den Seiten hängenden Armen. Schauen Sie nach vorne und halten Sie Ihre Füße in einer Linie mit Ihren Schultern, sodass Sie über eine gute Stützbasis verfügen.

TECHNIK
Absolvieren Sie die Neigung und Beugung so, als ob Sie die Fläche einer Hand an die Außenseite Ihres Knies legen wollten. Versuchen Sie, diesen Punkt zu erreichen, während Sie Ihre Beine gestreckt halten und nur Ihren Oberkörper einsetzen. Sie werden eine Spannung in der gedehnten Seite verspüren und Sie sollten die Dehnung einige Sekunden halten.

LEISTUNGSSTUFE	WH	DAUER
ANFÄNGER	2	20 s
FORTGESCHRITTENE	4	25 s
ERFAHRENE	5	35 s

VORSICHT
Es ist wichtig, eine gute Stützbasis zu bilden, um das Gleichgewicht zu halten.

WIRKUNG
Lösung von Verspannungen in den seitlichen Rumpfbereichen.

INDIKATION
Zur Vorbeugung gegen Verspannungen aufgrund einer schlechten Haltung.

Dehnung mit Anziehen der Knie gegen die Brust

AUSGANGSPOSITION
Legen Sie sich mit dem Rücken auf eine Matte auf den Boden und umfassen Sie Ihre Knie mit den Händen. Halten Sie Ihren Kopf auf dem Boden und Ihren Rücken gerade.

TECHNIK
Ziehen Sie Ihre Knie gegen Ihre Brust, um eine Kippbewegung Ihrer Hüfte nach hinten zu erzeugen. Halten Sie dabei Ihre Lendenwirbelsäule in Kontakt mit der Matte und schalten Sie damit die natürliche Krümmung Ihrer Wirbelsäule in diesem Bereich aus. Spüren Sie die Dehnung im unteren Bereich Ihres Rückens und halten Sie sie einige Sekunden.

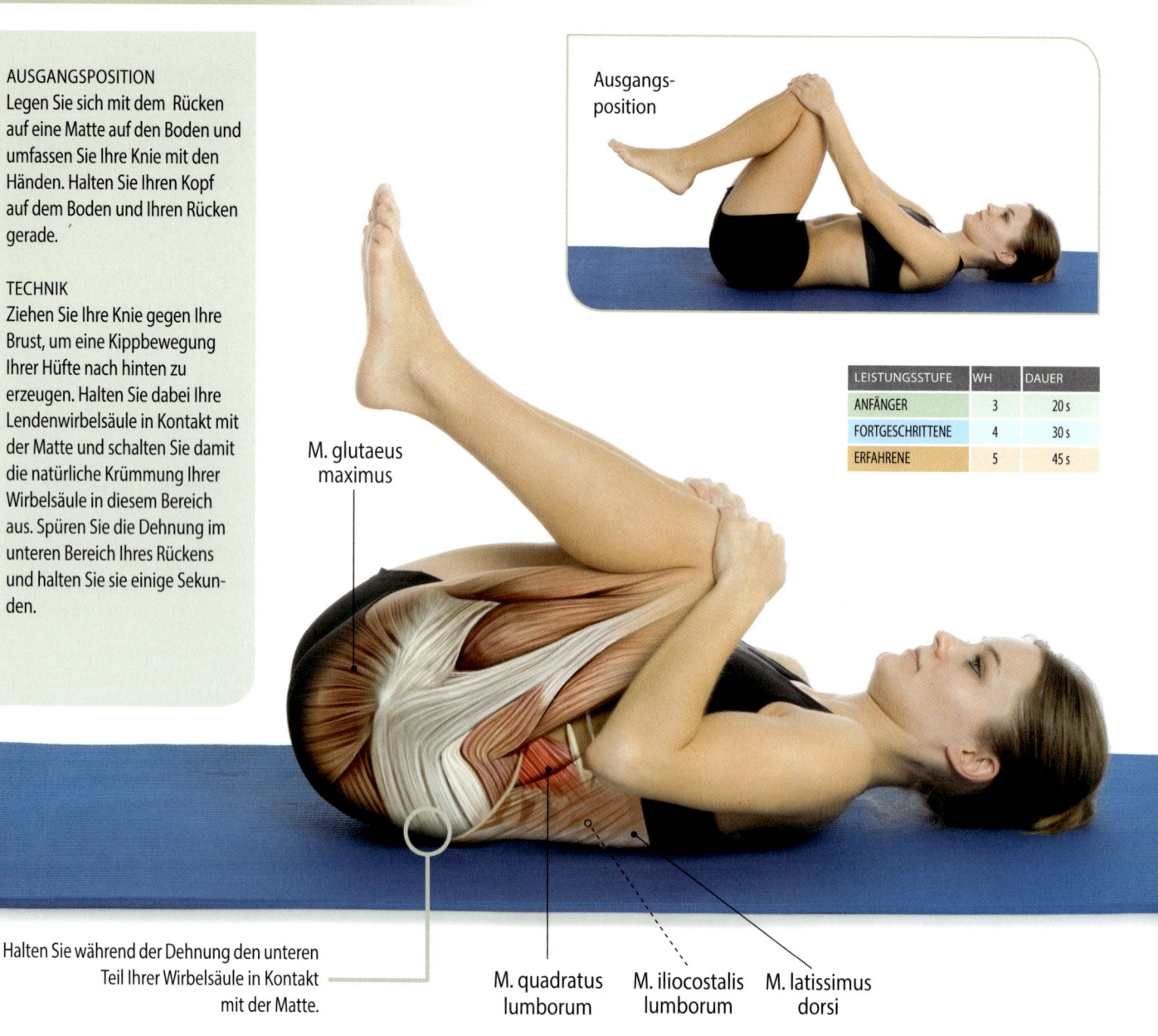

Ausgangsposition

LEISTUNGSSTUFE	WH	DAUER
ANFÄNGER	3	20 s
FORTGESCHRITTENE	4	30 s
ERFAHRENE	5	45 s

M. glutaeus maximus

Halten Sie während der Dehnung den unteren Teil Ihrer Wirbelsäule in Kontakt mit der Matte.

M. quadratus lumborum — M. iliocostalis lumborum — M. latissimus dorsi

VORSICHT	WIRKUNG	INDIKATION
Es kommt häufig vor, dass Sie eine Spannung im Nacken erzeugen, wenn Sie an Ihren Knien ziehen. Vermeiden Sie diese möglicherweise schädliche Spannung und lassen Sie Ihren Kopf auf der Matte ruhen.	Lösung von Verspannungen im gesamten Lendenbereich und Haltungskorrektur.	Zur Vermeidung einer Verkürzung der Lendenmuskeln und zur Schmerzreduktion bei Menschen, die an einem Lumbago-Ischias-Syndrom leiden. Auch zur Verbesserung der Haltung von Menschen mit einer Hyperlordose der Lendenwirbelsäule und zur Reduktion von Überlastungen der Wirbelsäule bei Menschen, die viel Zeit in derselben Position verbringen, sei es im Stehen oder Sitzen.

M. QUADRATUS LUMBORUM / DEHNÜBUNGEN FÜR DIE BAUCH- UND LENDENREGION | **24**

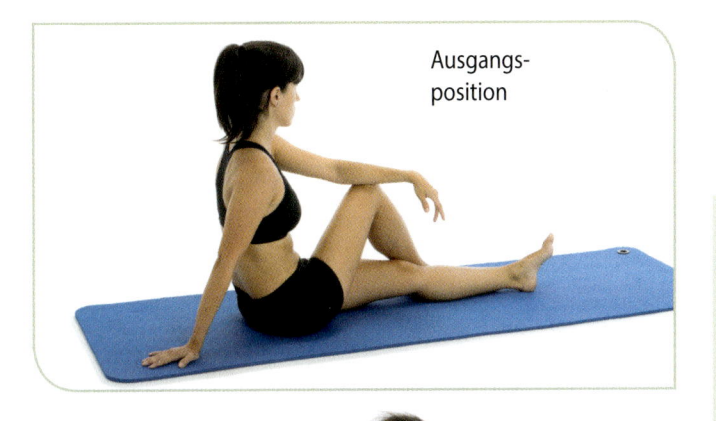

Überkreuzen der Beine

Ausgangsposition

AUSGANGSPOSITION
Sitzen Sie auf einer Matte, sodass ein Bein ausgestreckt ist und das andere Bein im Kniegelenk gebeugt und über das gesteckte Bein gekreuzt ist. Halten Sie auch den Arm auf der Seite des gestreckten Beins, wie im Foto der Ausgangsposition gezeigt, während die andere Hand zur Abstützung auf der Matte ruht.

TECHNIK
Lassen Sie den gekreuzten Arm auf der Außenseite des gebeugten Beins fallen und verwenden Sie ihn, um Ihren Oberkörper zur Seite Ihrer Stützhand zu drehen. Diese Rotation bewirkt eine Verwringung Ihrer Schultern und Hüften sowie eine Dehnung ihrer Lendenmuskeln.

Drehen Sie Ihren Rumpf.

LEISTUNGSSTUFE	WH	DAUER
ANFÄNGER	3	20 s
FORTGESCHRITTENE	4	30 s
ERFAHRENE	5	45 s

M. iliocostalis
Tiefe Rückenmuskeln
M. quadratus lumborum

M. glutaeus maximus
M. glutaeus medius
M. glutaeus minimus

VORSICHT
Konzentrieren Sie sich auf die Drehung Ihres Rumpfs und nicht auf die Zugbewegung an Ihrem gebeugten Bein, denn darin liegt der Unterschied zwischen der Dehnung der Rückenmuskeln und der Dehnung der Gesäßmuskeln.

WIRKUNG
Lösung von Verspannungen in der Lendenregion.

INDIKATION
Für Menschen mit einem Lumbago-Ischias-Syndrom oder einer Hyperlordose der Lendenwirbelsäule. Diese Übung reduziert das Empfinden einer Spannung im Lendenbereich bei Menschen, die viel stehen oder sitzen.

25 DEHNÜBUNGEN FÜR DIE BAUCH- UND LENDENREGION / M. QUADRATUS LUMBORUM

Anziehen des Knies gegen die Brust

AUSGANGSPOSITION
Legen Sie sich auf den Rücken, sodass Ihr Kopf die Matte berührt. Halten Sie ein Bein ausgestreckt auf einer Linie mit Ihrem Oberkörper und heben Sie das andere Bein an, während Sie Ihr Knie beugen und es mit Ihren Händen festhalten.

TECHNIK
Ziehen Sie Ihr Knie gegen die Brust, während Sie das andere Bein ausgestreckt und parallel zum Boden halten. Sie werden zunächst eine Spannung im unteren Bereich Ihres Rückens auf der Seite des gebeugten Beins spüren. Halten Sie diese Spannung einige Sekunden.

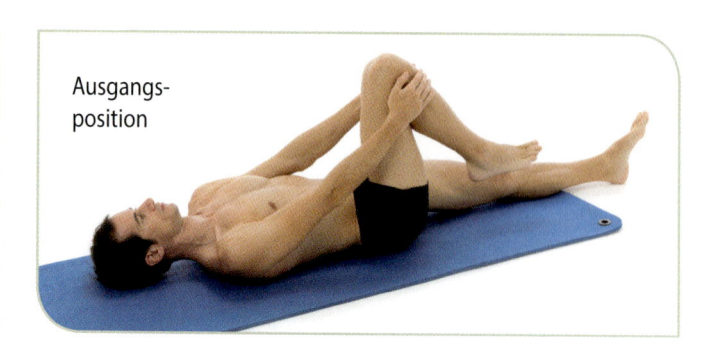

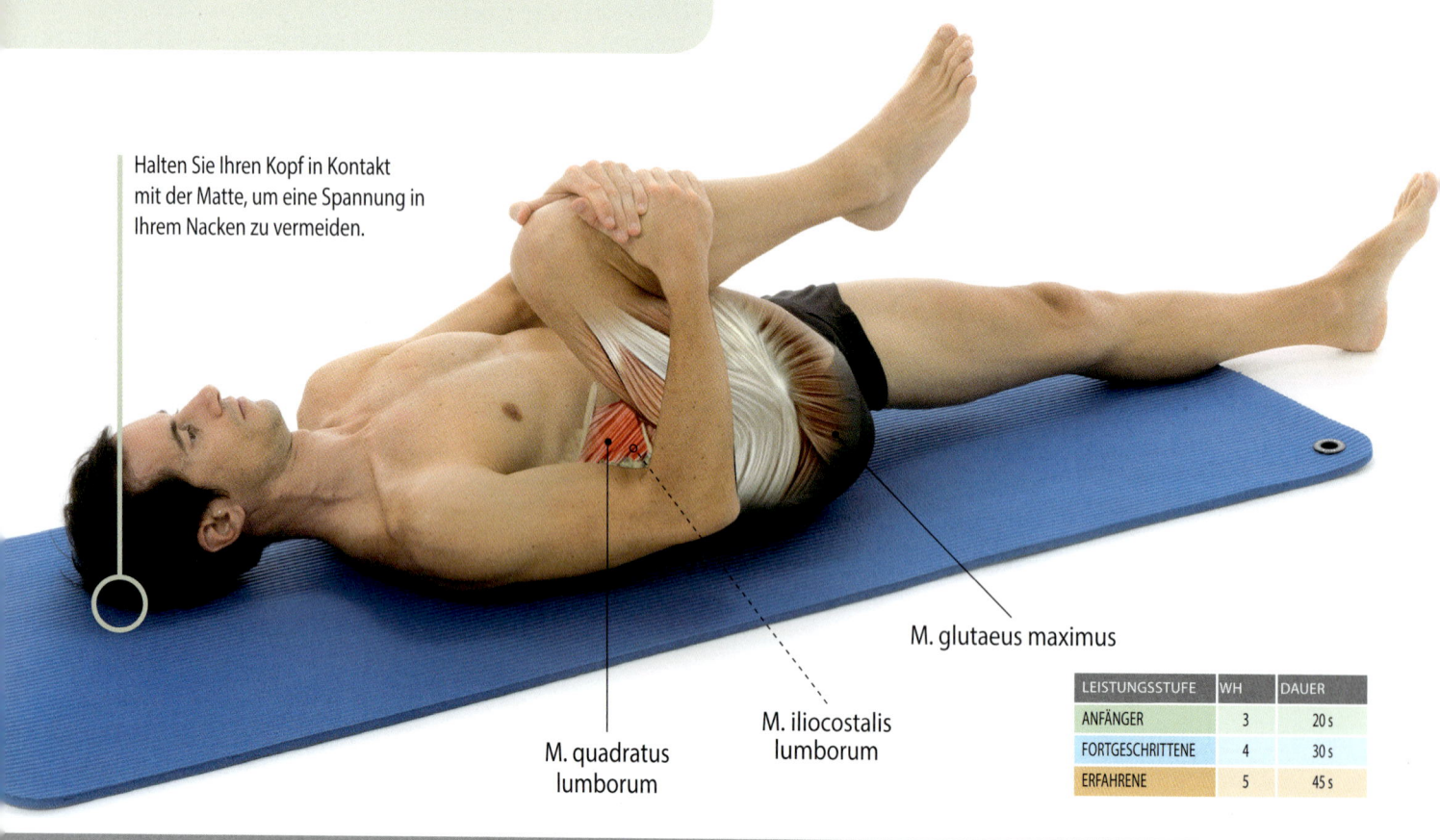

Ausgangsposition

Halten Sie Ihren Kopf in Kontakt mit der Matte, um eine Spannung in Ihrem Nacken zu vermeiden.

M. glutaeus maximus

M. iliocostalis lumborum

M. quadratus lumborum

LEISTUNGSSTUFE	WH	DAUER
ANFÄNGER	3	20 s
FORTGESCHRITTENE	4	30 s
ERFAHRENE	5	45 s

VORSICHT
Auch wenn es schwierig ist, Ihr gestrecktes Bein ganz in Kontakt mit der Matte zu halten, sollten Sie versuchen, es möglichst dicht an und parallel zur Matte zu halten.

WIRKUNG
Lösung von Verspannungen in der Lendenregion.

INDIKATION
Für Menschen mit einem Lumbago-Ischias-Syndrom oder einer Hyperlordose der Lendenwirbelsäule. Diese Übung reduziert das Empfinden einer Spannung im Lendenbereich bei Menschen, die viel stehen oder sitzen.

M. QUADRATUS LUMBORUM / DEHNÜBUNGEN FÜR DIE BAUCH- UND LENDENREGION   26

Rumpfbeuge im Sitzen

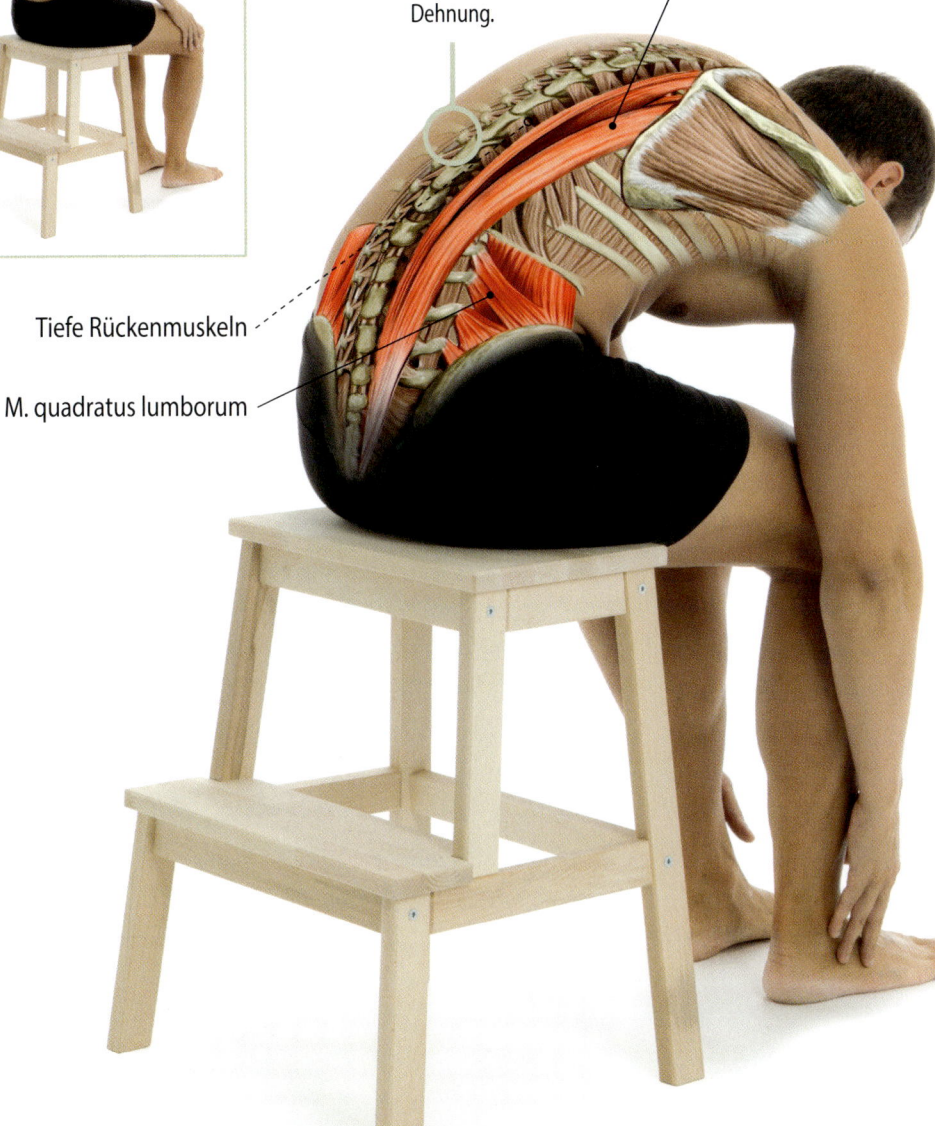

Ausgangsposition

Neigen und beugen Sie Ihre Wirbelsäule während der Dehnung.

M. iliocostalis

Tiefe Rückenmuskeln

M. quadratus lumborum

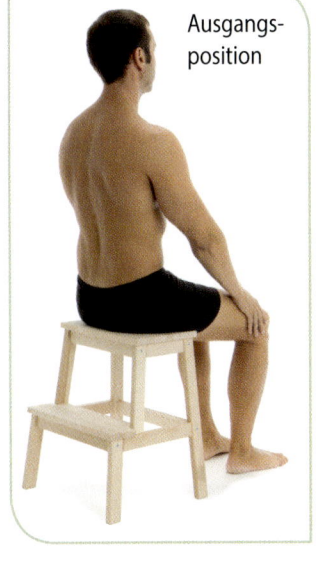

AUSGANGSPOSITION
Setzen Sie sich auf einen Stuhl oder Hocker, Ihr Rücken ist gerade und Ihre Händen liegen auf Ihren Knien. Schauen Sie nach vorne und Ihre Füße befinden sich auf dem Boden.

TECHNIK
Beugen Sie Ihren Oberkörper nach vorne, während Sie Ihre Hände zu Ihren Fußgelenken hin bewegen. Versuchen Sie, Ihre Hüften nach außen gedreht zu halten, so als ob Sie den mittleren und hinteren Teil Ihrer Gesäßmuskeln in Kontakt mit der Sitzfläche halten wollten. Spüren Sie die Dehnung Ihrer Rückenmuskeln und halten Sie diese Position einige Sekunden.

LEISTUNGSSTUFE	WH	DAUER
ANFÄNGER	3	20 s
FORTGESCHRITTENE	4	30 s
ERFAHRENE	5	45 s

VORSICHT
Vermeiden Sie ein Rollen Ihrer Hüften nach vorne, denn dies reduziert die Wirkung der Dehnung der Rückenmuskeln.

WIRKUNG
Lösung von Verspannungen in den Rückenmuskeln.

INDIKATION
Für Menschen, die viel Zeit im Stehen verbringen, vor allem hinter einem Schalter, oder die schwere Gegenstände heben oder bewegen.

DEHNÜBUNGEN FÜR DIE BAUCH- UND LENDENREGION / M. QUADRATUS LUMBORUM

Rumpfbeuge in der Hocke

AUSGANGSPOSITION
Gehen Sie in die Hocke, wobei Ihre Arme sich zwischen Ihren Beinen befinden, Ihre Ellbogen gebeugt und Ihre Hände miteinander verhakt sind. Ihr Rumpf ist nach vorne geneigt.

TECHNIK
Beugen Sie Ihren Rumpf und neigen Sie sich nach vorne, sodass Sie die Spannung entlang Ihres Rückens spüren. Achten Sie darauf, dass Sie im Moment der maximalen Spannung Ihr Gleichgewicht halten, und halten Sie diese Position über die Ihrem Leistungsniveau angemessene Zeitspanne.

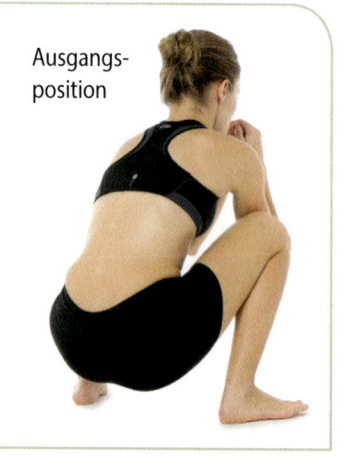

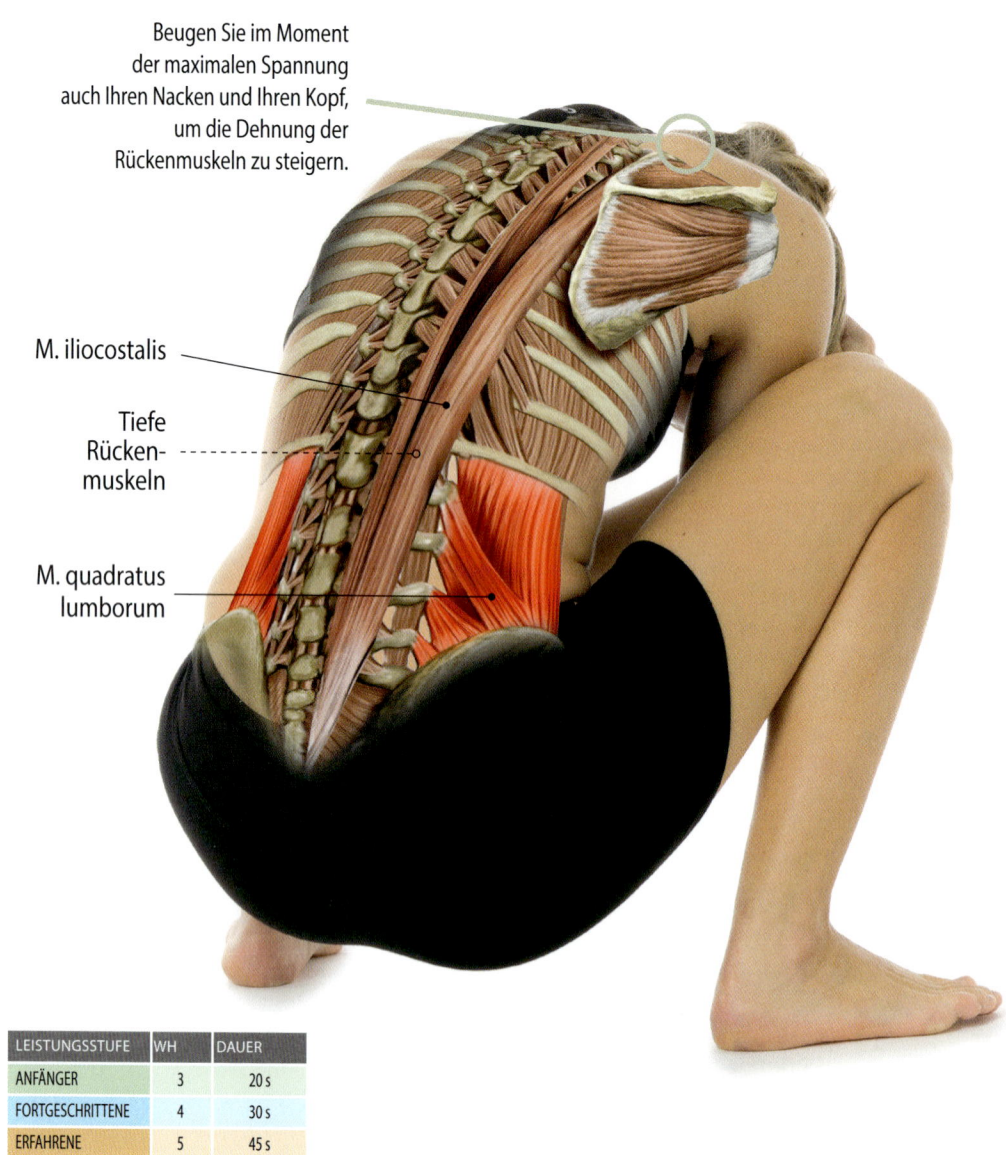

Beugen Sie im Moment der maximalen Spannung auch Ihren Nacken und Ihren Kopf, um die Dehnung der Rückenmuskeln zu steigern.

M. iliocostalis
Tiefe Rückenmuskeln
M. quadratus lumborum

Ausgangsposition

LEISTUNGSSTUFE	WH	DAUER
ANFÄNGER	3	20 s
FORTGESCHRITTENE	4	30 s
ERFAHRENE	5	45 s

VORSICHT
Beginnen Sie aus seiner stabilen, gut ausbalancierten Position, denn die Vorneigung Ihres Rumpfs kann Sie aus dem Gleichgewicht bringen.

WIRKUNG
Lösung von Verspannungen in den Rückenmuskeln.

INDIKATION
Für Menschen, die viel Zeit im Stehen verbringen oder schwere Gegenstände heben oder bewegen.

60 / Dehnübungen für den Rumpf und den Hals

M. QUADRATUS LUMBORUM / DEHNÜBUNGEN FÜR DIE BAUCH- UND LENDENREGION **28**

Im Sitzen mit den Armen in Vorhalte

Ausgangsposition

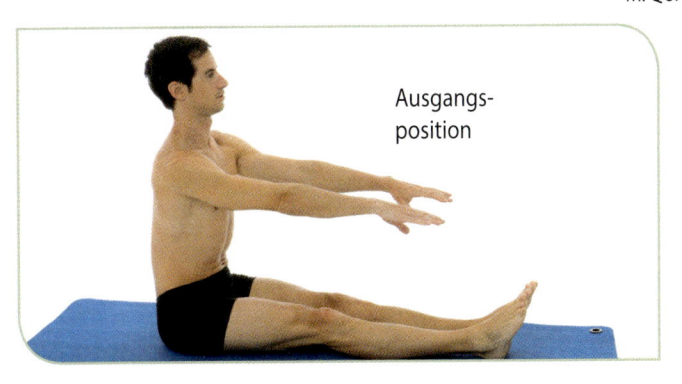

LEISTUNGSSTUFE	WH	DAUER
ANFÄNGER	3	20 s
FORTGESCHRITTENE	4	30 s
ERFAHRENE	5	45 s

AUSGANGSPOSITION
Sie sitzen auf einer Matte mit ausgestreckt nebeneinander liegenden Beinen und strecken Ihre Arme nach vorne. Schauen Sie nach vorne und halten Sie Ihren Rücken gerade.

TECHNIK
Beugen Sie Ihren Rumpf und versuchen Sie, Ihre Füße mit den Fingerspitzen zu berühren. Versuchen Sie, Ihre Hüften daran zu hindern, nach vorne zu rollen, so, als ob Sie versuchen würden, den mittleren und hinteren Bereich Ihrer Gesäßmuskeln in Kontakt mit dem Boden zu halten, wie in der Dehnübung Nr. 27. Sie können Ihre Knie leicht beugen, wenn Sie zu viel Spannung in der Rückseite Ihrer Beine verspüren.

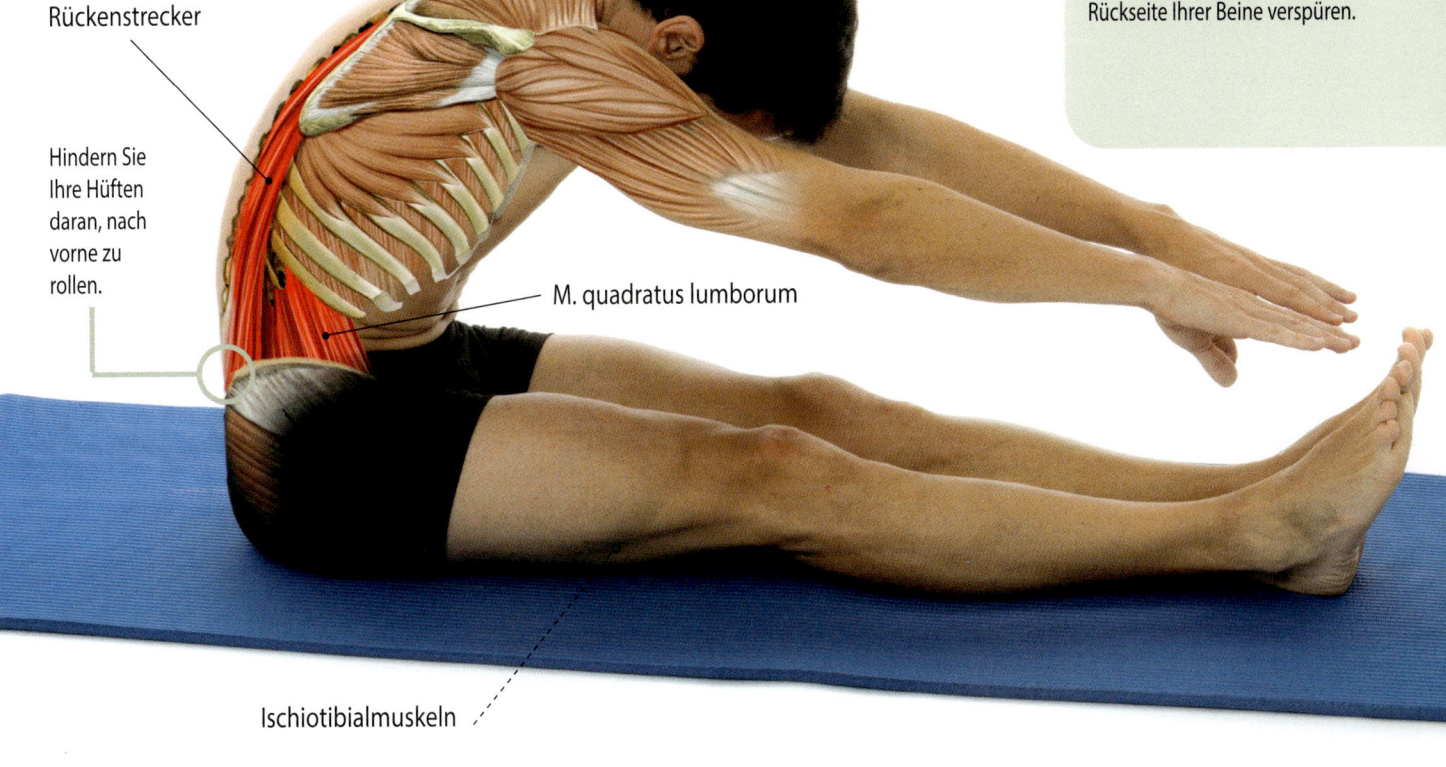

Rückenstrecker

Hindern Sie Ihre Hüften daran, nach vorne zu rollen.

M. quadratus lumborum

Ischiotibialmuskeln

VORSICHT
Führen Sie diese Dehnübung allmählich aus, um sicherzustellen, dass die Spannung in den Rückenmuskeln erzeugt wird.

WIRKUNG
Lösung von Verspannungen im gesamten Lendenbereich.

INDIKATION
Für Menschen mit überlasteten Rückenmuskeln, vor allem, wenn diese Überlastungen auf Positionen zurückzuführen sind, die während des Tags stundenlang beibehalten werden.

Dehnübungen für den Rumpf und den Hals / 61

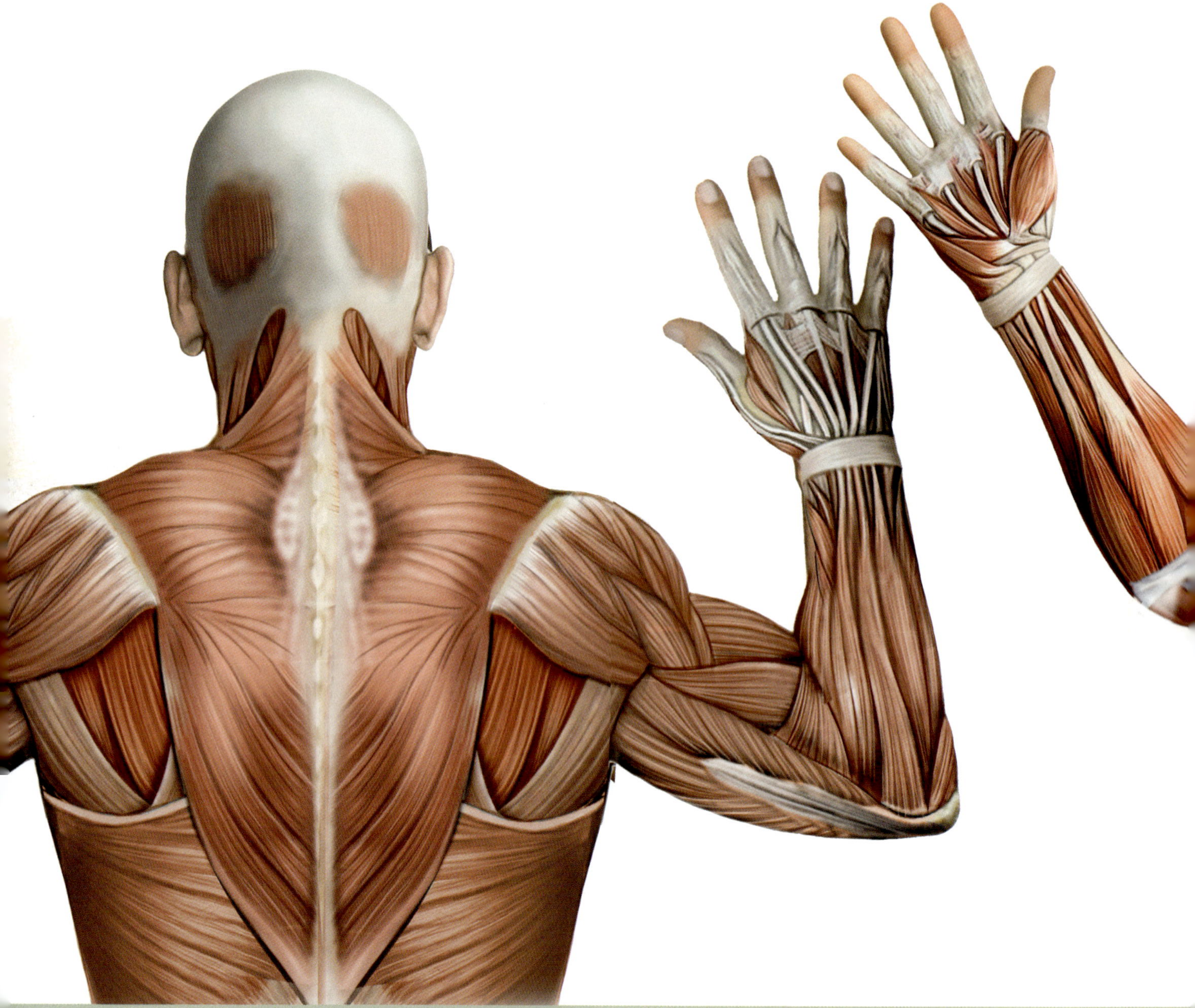

DEHNÜBUNGEN
FÜR DIE OBEREN EXTREMITÄTEN, DIE SCHULTER- UND DIE BRUSTMUSKELN

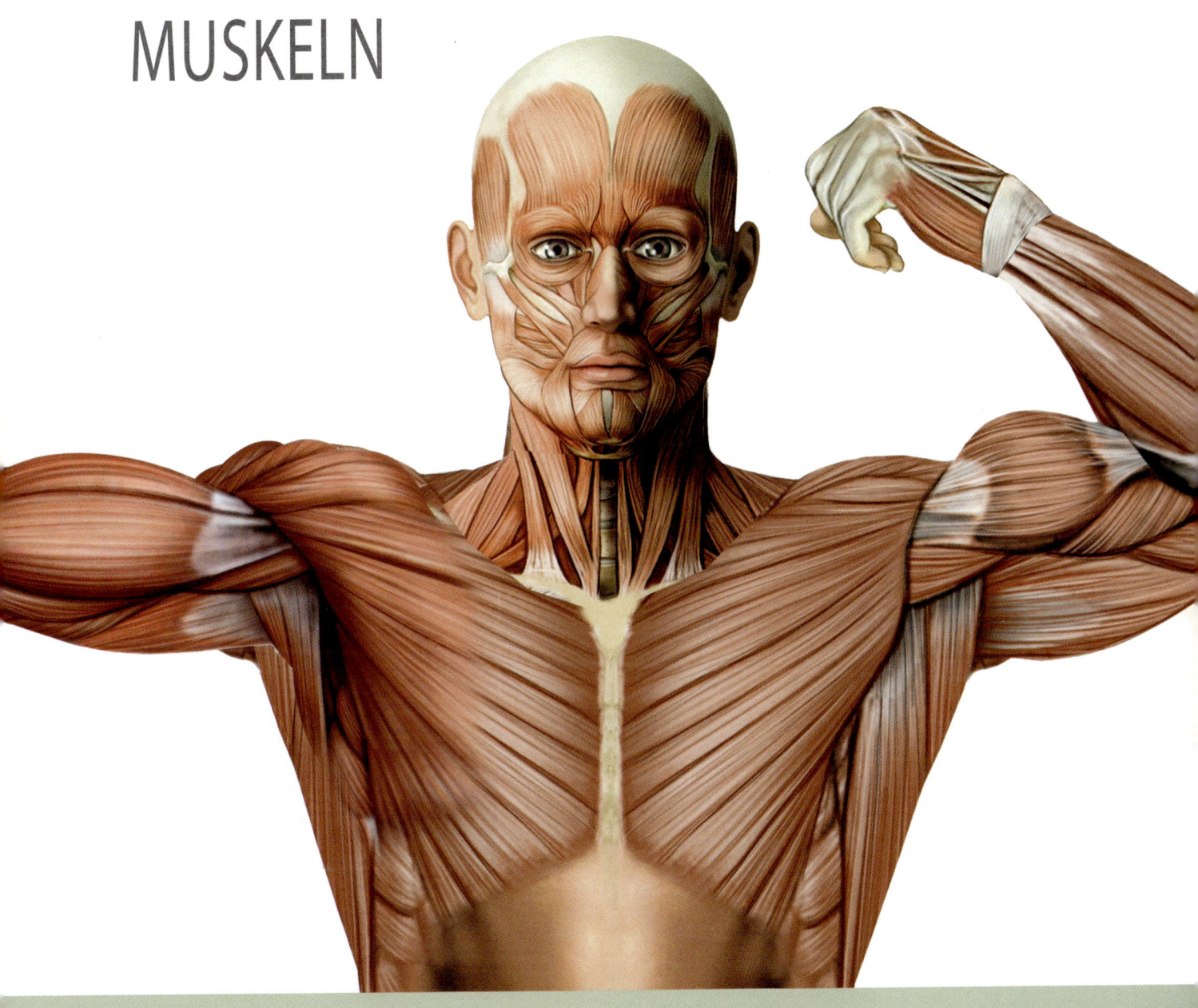

DEHNÜBUNGEN FÜR DIE SCHULTER

M. DELTOIDEUS (DELTAMUSKEL)
Obwohl es sich hierbei um einen einzelnen Muskel handelt, haben seine unterschiedlichen Abschnitte unterschiedliche Funktionen.
Vorderer Abschnitt: Dieser Abschnitt entspringt am dritten Distal des Schlüsselbeins und setzt am Deltafortsatz des Oberarmknochens an, wo er mit den beiden anderen Abschnitten zusamentrifft. Seine Hauptfunktion besteht in der Antepulsion oder Beugung der Schulter, der Bewegung, die entsteht, wenn der Arm nach vorne angehoben wird.
Mittlerer Abschnitt: Dieser Abschnitt entspringt am Schulterblatt (Spinalkamm und Schulterhöhe) und er setzt am Deltahöcker des Oberarmknochens an. Seine Hauptfunktion ist die Abduktion der Schulter.

Hinterer Abschnitt: Der Ursprung dieses Muskels ist die Spina scapulae (Schulterblattdorn) und seine Hauptfunktion ist die Streckung oder Retropulsion der Schulter, eine Funktion, die der des mittleren Abschnitts entgegengesetzt ist.

M. PECTORALIS MAJOR (GROSSER BRUSTMUSKEL)
Dieser Muskel entspringt an der vorderen Oberfläche des Schlüsselbeins, am Körper des Brustbeins, in den vorderen Rippenknorpeln der ersten shs Rippen und am Fortsatz der schrägen Muskeln und er setzt an der intertuberkulären Furche des Oberarmknochens an. Seine Funktionen sind die Beugung, Adduktion und Innenrotation der Schulter. Angesichts des Ausmaßes seines Ursprungs ist es möglich, Beweglichkeits- und Kraftübungen in vielen unterschiedlichen Winkeln auszuführen, die alle effektiv sind.

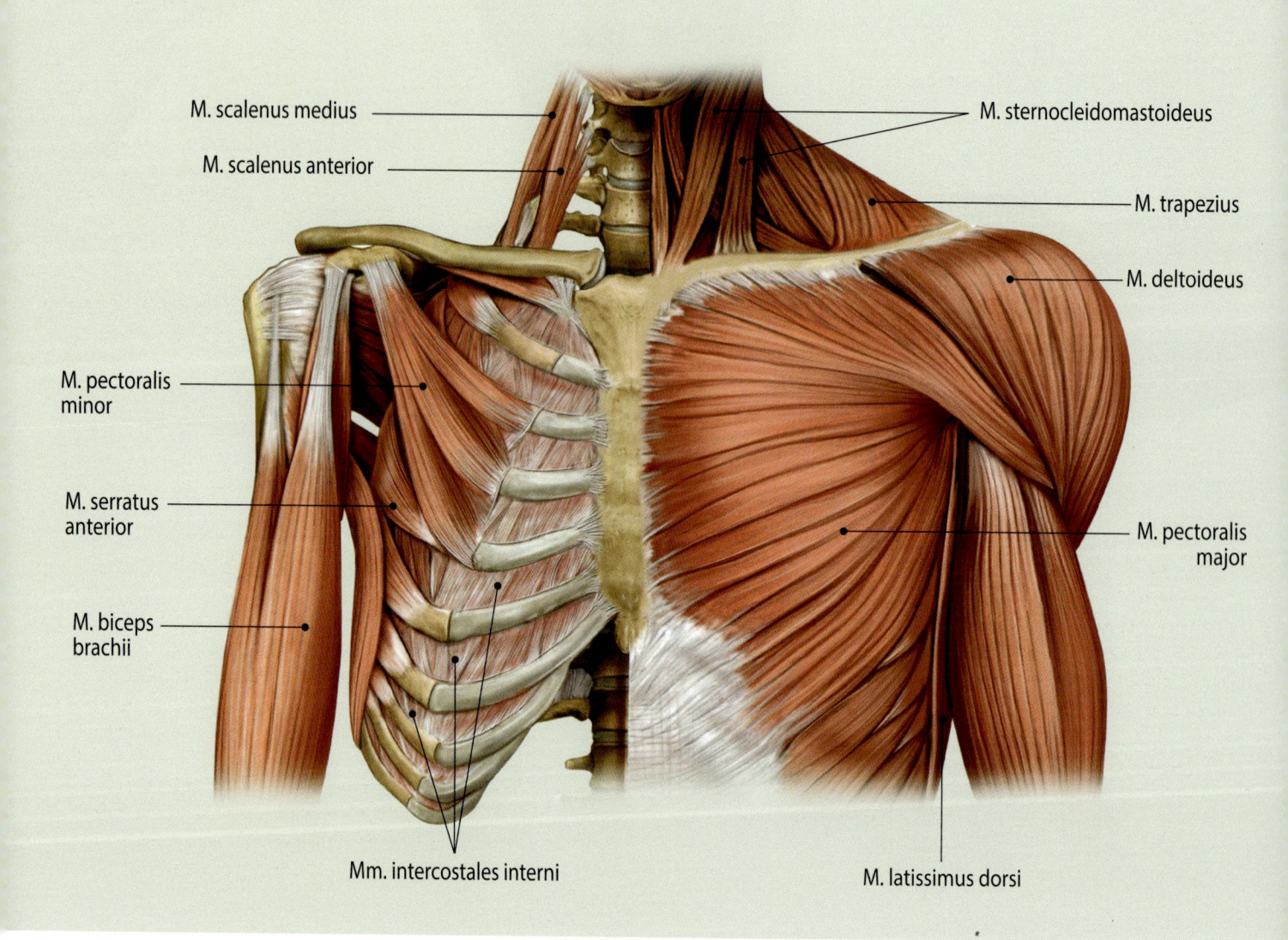

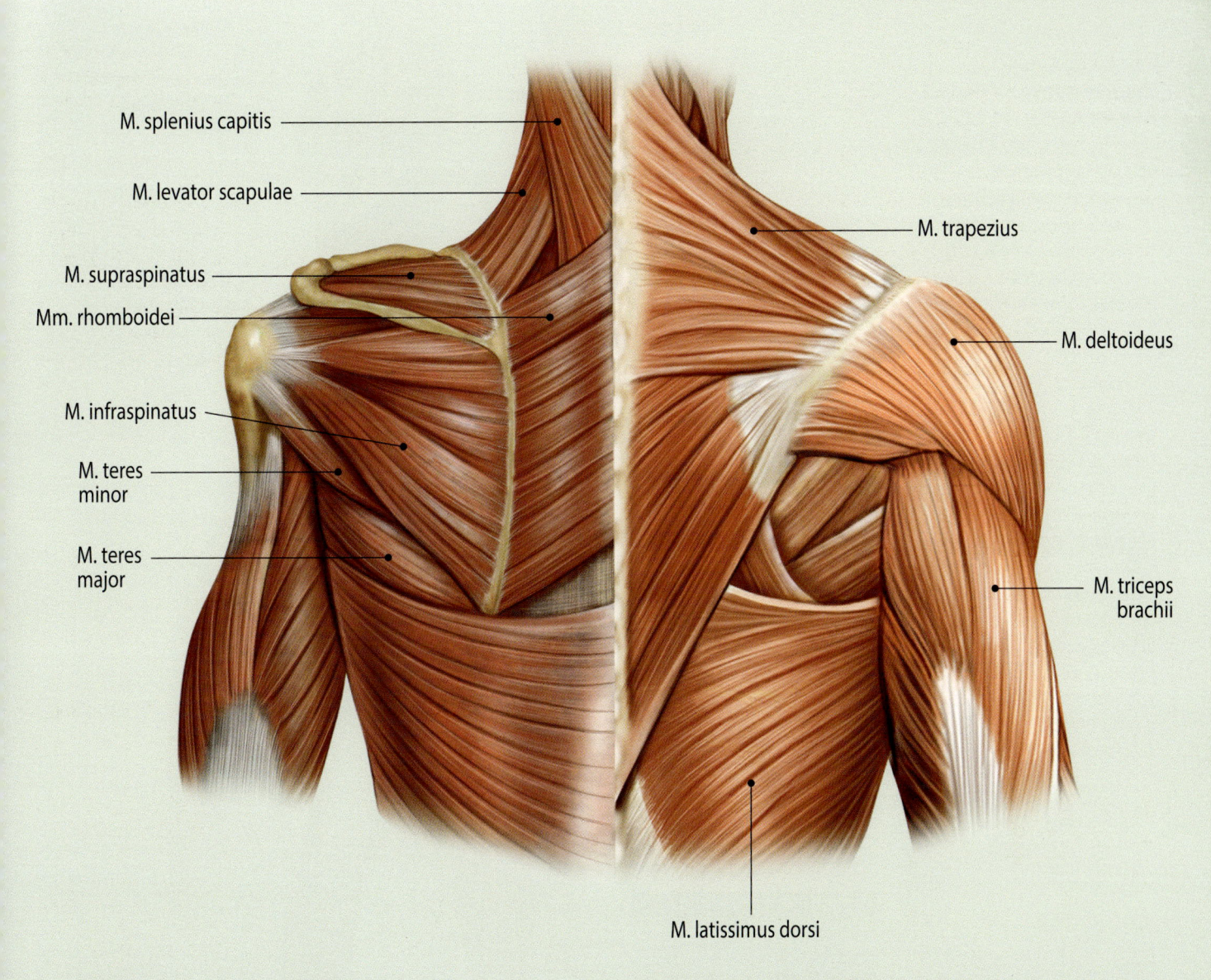

DEHNÜBUNGEN FÜR DIE SCHULTERMUSKELN

- M. splenius capitis
- M. levator scapulae
- M. supraspinatus
- Mm. rhomboidei
- M. infraspinatus
- M. teres minor
- M. teres major
- M. trapezius
- M. deltoideus
- M. triceps brachii
- M. latissimus dorsi

ROTATOREN
Die Schulter kann nach innen und nach außen rotieren und in beiden Fällen kommen unterschiedliche Muskeln zum Einsatz, von denen die wichtigsten unten beschrieben werden. Die Muskeln, die zur Drehung der Schultern benutzt werden, wie der M. pectoralis major und der M. latissimus dorsi, werden auch in anderen Kapiteln dieses Buches beschrieben.

M. infraspinatus (Untergrätenmuskel): Dieser Muskel entspringt an der Untergrätengrube des Schulterblatts und setzt am Tuberculum majus (großer Knochenvorsprung) des Oberarmknochens an. Seine Hauptfunktion besteht in der Außenrotation der Schulter, obwohl er auch für die Schulterabduktion verwendet wird.

M. teres minor (kleiner runder Muskel): Dieser Muskel entspringt an der seitlichen Kante des Schulterblatts und setzt am Tuberculum majus des Oberarmknochens an. Seine Hauptfunktion besteht in der Außendrehung der Schulter.

M. subscapularis (Unterschulterblattmuskel): Dieser Muskel entspringt an der Untergrätengrube und setzt am Tuberculum minus des Oberarmknochens an. Seine Hauptfunktion besteht in der Innendrehung der Schulter.

M. teres major (großer runder Muskel): Dieser Muskel entspringt am unteren Winkel des Schulterblatts und setzt an der intertuberkulären Furche des Oberarmknochens an. Seine Hauptfunktion besteht in der Innendrehung der Schulter, aber er ist auch an der Schulteradduktion und -streckung beteiligt.

Dehnübungen für die oberen Extremitäten, die Schulter- und die Brustmuskeln

29 DEHNÜBUNGEN FÜR DIE SCHULTERMUSKELN / MM. DELTOIDEI

Hintere Deltamuskeln mit den Armen in Vorhalte

AUSGANGSPOSITION
Stehen Sie aufrecht und halten Sie einen Arm quer vor Ihrer Brust. Legen Sie den anderen Unterarm über den quer liegenden Arm und blockieren Sie seine Position. Denken Sie daran, Ihren Rücken gerade zu halten. Schauen Sie nach vorne und behalten Sie eine angemessene Stützfläche und Symmetrie beider Beine bei.

TECHNIK
Ziehen Sie den geraden Arm so fest wie möglich mit dem anderen Unterarm zu Ihrer Brust hin. Halten Sie diese Position im Moment der maximalen Dehnung, um die Dehnung zu verlängern. Wie bei einigen anderen Dehnübungen auch, kann es schwieriger sein, die Spannung oder das Dehnungsgefühl zu spüren, als bei einer Übung für die Ischiotibialmuskeln, aber dies bedeutet nicht, dass die Übung nicht korrekt ausgeführt wird.

M. teres minor
M. deltoideus posterior
M. infraspinatus

Halten Sie Ihren Oberkörper aufrecht, ohne ihn zu drehen.

Ausgangsposition

LEISTUNGSSTUFE	WH	DAUER
ANFÄNGER	3	20 s
FORTGESCHRITTENE	3	35 s
ERFAHRENE	4	50 s

VORSICHT
Das Drehen des Rumpfs während der Dehnung kann das falsche Gefühl vermitteln, eine größere Spannweite der Dehnung zu erreichen, aber in Wirklichkeit bringt dies keinen Vorteil. Man sollte es daher vermeiden.

WIRKUNG
Lösung von Verspannungen in den Rückenmuskeln und im Seitenbereich des Arms und Steigerung des Bewegungsumfangs im Schultergelenk.

INDIKATION
Für Menschen, die schwere Lasten heben oder repetitive Schulterbewegungen ausführen, sowie für Menschen, die bestimmte Sportarten betreiben: Schwimmen, Baseball, Tennis und Golf.

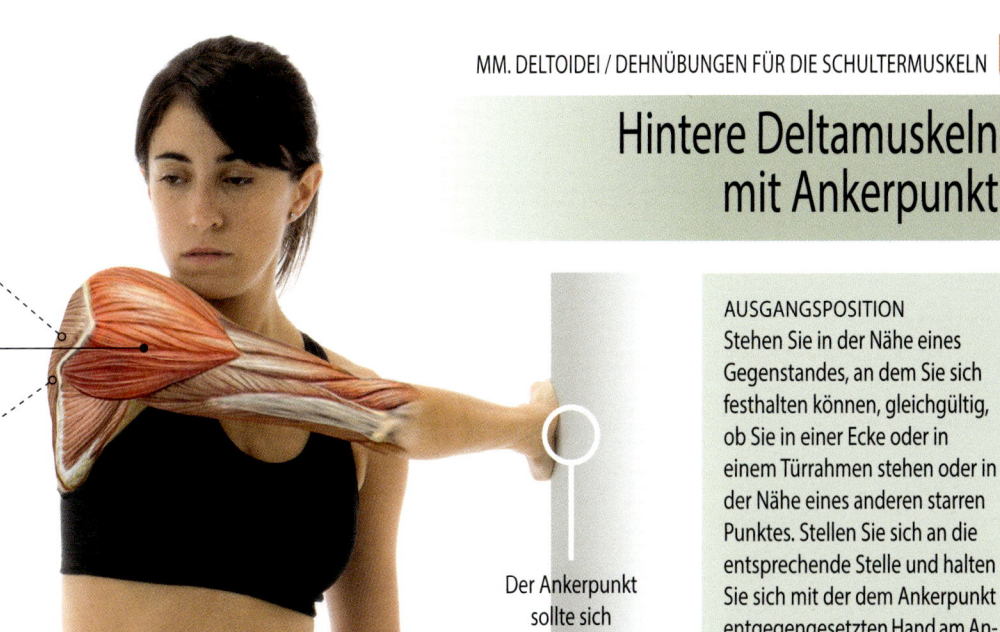

MM. DELTOIDEI / DEHNÜBUNGEN FÜR DIE SCHULTERMUSKELN 30

Hintere Deltamuskeln mit Ankerpunkt

M. teres minor
M. deltoideus posterior
M. infraspinatus

Der Ankerpunkt sollte sich in Schulterhöhe befinden.

Ausgangsposition

AUSGANGSPOSITION
Stehen Sie in der Nähe eines Gegenstandes, an dem Sie sich festhalten können, gleichgültig, ob Sie in einer Ecke oder in einem Türrahmen stehen oder in der Nähe eines anderen starren Punktes. Stellen Sie sich an die entsprechende Stelle und halten Sie sich mit der dem Ankerpunkt entgegengesetzten Hand am Ankerpunkt fest; Sie müssen Ihren Oberkörper drehen, um dies zu tun. Stellen Sie Ihre Füße auseinander, um eine gute Stützfläche herzustellen.

TECHNIK
Versuchen Sie, Ihre Schultern auf einer Linie mit Ihren Füßen zu halten, so, als ob Sie versuchen würden, sich wieder frontal auszurichten, aber ohne die Hand, mit der Sie sich am Ankerpunkt festhalten, loszulassen. Sie werden die durch die Dehnung ausgelöste Spannung im hinteren Bereich Ihrer Schulter spüren. Halten Sie diese Position einige Sekunden lang.

LEISTUNGSSTUFE	WH	DAUER
ANFÄNGER	3	20 s
FORTGESCHRITTENE	3	35 s
ERFAHRENE	4	50 s

VORSICHT
Vermeiden Sie eine Bewegung der Füße während der Übung, besonders wenn Sie sich am Ankerpunkt festhalten. Die Distanz zwischen der Position Ihrer Schultern und der Ihrer Füße kann dann entsprechend reduziert werden.

WIRKUNG
Lösung von Verspannungen der rückwärtigen und seitlichen Armmuskulatur und Vergrößerug des Bewegungsumfangs des Schultergelenks.

INDIKATION
Für Menschen, deren Arbeit das Heben schwerer Lasten oder die Durchführung repetitiver Bewegungen mit den Schultern erfordert, sowie für Sportler, deren Disziplinen eine Schulterbewegung erfordert, um die Dehnung wiederholt durchzuführen, wie im Golf, Schwimmen und den Rückschlagsportarten.

31 DEHNÜBUNGEN FÜR DIE SCHULTERMUSKELN / MM. DELTOIDEI

Vordere Deltamuskeln mit den Armen hinter dem Körper

AUSGANGSPOSITION
Stehen Sie mit geradem Rücken und schauen Sie geradeaus nach vorne. Verhaken Sie Ihre Hände hinter Ihrem Rücken und halten Sie Ihre Füße schulterbreit auseinander, um einen ausbalancierten Stand herzustellen.

TECHNIK
Versuchen Sie, Ihre Hand durch eine Retropulsion Ihrer Schulter nach hinten anzuheben, bis Sie einen Punkt erreichen, an dem Sie sie nicht weiter anheben können. Halten Sie diese Position und fahren Sie mit der Bewegung fort, während Sie kontinuierlich nach oben ziehen.

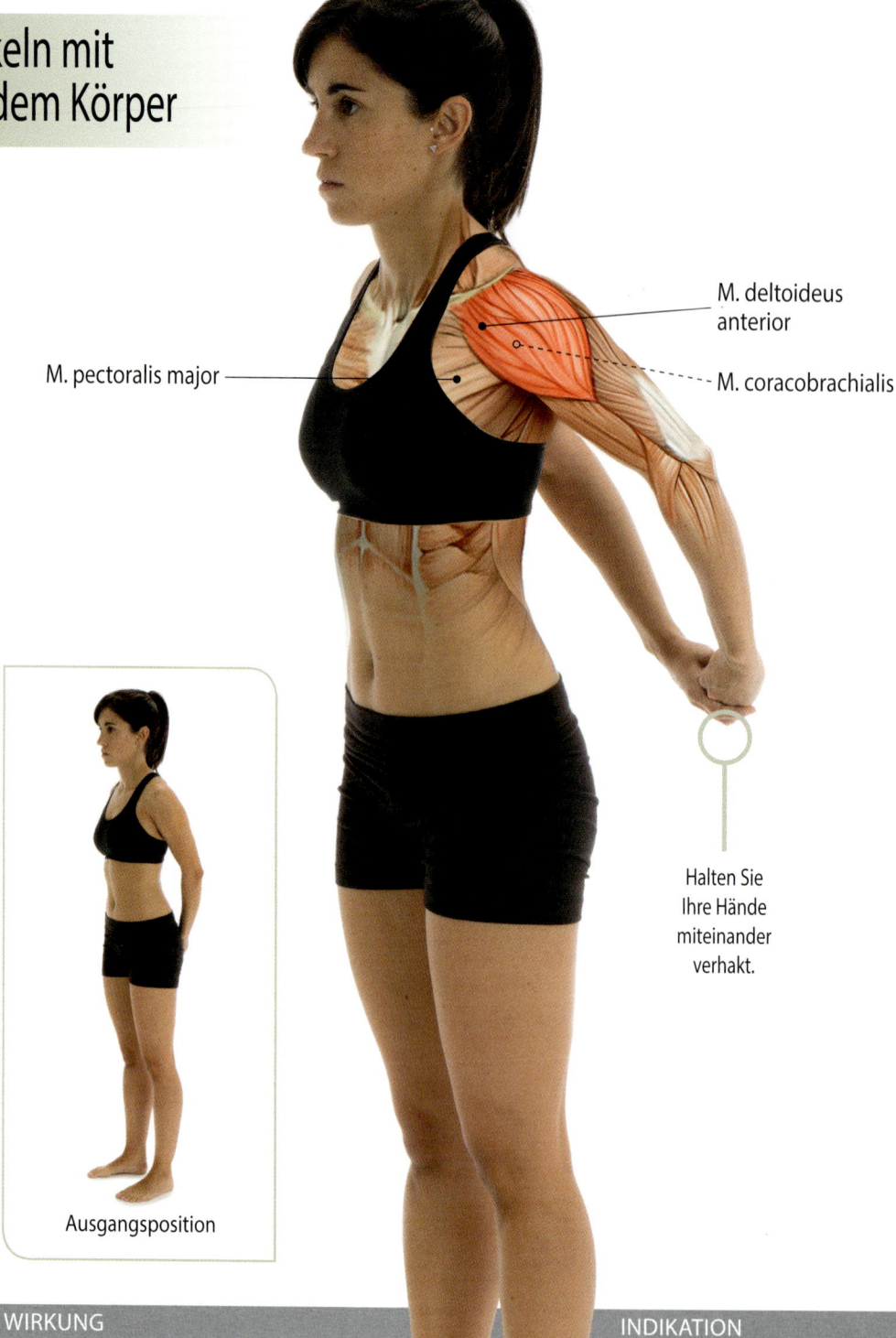

M. deltoideus anterior
M. pectoralis major
M. coracobrachialis

Halten Sie Ihre Hände miteinander verhakt.

Ausgangsposition

LEISTUNGSSTUFE	WH	DAUER
ANFÄNGER	3	20 s
FORTGESCHRITTENE	4	30 s
ERFAHRENE	5	35 s

VORSICHT
Beugen Sie Ihren Rumpf nicht nach vorne, um Ihre Hände anzuheben. Denken Sie daran, senkrecht zum Boden zu bleiben, während Sie die Dehnübung durchführen.

WIRKUNG
Lösung von Verspannungen in den vorderen und seitlichen Armmuskeln und Verbesserung des Bewegungsumfangs des Schultergelenks.

INDIKATION
Für Menschen, die häufig Sportarten mit Geräten ausüben, und für Schwimmer sowie für Menschen, deren Alltagsaktivitäten das Schieben und Tragen schwerer Gegenstände beinhalten: Rollstühle, Tragen, Karren usw.

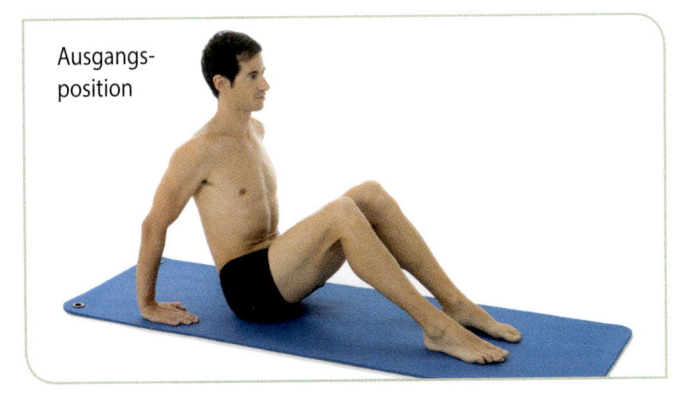

MM. DELTOIDEI / DEHNÜBUNGEN FÜR DIE SCHULTERMUSKELN 32

Vordere Deltamuskeln im Sitzen

Ausgangsposition

LEISTUNGSSTUFE	WH	DAUER
ANFÄNGER	3	20 s
FORTGESCHRITTENE	4	30 s
ERFAHRENE	5	35 s

AUSGANGSPOSITION
Sie sitzen auf einer Matte mit leicht nach hinten geneigtem Oberkörper und stützen sich mit beiden Händen etwas hinter Ihren Schultern ab. Ihre Füße haben Kontakt mit der Matte und Ihre Knie sind um 90° gebeugt.

TECHNIK
Rutschen Sie mit Ihrem Gesäß zu Ihren Füßen hin, so, als ob Sie näher an ihnen sitzen wollten, und halten Sie sich mit Ihren Händen dabei am ursprünglichen Stützpunkt fest. Sie werden die Muskelanspannung an der Vorderseite Ihrer Schultern bemerken. Halten Sie sie über die Zeitspanne, die Ihrem Leistungsniveau entspricht.

Halten Sie Ihre Hände während der ganzen Übung am selben Ankerpunkt.

M. deltoideus anterior
M. coracobrachialis
M. pectoralis major

VORSICHT
Absolvieren Sie die Übung langsam und allmählich und vermeiden Sie gewaltsame Bewegungen Ihrer Schultern und Ellbogen. Wenn Sie Rückenprobleme haben, sollten Sie diese Übung weglassen und eine andere Übung für dieselbe Muskelgruppe wählen.

WIRKUNG
Lösung von Verspannungen in der vorderen und seitlichen Armmuskulatur und Verbesserung des Bewegungsumfangs des Schultergelenks.

INDIKATION
Für Menschen, die regelmäßig Karren, Rollstühle oder schwere Gegenstände schieben, und für Menschen, die regelmäßig Sportarten mit Geräten, besonders mit Schlägern, ausüben.

Dehnübungen für die oberen Extremitäten, die Schulter- und die Brustmuskeln / 69

Beidseitig mit Rumpfbeuge und Abstützen an der Wand

AUSGANGSPOSITION
Sie stehen vor einer Wand und stützen sich mit beiden Händen über Schulterhöhe an ihr ab.

TECHNIK
Beugen Sie Ihren Oberkörper und senken Sie Ihren Brustkorb und Ihre Schultern ab, bis Sie die Spannung in Ihren Brustmuskeln spüren. Halten Sie diese Position über eine angemessene Zeitspanne, um die Dehnung zu verlängern.

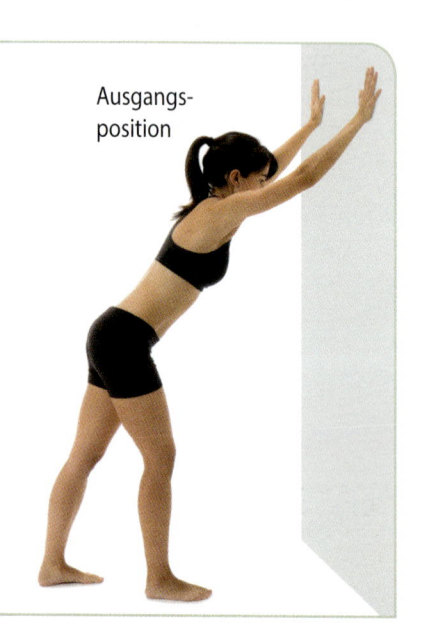

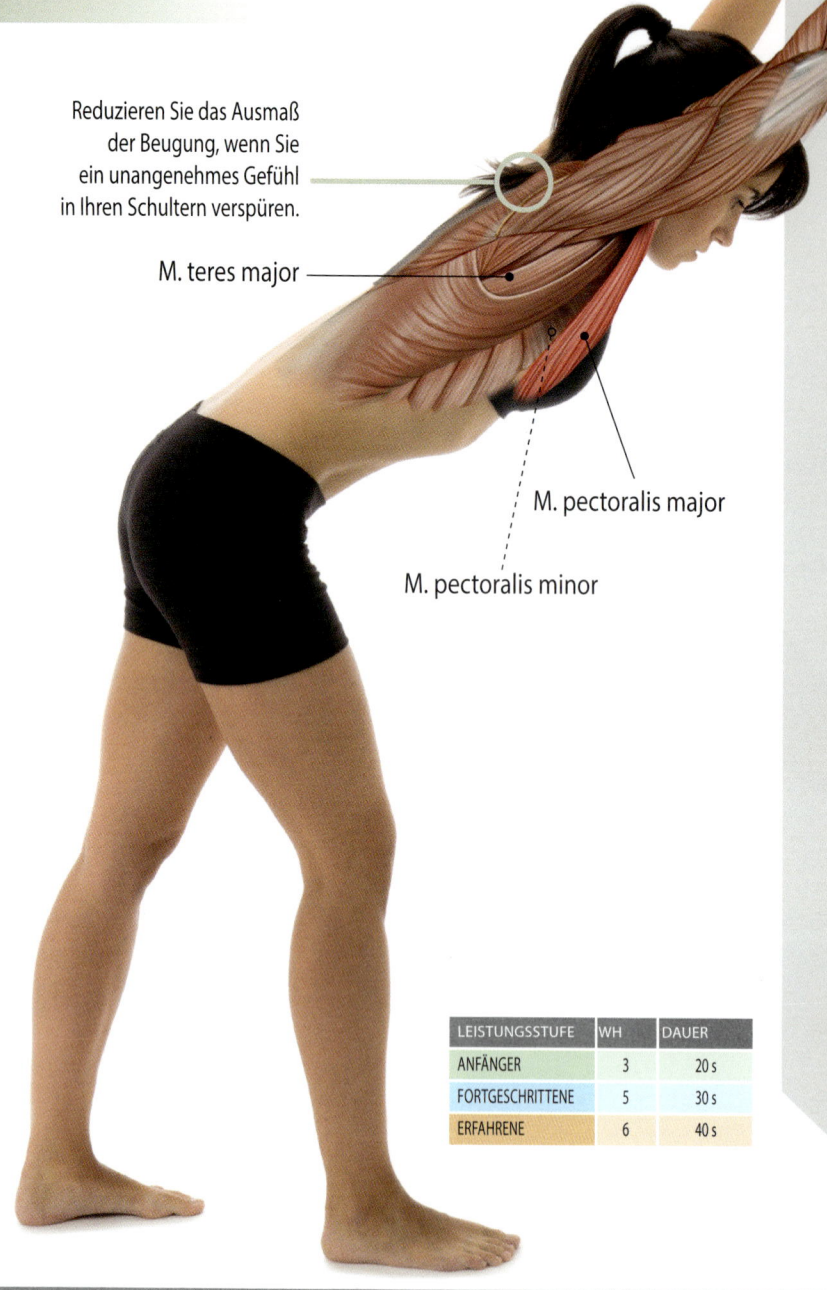

Reduzieren Sie das Ausmaß der Beugung, wenn Sie ein unangenehmes Gefühl in Ihren Schultern verspüren.

M. teres major
M. pectoralis major
M. pectoralis minor

Ausgangsposition

LEISTUNGSSTUFE	WH	DAUER
ANFÄNGER	3	20 s
FORTGESCHRITTENE	5	30 s
ERFAHRENE	6	40 s

VORSICHT
Da diese Übung eine sehr ausgeprägte Antepulsion oder Beugung erzeugt, müssen Sie sehr vorsichtig sein und auf das geringste Schmerzgefühl achten, das sie hervorruft. Wenn Sie Schmerzen verspüren, sollten Sie die Schulterantepulsion deutlich reduzieren.

WIRKUNG
Lösung von Verspannungen in der vorderen Schultermuskulatur, Verbesserung des Bewegungsumfangs, Verbesserung der Haltung und Korrektur der Kyphose.

INDIKATION
Für Kraftsportler und Bodybuilder und für diejenigen, die zyklische Schulterbewegungen durchführen, wie z. B. Schwimmer. Auch für Menschen, die dazu neigen, gebeugt zu gehen, viele Stunden sitzend an einem Schreibtisch oder vor einem Computer verbringen, repetitive Schulterbewegungen durchführen oder während der Arbeit schwere Lasten tragen.

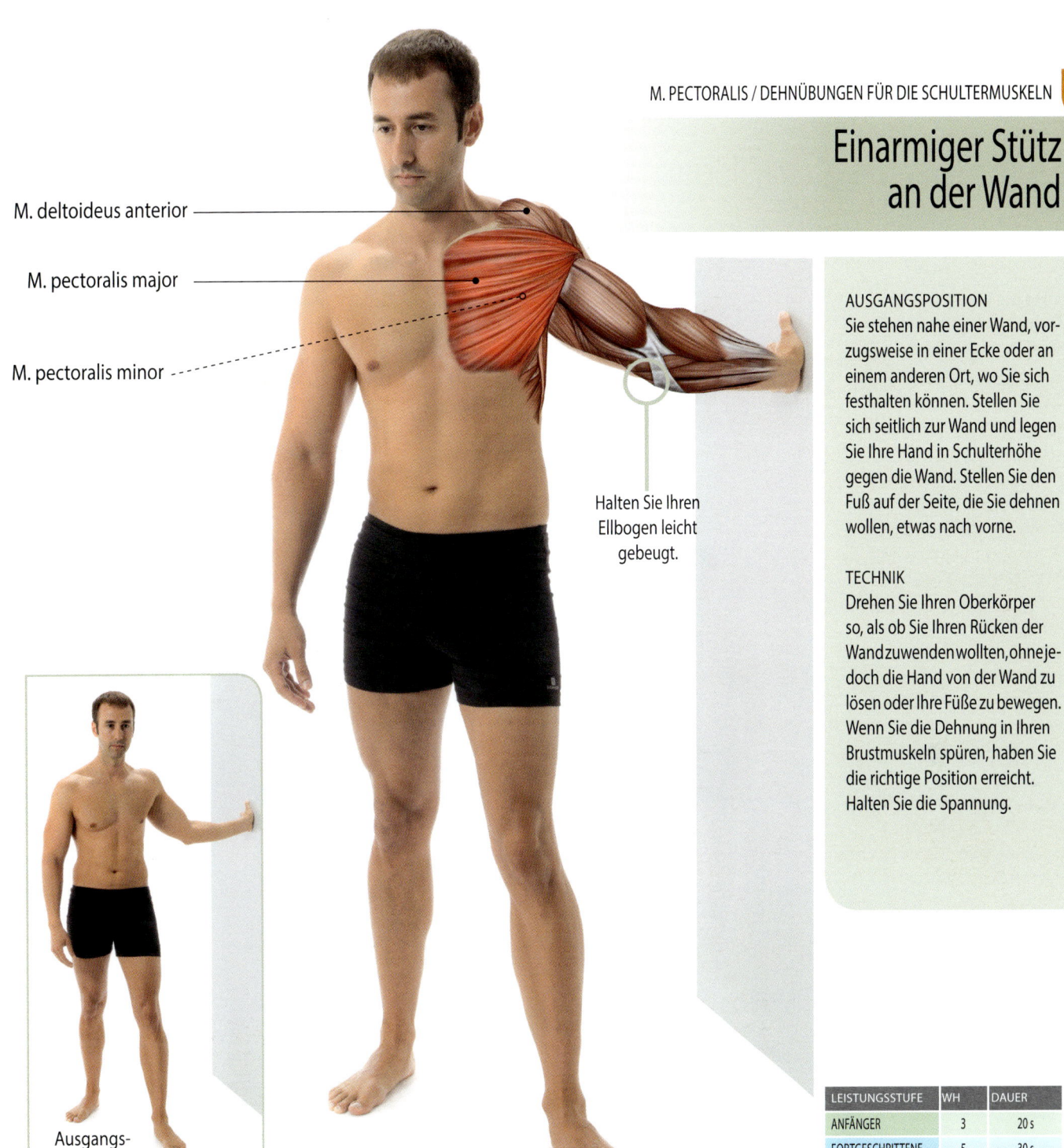

M. PECTORALIS / DEHNÜBUNGEN FÜR DIE SCHULTERMUSKELN | **34**

Einarmiger Stütz an der Wand

- M. deltoideus anterior
- M. pectoralis major
- M. pectoralis minor

Halten Sie Ihren Ellbogen leicht gebeugt.

Ausgangsposition

AUSGANGSPOSITION
Sie stehen nahe einer Wand, vorzugsweise in einer Ecke oder an einem anderen Ort, wo Sie sich festhalten können. Stellen Sie sich seitlich zur Wand und legen Sie Ihre Hand in Schulterhöhe gegen die Wand. Stellen Sie den Fuß auf der Seite, die Sie dehnen wollen, etwas nach vorne.

TECHNIK
Drehen Sie Ihren Oberkörper so, als ob Sie Ihren Rücken der Wand zuwenden wollten, ohne jedoch die Hand von der Wand zu lösen oder Ihre Füße zu bewegen. Wenn Sie die Dehnung in Ihren Brustmuskeln spüren, haben Sie die richtige Position erreicht. Halten Sie die Spannung.

LEISTUNGSSTUFE	WH	DAUER
ANFÄNGER	3	20 s
FORTGESCHRITTENE	5	30 s
ERFAHRENE	6	40 s

VORSICHT
Behalten Sie eine leichte Ellbogenbeugung im Stützarm bei, um sicherzustellen, dass Sie die Brustmuskeln und nicht den M. biceps brachii dehnen.

WIRKUNG
Dehnung der Brustmuskeln und Korrektur einer Kyphose, vor allem in Kombination mit Übungen zur Kräftigung der Rückenmuskeln.

INDIKATION
Für Personen mit einer Dysbalance zwischen den Rücken- und Brustmuskeln, die häufig zu Muskelkontraktionen, Rückenschmerzen und Fehlhaltungen führt.

DEHNÜBUNGEN FÜR DIE SCHULTERMUSKELN / M. PECTORALIS

Stütz mit gebeugtem Ellbogen

AUSGANGSPOSITION
Sie stehen an einer Wand, einem Gitter oder etwas Ähnlichem, woran Sie sich abstützen können. Stehen Sie seitlich zu diesem Ankerpunkt, wobei der der Wand etc. näher stehende Fuß etwas vor dem anderen Fuß stehen sollte. Legen Sie Ihren Unterarm gegen die Wand, sodass Ihre Hand oben liegt und Ihr Ellbogen sich auf Schulterhöhe befindet.

TECHNIK
Drehen Sie Ihren Oberkörper von der Wand weg, während Sie Ihren Unterarm in Kontakt mit der Wand halten. Während der Rotation des Oberkörpers werden Sie die Spannung in Ihrer Brust spüren, was ein Zeichen dafür ist, dass Sie die Dehnübung richtig ausführen. Halten Sie diese Position einige Sekunden, ohne die Spannung zu reduzieren, und kehren Sie dann zum Ausgangspunkt zurück.

- M. deltoideus anterior
- M. pectoralis major
- M. pectoralis minor

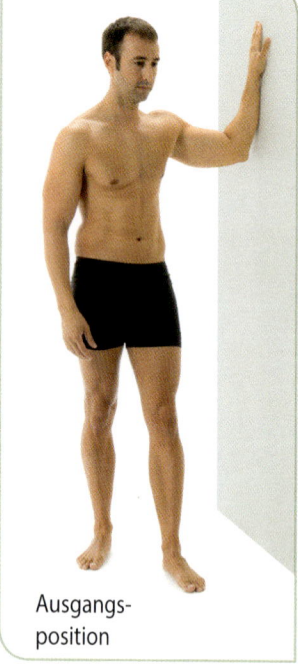

Ausgangsposition

LEISTUNGSSTUFE	WH	DAUER
ANFÄNGER	3	20 s
FORTGESCHRITTENE	4	35 s
ERFAHRENE	6	45 s

Bewegen Sie den der Wand näher stehenden Fuß etwas nach vorne.

VORSICHT
Reduzieren Sie die Spannung der Dehnung, wenn Sie während der Dehnung ein unangenehmes Gefühl haben.

WIRKUNG
Lösung von Verspannungen im vorderen Teil der Schulter, Vergrößerung des Umfangs der Schulterbewegung, verbesserte Haltung und Korrektur einer Kyphose.

INDIKATION
Für Personen mit Dysbalancen zwischen ihren Rücken- und Brustmuskeln sowie für Kraft- und Hypertrophiesportler. Auch für Menschen, die regelmäßig schwere Gegenstände schieben oder tragen, wie z. B. Rollstühle, Karren, Tragen und ähnliche Gegenstände.

M. PECTORALIS / DEHNÜBUNGEN FÜR DIE SCHULTERMUSKELN **36**

Armstreckung nach hinten

- M. deltoideus anterior
- M. coracobrachialis
- M. pectoralis major

Halten Sie Ihren Oberkörper senkrecht zum Boden.

Ausgangsposition

LEISTUNGSSTUFE	WH	DAUER
ANFÄNGER	3	20 s
FORTGESCHRITTENE	4	35 s
ERFAHRENE	5	45 s

AUSGANGSPOSITION
Sie stehen mit geradem Rücken und schulterbreit auseinanderstehenden Füßen. Halten Sie einen Stab mit beiden Händen hinter Ihrem Rücken so, dass Ihre Handflächen nach unten zeigen. Wenn Sie keinen Stab zur Verfügung haben, können Sie diese Dehnübung durchführen, indem Sie sich an einem Gitter festhalten oder beide Hände auf einem Möbelstück, wie z. B. einem Tisch oder Pult, abstützen.

TECHNIK
Heben Sie den Stab hinter Ihrem Rücken an, während Sie Ihren Oberkörper völlig senkrecht zum Boden halten. Sie werden eine Spannung in Ihren Brustmuskeln spüren. Halten Sie diese Spannung einige Sekunden, bevor Sie zur Ausgangsposition zurückkehren. Wenn Sie diese Dehnübung ohne Stab durchführen und stattdessen einen Ankerpunkt verwenden, müssen Sie Ihre Knie allmählich beugen, sodass Ihr Oberkörper sich absenkt, bis Sie die Muskelspannung spüren.

VORSICHT
Achten Sie besonders auf die Empfindungen in Ihren Schultern und brechen Sie die Dehnung ab, wenn Sie Beschwerden haben. Wenn Sie diese Übung absolvieren, indem Sie sich an einer Stützfläche festhalten, sollten Sie Ihre Ellbogen leicht gebeugt halten, um den Schwerpunkt der Dehnung auf die Brustmuskeln statt auf den Bizeps zu richten.

WIRKUNG
Lösung von Verspannungen im vorderen Schulterbereich, Vergrößerung des Bewegungsumfangs der Schulter, Haltungskorrektur und Ausgleich einer Kyphose.

INDIKATION
Für Menschen mit einer Kyphose aufgrund von muskulären Dysbalancen sowie für Menschen, die regelmäßig schwere Gegenstände schieben, und für Kraft- und Hypertrophiesportler.

Dehnübungen für die oberen Extremitäten, die Schulter- und die Brustmuskeln / 73

37 DEHNÜBUNGEN FÜR DIE SCHULTERMUSKELN / M. PECTORALIS

Hände auf dem Kopf

AUSGANGSPOSITION
Stehen Sie mit beiden Händen an Ihrem Hinterkopf und nach vorne zeigenden Ellbogen. Halten Sie Ihren Rücken gerade und stehen Sie mit Ihren Füßen schulterbreit auseinander. Üben Sie keinen Zug gegen Ihren Kopf aus.

TECHNIK
Bewegen Sie Ihre Ellbogen allmählich auseinander und nach hinten, bis die Bewegung nicht mehr weitergeht. Sie werden die Spannung in Ihren Brustmuskeln spüren. Halten Sie die Dehnung einige Sekunden, bevor Sie zur Ausgangsposition zurückkehren.

M. pectoralis minor
M. pectoralis major
M. serratus anterior

Legen Sie Ihre Hände auf Ihren Hinterkopf, ohne Zug auszuüben.

Ausgangsposition

LEISTUNGSSTUFE	WH	DAUER
ANFÄNGER	3	20 s
FORTGESCHRITTENE	4	35 s
ERFAHRENE	5	45 s

VORSICHT	WIRKUNG	INDIKATION
Üben Sie keinen Zug gegen Ihren Kopf aus und setzen Sie Ihre Halswirbelsäule keiner unnötigen Spannung aus.	Lösung von Verspannungen im vorderen Schulterbereich, Haltungsverbesserung und Korrektur einer Kyphose.	Für Menschen mit Dysbalancen zwischen der Rücken- und der Brustmuskulatur sowie für Menschen, die regelmäßig schwere Lasten schieben, wie z. B. Karren, Rollstühle und ähnliche Gegenstände, und für Kraft- und Hypertrophiesportler.

74 / Dehnübungen für die oberen Extremitäten, die Schulter- und die Brustmuskeln

ROTATOREN / DEHNÜBUNGEN FÜR DIE SCHULTERMUSKELN 38

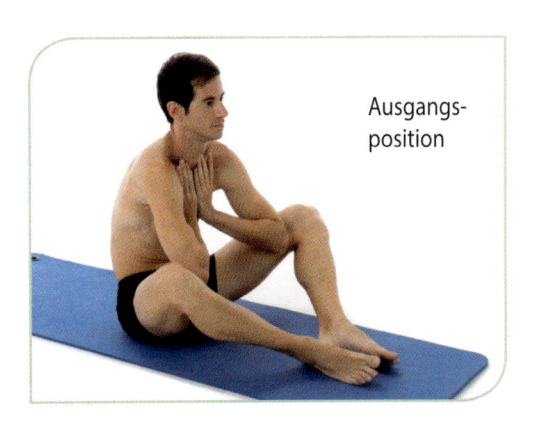

Im Sitzen Hände auf der Brust

Ausgangsposition

AUSGANGSPOSITION
Sie sitzen auf einer Matte, sodass Ihre Füße sich auf der Matte befinden und Ihre Knie um 90° gebeugt sind. Stützen Sie Ihre Ellbogen auf der Innenseite Ihrer Knie ab und legen Sie Ihre Hände auf den oberen Bereich Ihrer Brust mit den Daumen in den Achselhöhlen.

TECHNIK
Führen Sie Ihre Knie zusammen, sodass Sie Ihre Ellbogen nach innen drücken, wodurch es zu einem Anstieg der Spannung der Außenrotatoren der Schulter kommt. Halten Sie die Spannung einige Sekunden, bevor Sie zum Ausgangspunkt zurückkehren.

Halten Sie Ihre Daumen in Ihre Achselhöhlen, sodass Ihre Hände in der richtigen Position bleiben.

- M. trapezius
- m. rhomboidei
- M. infraspinatus
- M. teres minor
- M. latissimus dorsi

LEISTUNGSSTUFE	WH	DAUER
ANFÄNGER	2	20 s
FORTGESCHRITTENE	3	25 s
ERFAHRENE	4	30 s

VORSICHT
Achten Sie darauf, Ihre Hände korrekt zu platzieren, sodass die Dehnung nicht während der Übung nachlässt.

WIRKUNG
Dehnung der Außenrotatoren der Schulter und daraus folgende Reduzierung der Spannung in dieser Region.

INDIKATION
Für Menschen, die repetitive Schulterbewegungen durchführen, und für Menschen, deren Arbeit das Tragen schwerer Lasten beinhaltet.

Dehnübungen für die oberen Extremitäten, die Schulter- und die Brustmuskeln / 75

DEHNÜBUNGEN FÜR DIE SCHULTERMUSKELN / ROTATOREN

Nach-vorne-Ziehen des Ellbogens

AUSGANGSPOSITION
Sie stehen aufrecht und legen eine Hand auf Ihre Hüfte auf derselben Seite, sodass Ihr Ellbogen um etwa 90° gebeugt ist. Fassen Sie den gebeugten Ellbogen mit der anderen Hand und halten Sie Ihren Rücken gerade.

TECHNIK
Ziehen Sie Ihren Ellbogen langsam und allmählich nach vorne, wobei Sie daran denken, dass die Bewegung kurz ist und dass Sie Ihre Schulter nicht mit Gewalt bewegen sollten. Die Hand an Ihrer Hüfte darf sich zu keinem Zeitpunkt von ihrem Ankerpunkt fortbewegen.

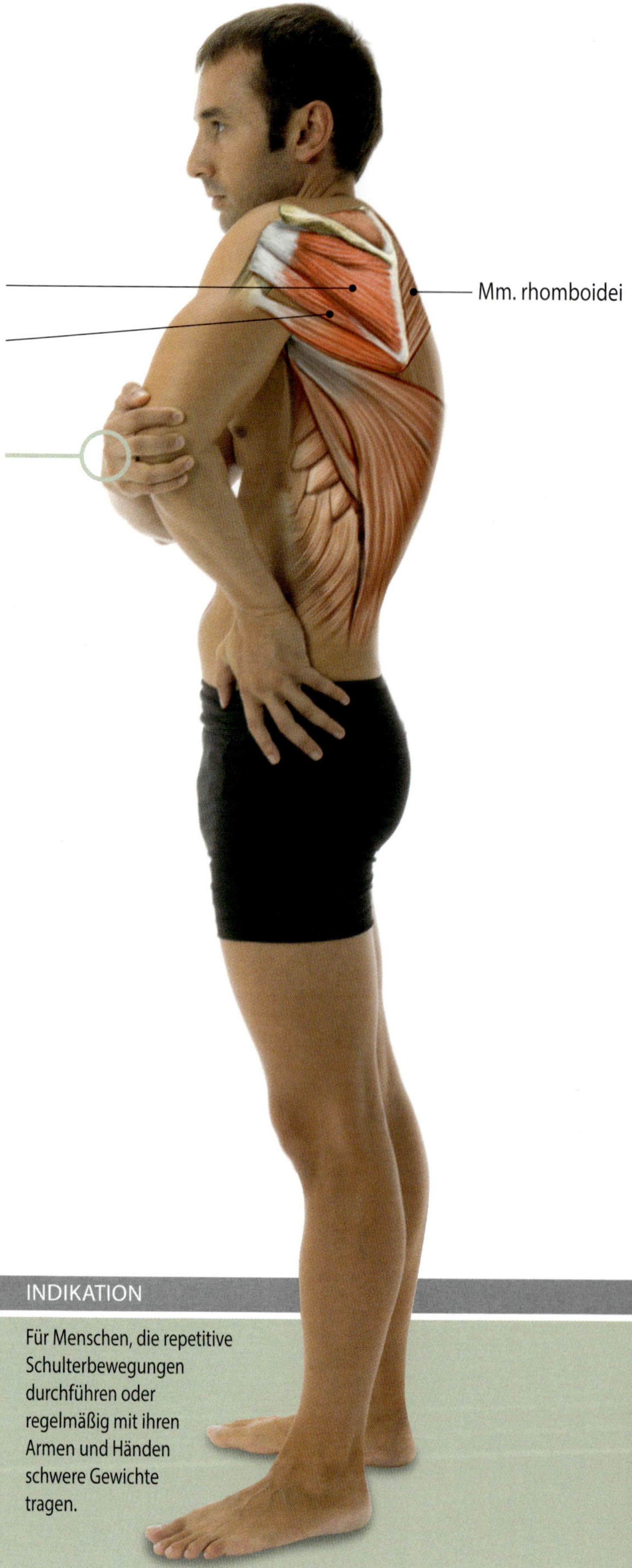

M. infraspinatus — M. teres minor — Mm. rhomboidei

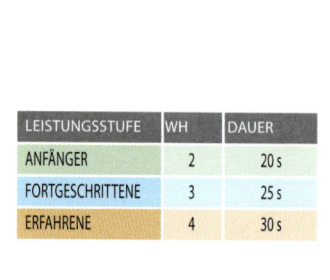

Ziehen Sie Ihren Ellbogen nach vorne.

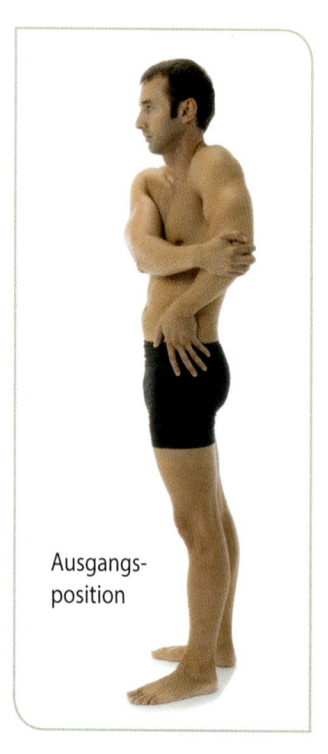

Ausgangsposition

LEISTUNGSSTUFE	WH	DAUER
ANFÄNGER	2	20 s
FORTGESCHRITTENE	3	25 s
ERFAHRENE	4	30 s

VORSICHT
Absolvieren Sie die Bewegung langsam und brechen Sie die Dehnübung ab, wenn Sie Beschwerden in der Schulter verspüren.

WIRKUNG
Lösung von Verspannungen im hinteren Schulterbereich.

INDIKATION
Für Menschen, die repetitive Schulterbewegungen durchführen oder regelmäßig mit ihren Armen und Händen schwere Gewichte tragen.

ROTATOREN / DEHNÜBUNGEN FÜR DIE SCHULTERMUSKELN | **40**

Kurbelposition

Halten Sie den oberen Teil des Stabs mit der oberen Hand.

M. pectoralis major

M. latissimus dorsi

M. subscapularis

M. teres major

Ausgangsposition

AUSGANGSPOSITION
Sie stehen aufrecht und halten einen Arm durch Abduktion Ihrer Schulter zur Seite nach außen. Beugen Sie den Ellbogen dieses Arms um 90° und halten Sie das obere Ende eines senkrecht hinter diesem Arm gehaltenen Stabs. Halten Sie das untere Ende des Stabs mit Ihrer freien Hand.

TECHNIK
Ziehen Sie am unteren Ende des Stabs, sodass die obere Hand sich nach hinten bewegen muss und der angehobene Arm wie ein Drehpunkt wirkt und die Bewegung unterstützt. Dies bewirkt eine Außenrotation der Schulter und eine Dehnung der inneren Rotatoren, die Sie einige Sekunden halten sollten.

LEISTUNGSSTUFE	WH	DAUER
ANFÄNGER	2	20 s
FORTGESCHRITTENE	3	25 s
ERFAHRENE	4	30 s

VORSICHT
Absolvieren Sie die Bewegung langsam und allmählich und brechen Sie sie ab, wenn Sie Beschwerden in Ihrer Schulter verspüren.

WIRKUNG
Lösung von Verspannungen im hinteren Schulterbereich.

INDIKATION
Für Menschen, die repetitive Schulterbewegungen durchführen oder regelmäßig mit ihren Armen und Händen schwere Gewichte tragen.

Dehnübungen für die oberen Extremitäten, die Schulter- und die Brustmuskeln / 77

DEHNÜBUNGEN FÜR DEN ARM UND UNTERARM

M. BICEPS BRACHII
(ZWEIKÖPFIGER OBERARMMUSKEL, ARMBEUGER, BIZEPS)
Dieser Muskel besteht aus zwei Teilen. Der erste Teil entspringt am Processus coracoideus (Rabenschnabelfortsatz) des Schulterblatts und setzt an der Tuberositas radialis (Knochenvorsprung der Speiche) an. Der zweite Teil entspringt am Tuberculum supraglenoidalis (kleiner Knochenhöcker oberhalb der Gelenkpfanne des Schulterblatts) und setzt an der Aponeurosis musculi bicipitis (von der Sehne des M. biceps brachii ausstrahlender Sehnenstreifen, der in die Unterarmfaszie einstrahlt) an.

M. TRICEPS BRACHII (DREIKÖPFIGER ARMMUSKEL, TRIZEPS)
Dieser Muskel besteht aus drei Teilen, die am Processus infraglenoidalis des Schulterblatts und an der Diaphyse des Humerus entspringen. Die drei Teile haben einen gemeinsamen Ansatz am am Olekranon (Hakenfortsatz) der Ulna (Elle).

M. extensor pollicis brevis (kurzer Daumenstrecker)

M. abductor pollicis longus (langer Daumenabduktor)

M. deltoideus

M. flexor carpi radialis (speichenseitiger Handbeuger, radialer Handbeuger)

M. pectoralis major

M. flexor digitorum superficialis communis (oberflächlicher gemeinsamer Fingerbeuger)

M. supinator longus (langer Oberarmspeichenmuskel)

M. biceps brachii

M. pronator teres

M. triceps brachii

M. brachialis

M. latissimus dorsi

M. serratus anterior

78 / Dehnübungen für die oberen Extremitäten, die Schulter- und die Brustmuskeln

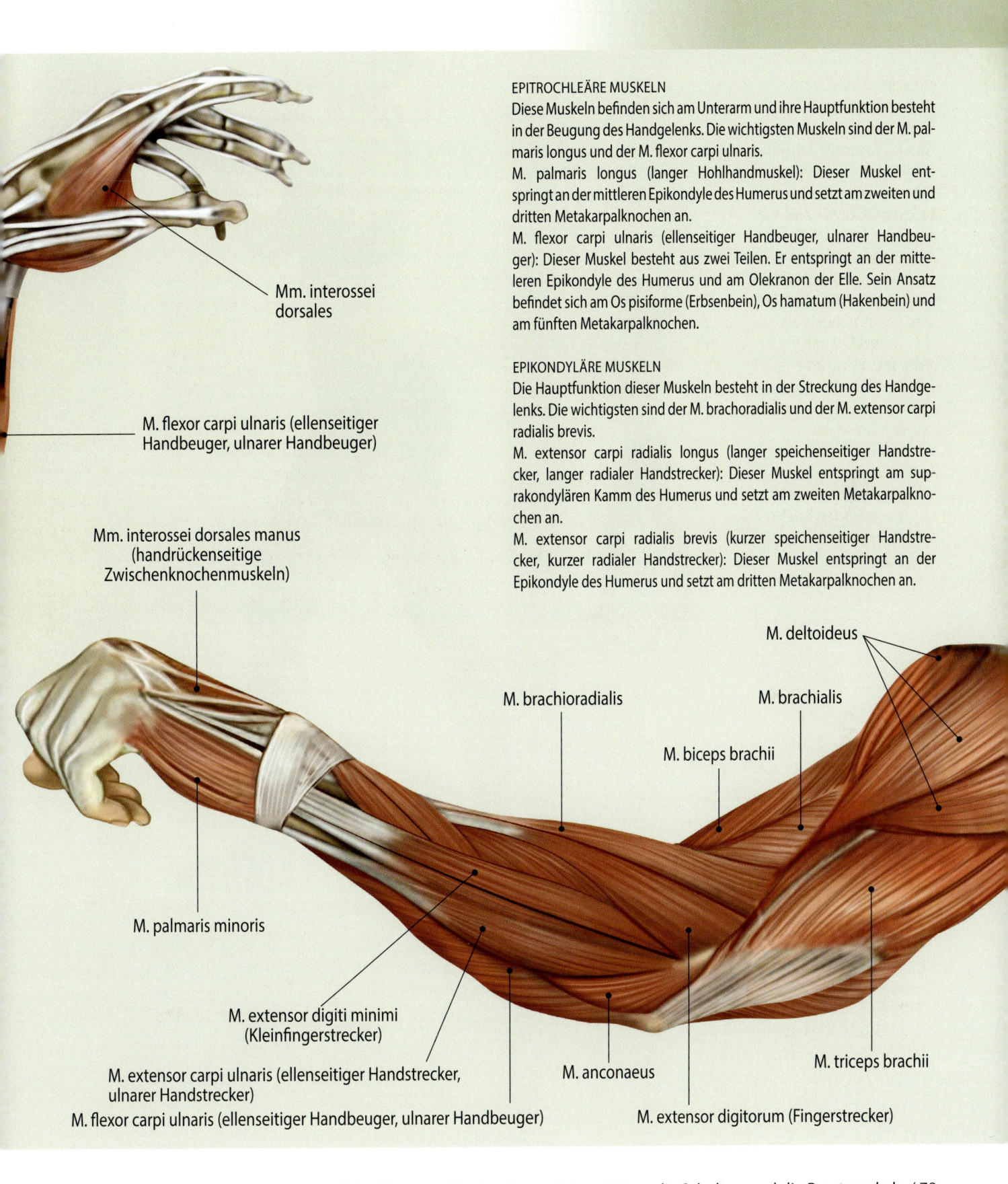

DEHNÜBUNGEN FÜR DEN ARM UND UNTERARM

EPITROCHLEÄRE MUSKELN
Diese Muskeln befinden sich am Unterarm und ihre Hauptfunktion besteht in der Beugung des Handgelenks. Die wichtigsten Muskeln sind der M. palmaris longus und der M. flexor carpi ulnaris.

M. palmaris longus (langer Hohlhandmuskel): Dieser Muskel entspringt an der mittleren Epikondyle des Humerus und setzt am zweiten und dritten Metakarpalknochen an.

M. flexor carpi ulnaris (ellenseitiger Handbeuger, ulnarer Handbeuger): Dieser Muskel besteht aus zwei Teilen. Er entspringt an der mittleren Epikondyle des Humerus und am Olekranon der Elle. Sein Ansatz befindet sich am Os pisiforme (Erbsenbein), Os hamatum (Hakenbein) und am fünften Metakarpalknochen.

EPIKONDYLÄRE MUSKELN
Die Hauptfunktion dieser Muskeln besteht in der Streckung des Handgelenks. Die wichtigsten sind der M. brachoradialis und der M. extensor carpi radialis brevis.

M. extensor carpi radialis longus (langer speichenseitiger Handstrecker, langer radialer Handstrecker): Dieser Muskel entspringt am suprakondylären Kamm des Humerus und setzt am zweiten Metakarpalknochen an.

M. extensor carpi radialis brevis (kurzer speichenseitiger Handstrecker, kurzer radialer Handstrecker): Dieser Muskel entspringt an der Epikondyle des Humerus und setzt am dritten Metakarpalknochen an.

- Mm. interossei dorsales
- M. flexor carpi ulnaris (ellenseitiger Handbeuger, ulnarer Handbeuger)
- Mm. interossei dorsales manus (handrückenseitige Zwischenknochenmuskeln)
- M. palmaris minoris
- M. extensor digiti minimi (Kleinfingerstrecker)
- M. extensor carpi ulnaris (ellenseitiger Handstrecker, ulnarer Handstrecker)
- M. flexor carpi ulnaris (ellenseitiger Handbeuger, ulnarer Handbeuger)
- M. brachioradialis
- M. biceps brachii
- M. deltoideus
- M. brachialis
- M. anconaeus
- M. extensor digitorum (Fingerstrecker)
- M. triceps brachii

Dehnübungen für die oberen Extremitäten, die Schulter- und die Brustmuskeln / 79

41 DEHNÜBUNGEN FÜR DEN ARM UND UNTERARM / M. BICEPS BRACHII

Einarmiges Abstützen an der Wand mit umgedrehtem Arm

AUSGANGSPOSITION
Sie stehen vor einer Wand oder einer ähnlichen Stützfläche, die sich senkrecht zum Boden befindet. Verankern Sie die Fläche Ihrer Hand mit nach unten zeigenden Fingern ungefähr in Brusthöhe. Stellen Sie einen Fuß nach vorne, um eine bessere Stützfläche zu erreichen und einen kleinen Schub auszuüben.

TECHNIK
Strecken Sie den Ellbogen des Stützarms völlig, sodass Ihr Arm und Ihr Unterarm sich in einer Linie befinden. An diesem Punkt werden Sie die Spannung an der Vorderseite Ihres Arms und im Ellbogen spüren, was ein Zeichen dafür ist, dass sich Ihr Bizepsmuskel richtig dehnt.

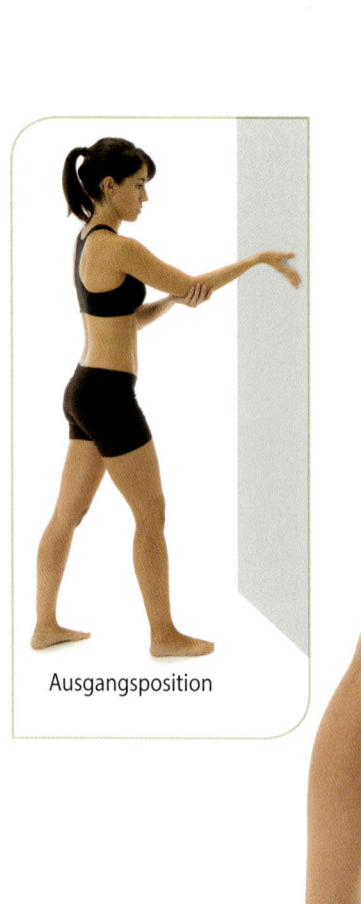

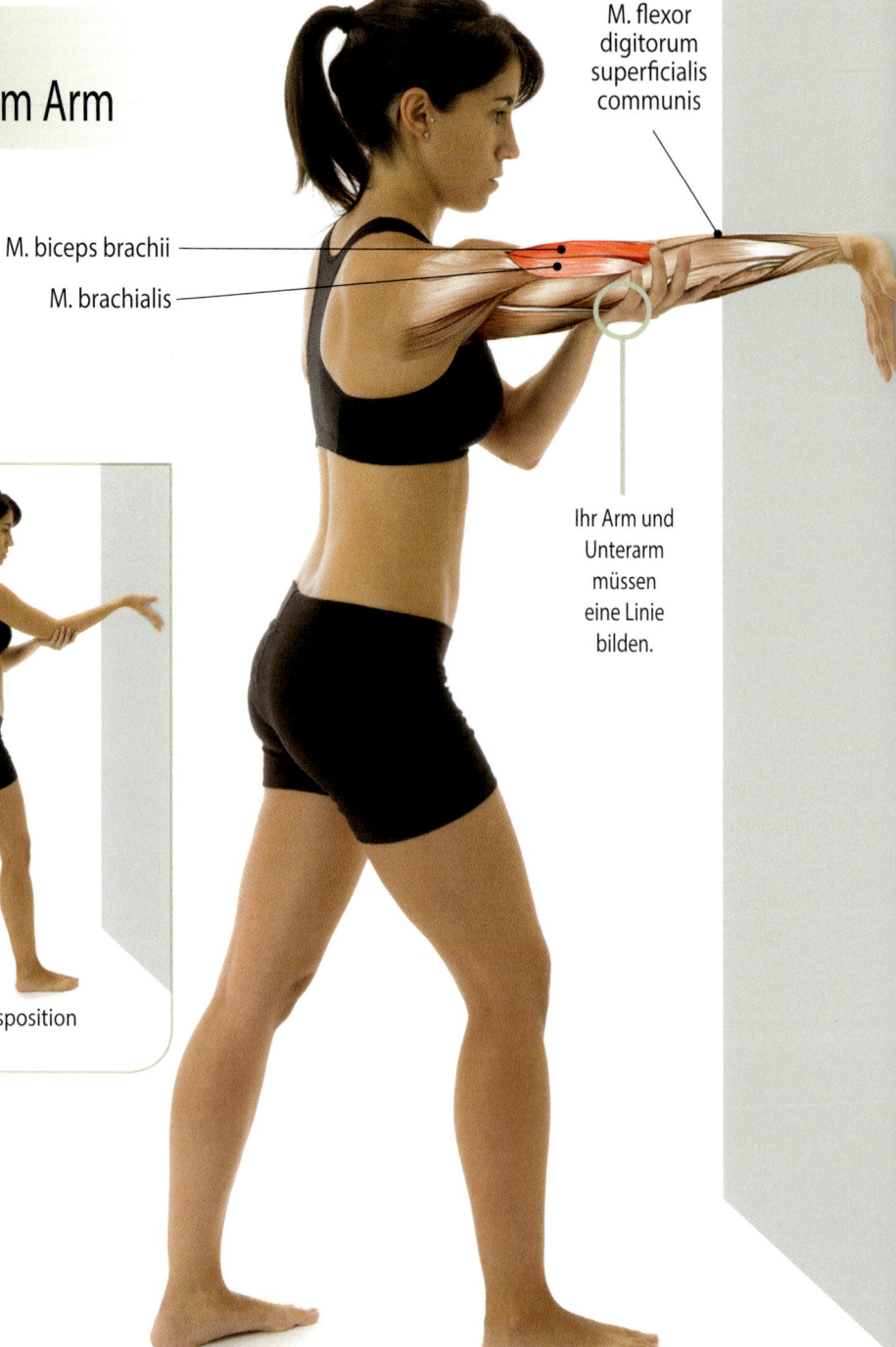

M. flexor digitorum superficialis communis
M. biceps brachii
M. brachialis

Ihr Arm und Unterarm müssen eine Linie bilden.

Ausgangsposition

LEISTUNGSSTUFE	WH	DAUER
ANFÄNGER	2	20 s
FORTGESCHRITTENE	3	25 s
ERFAHRENE	4	35 s

VORSICHT
Wenn Sie Ihren Ellbogen strecken und der Winkel 180° deutlich überschreitet, sind der Bewegungsumfang dieses Gelenks und die Dehnfähigkeit Ihres Bizeps größer als normal, Sie sollten die Dehnung daher nicht forcieren, weil Sie andernfalls die Integrität Ihres Ellbogengelenks gefährden.

WIRKUNG
Entspannung der Vorderseite Ihres Arms und Verhinderung einer Bizepsverkürzung.

INDIKATION
Für Menschen, die repetitive Beugebewegungen des Ellbogens durchführen, sowie für Menschen, die während der Arbeit schwere Gewichte mit ihren Armen und Händen tragen müssen.

M. BICEPS BRACHII / DEHNÜBUNGEN FÜR DEN ARM UND UNTERARM **42**

Abstützen an der Wand mit einer Verdrehung des Körpers

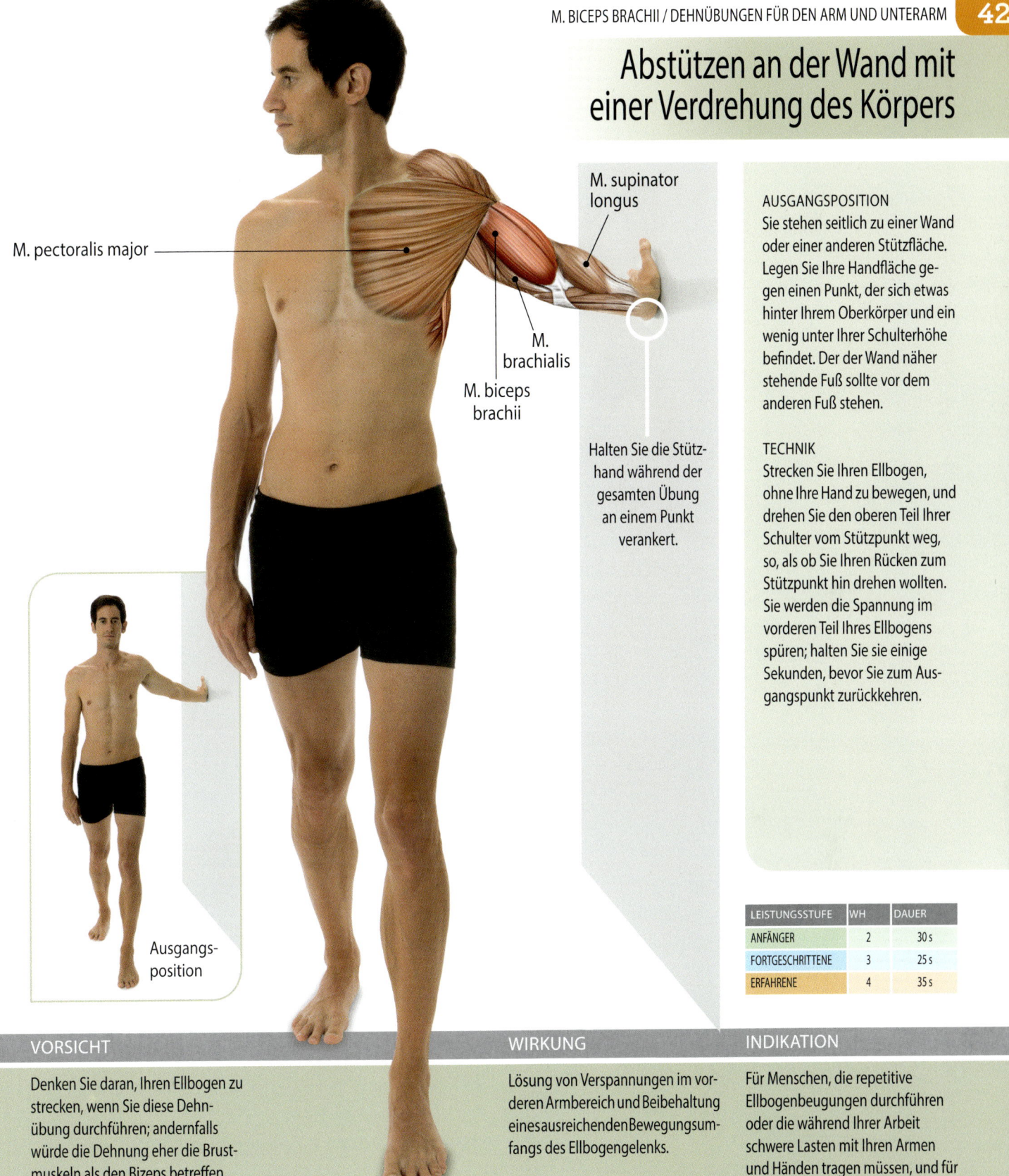

M. pectoralis major

M. supinator longus

M. brachialis

M. biceps brachii

Halten Sie die Stützhand während der gesamten Übung an einem Punkt verankert.

Ausgangsposition

AUSGANGSPOSITION
Sie stehen seitlich zu einer Wand oder einer anderen Stützfläche. Legen Sie Ihre Handfläche gegen einen Punkt, der sich etwas hinter Ihrem Oberkörper und ein wenig unter Ihrer Schulterhöhe befindet. Der der Wand näher stehende Fuß sollte vor dem anderen Fuß stehen.

TECHNIK
Strecken Sie Ihren Ellbogen, ohne Ihre Hand zu bewegen, und drehen Sie den oberen Teil Ihrer Schulter vom Stützpunkt weg, so, als ob Sie Ihren Rücken zum Stützpunkt hin drehen wollten. Sie werden die Spannung im vorderen Teil Ihres Ellbogens spüren; halten Sie sie einige Sekunden, bevor Sie zum Ausgangspunkt zurückkehren.

LEISTUNGSSTUFE	WH	DAUER
ANFÄNGER	2	30 s
FORTGESCHRITTENE	3	25 s
ERFAHRENE	4	35 s

VORSICHT
Denken Sie daran, Ihren Ellbogen zu strecken, wenn Sie diese Dehnübung durchführen; andernfalls würde die Dehnung eher die Brustmuskeln als den Bizeps betreffen. Verzichten Sie auf diese Übung, wenn Ihr Brachialplexus Beschwerden bereitet oder verletzt ist.

WIRKUNG
Lösung von Verspannungen im vorderen Armbereich und Beibehaltung eines ausreichenden Bewegungsumfangs des Ellbogengelenks.

INDIKATION
Für Menschen, die repetitive Ellbogenbeugungen durchführen oder die während Ihrer Arbeit schwere Lasten mit Ihren Armen und Händen tragen müssen, und für Kraft- und Hypertrophiesportler.

43 DEHNÜBUNGEN FÜR DEN ARM UND UNTERARM / M. BICEPS BRACHII

Zug von hinten

AUSGANGSPOSITION
Stehen Sie so, dass Ihr Rücken einem fixen Punkt zugewandt ist, der nicht höher ist als Ihre Schultern und nicht tiefer als Ihre Hüfte. Reichen Sie mit einer Hand nach hinten und halten Sie sich an diesem fixen Punkt fest, sodass Ihre Handinnenfläche nach innen zeigt. Ein Fuß muss etwas vor dem anderen stehen.

TECHNIK
Beginnen Sie, Ihre Knie leicht zu beugen, ohne die Stützhand loszulassen. Sie werden eine allmähliche Steigerung der Spannung im vorderen Teil Ihres Arms und im Ellbogen verspüren. Stoppen Sie die Bewegung, sobald ein Spannungsgefühl einsetzt und bevor Sie Schmerzen verspüren und halten Sie die Dehnung einige Sekunden, bevor Sie zur Ausgangsposition zurückkehren.

Ausgangsposition

M. deltoideus
M. brachialis anterior
M. biceps brachii

Halten Sie Ihren Körper senkrecht zum Boden und neigen Sie sich nicht nach vorne.

LEISTUNGSSTUFE	WH	DAUER
ANFÄNGER	2	20 s
FORTGESCHRITTENE	3	25 s
ERFAHRENE	4	35 s

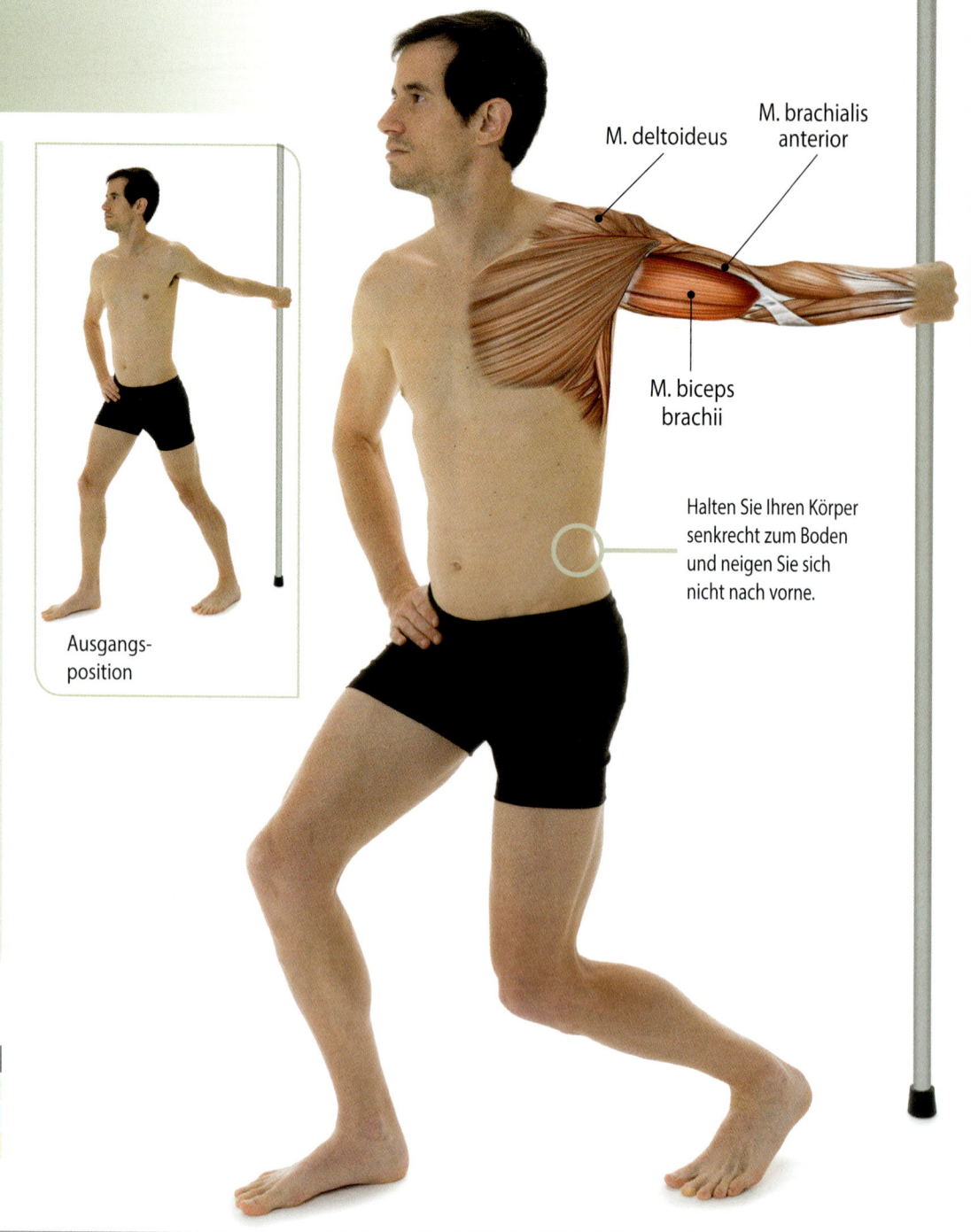

VORSICHT
Reduzieren Sie die Spannung, bevor Sie Schmerzen in Ihrem Ellbogen und Ihrer Schulter verspüren, und denken Sie daran, dass das Unbehagen während der Dehnung von der Muskelspannung kommen kann und nicht auf Gelenkprobleme hindeutet.

WIRKUNG
Lösung von Verspannungen im vorderen Teil Ihres Arms und Ihrer Schulter sowie Beibehaltung einer optimalen Gelenkbewegung in der Schulter und im Ellbogen.

INDIKATION
Für Menschen, die schwere mechanische Arbeit mit ihren Armen leisten oder die ihren Ellbogen lange Zeit gebeugt halten, wie z. B. Personen, die Schreibtisch- oder Computerarbeit verrichten. Auch für Kraft- und Hypertrophiesportler.

M. TRICEPS BRACHII / DEHNÜBUNGEN FÜR DEN ARM UND UNTERARM   44

Frontales Abstützen des Ellbogens an einer Wand

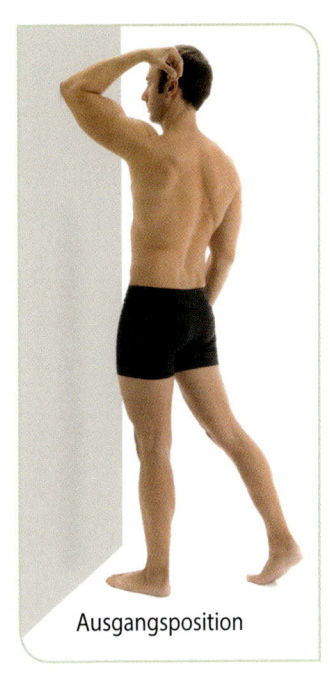

M. triceps brachii

M. deltoideus posterior

M. teres major

M. latissimus dorsi

Ausgangsposition

Stellen Sie einen Fuß vor den anderen, sodass Sie mit einer nur minimalen Abweichung von der Ausgangsstellung dichter an die Wand heran und weiter von ihr wegrücken können.

AUSGANGSPOSITION
Stellen Sie sich dicht vor eine Wand und schauen Sie sie an. Legen Sie den hinteren Teil Ihres Ellbogens gegen die Wand und stellen Sie ein Bein etwas nach hinten. Denken Sie daran, dass Ihr Arm relativ hoch liegen muss, um den richtigen Stützwinkel herzustellen, und dass Ihr Ellbogen gebeugt sein muss.

TECHNIK
Bewegen Sie sich dichter an die Wand heran, ohne Ihre Füße zu bewegen, während Sie mit Ihrem Ellbogen entlang der Wand nach oben rutschen, bis der größere Teil Ihres Ellbogens Kontakt mit der Wand hat. Halten Sie Ihren Ellbogen möglichst gebeugt, um eine maximale Spannung in Ihrem Trizeps zu erreichen. Die Spannung ist bei dieser Übung sehr gut wahrnehmbar.

LEISTUNGSSTUFE	WH	DAUER
ANFÄNGER	2	20 s
FORTGESCHRITTENE	3	35 s
ERFAHRENE	4	45 s

VORSICHT
Wie bei alle Dehnübungen, vor allem bei denen, die die Schulter betreffen, sollten Sie die Bewegung langsam durchführen und auf die Empfindungen in Ihren Gelenken achten.

WIRKUNG
Lösung von Verspannungen auf der Armrückseite.

INDIKATION
Für Menschen, die repetitive Streckbewegungen des Ellbogens absolvieren oder die regelmäßig schwere Gegenstände tragen oder schieben müssen, wie z. B. Tragen, Rollstühle, Karren und Ähnliches.

Dehnübungen für die oberen Extremitäten, die Schulter- und die Brustmuskeln / 83

45 DEHNÜBUNGEN FÜR DEN ARM UND UNTERARM / M. TRICEPS BRACHII

Greifen der Hände hinter dem Rücken

AUSGANGSPOSITION
Sie stehen aufrecht mit schulterbreit auseinandergestellten Füßen und heben einen Arm. Sie können den angehobenen Arm leicht beugen und den anderen Arm entspannt an Ihrer Seite halten.

TECHNIK
Beugen Sie Ihren Ellbogen und versuchen Sie, beide Hände hinter Ihrem Rücken miteinander zu verhaken. Sie werden vermutlich nur imstande sein, Ihren Zeige-, Mittel- und Ringfinger miteinander zu verhaken. Wenn Ihnen dies gelingt, üben Sie einen Zug aus, um die Dehnungsspannung auf der Rückseite des angehobenen Arms zu steigern.

- M. triceps brachii
- M. deltoideus posterior
- Halten Sie Ihre Hände hinter Ihrem Rücken miteinander verbunden.
- M. teres major
- M. latissimus dorsi

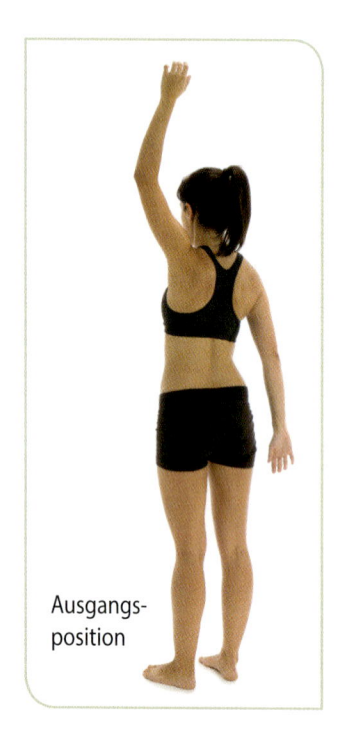

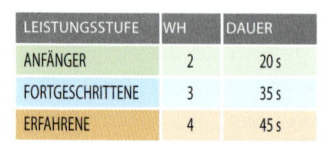

Ausgangsposition

LEISTUNGSSTUFE	WH	DAUER
ANFÄNGER	2	20 s
FORTGESCHRITTENE	3	35 s
ERFAHRENE	4	45 s

VORSICHT
Wie im vorherigen Fall erreichen Ihre Schultern die Grenze ihrer Reichweite. Sie sollten daher besonders auf die Empfindungen, die sie Ihnen vermitteln, achten.

WIRKUNG
Lösung von Verspannungen in der Armrückseite.

INDIKATION
Für Menschen, die regelmäßig schwere Gegenstände schieben, wie Karren, Rollstühle oder Ähnliches.

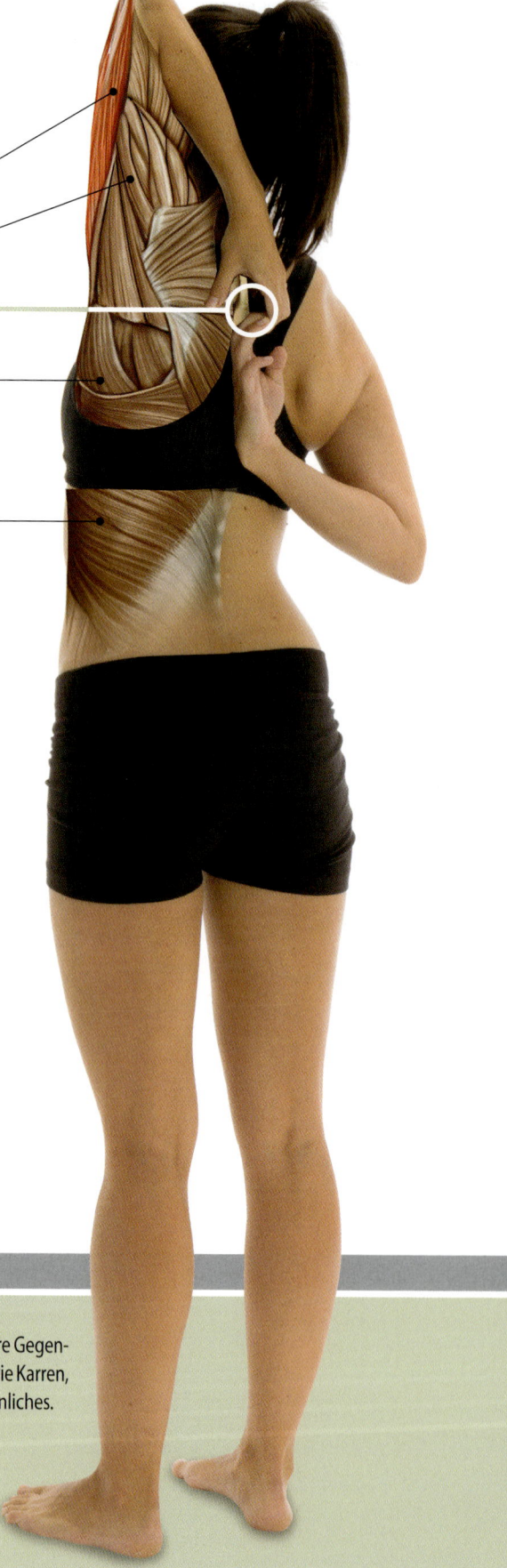

M. TRICEPS BRACHII / DEHNÜBUNGEN FÜR DEN ARM UND UNTERARM **46**

Zug am Ellbogen hinter dem Kopf

Um eine bessere Dehnung zu erreichen, sollten Sie den Ellbogen auf der gedehnten Seite maximal gebeugt halten.

- M. triceps brachii
- M. deltoideus posterior
- M. teres major
- M. latissimus dorsi

Ausgangsposition

AUSGANGSPOSITION
Sie stehen aufrecht und heben Ihre Arme an. Beugen Sie einen Ellbogen maximal, sodass Ihre Hand sich hinter Ihrem Kopf befindet. Die andere Hand ergreift den gegenüberliegenden Ellbogen.

TECHNIK
Ziehen Sie den stärker gebeugten Ellbogen nach hinten. Je kräftiger Sie ziehen, desto intensiver ist die Dehnung. Sie können die Dehnung leicht spüren, wie bei allen Trizeps-Dehnübungen. Halten Sie die Spannung einige Sekunden und kehren Sie dann zum Ausgangspunkt zurück.

LEISTUNGSSTUFE	WH	DAUER
ANFÄNGER	2	20 s
FORTGESCHRITTENE	3	35 s
ERFAHRENE	4	45 s

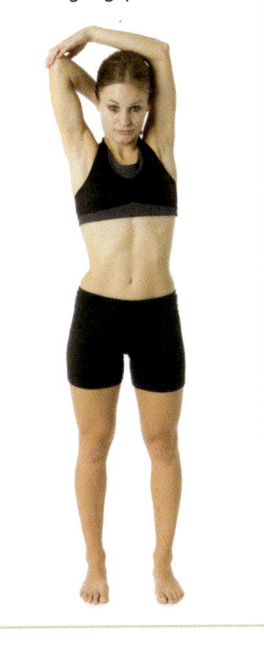

VORSICHT
Die Schulter auf der gedehnten Seite erreicht ihre Grenze, sodass Sie die Dehnübung langsam durchführen und auf den geringsten Gelenkschmerz achten müssen.

WIRKUNG
Lösung von Verspannungen auf der Armrückseite.

INDIKATION
Für Menschen, die regelmäßig schwere Gegenstände schieben, wie Karren, Rollstühle oder Ähnliches.

Dehnübungen für die oberen Extremitäten, die Schulter- und die Brustmuskeln / 85

Zug am Handgelenk und Streckung

AUSGANGSPOSITION
Stehen Sie mit beiden Armen vor Ihrem Körper. Eine Hand ist mit der Handfläche nach oben gedreht und umfasst die andere Hand, deren Handfläche nach unten gedreht ist.

TECHNIK
Ziehen Sie die erstgenannte Hand nach unten, sodass Ihr Handgelenk und Ihr Ellbogen völlig gestreckt sind, und drehen Sie Ihr Handgelenk etwas. Sie werden die Spannung in Ihrem Unterarm spüren, wahrscheinlich im oberen Teil, wo die epitrochleären Muskeln ein wenig dicker sind. Halten Sie die Spannung einige Sekunden und kehren Sie zur Ausgangsposition zurück, bevor Sie die Übung wiederholen.

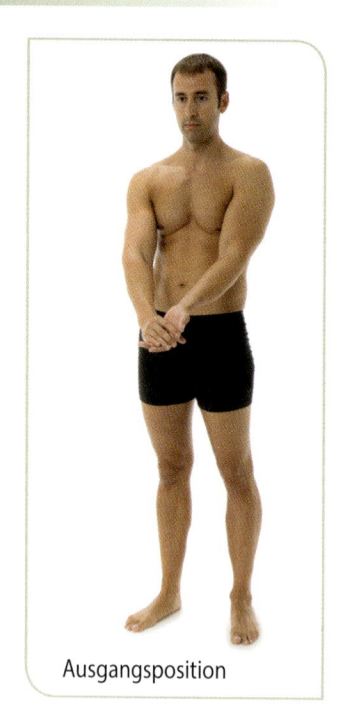

Ausgangsposition

M. brachialis
Epitrochleäre Muskeln

Die Hand des gedehnten Arms befindet sich in der Supinationsstellung.

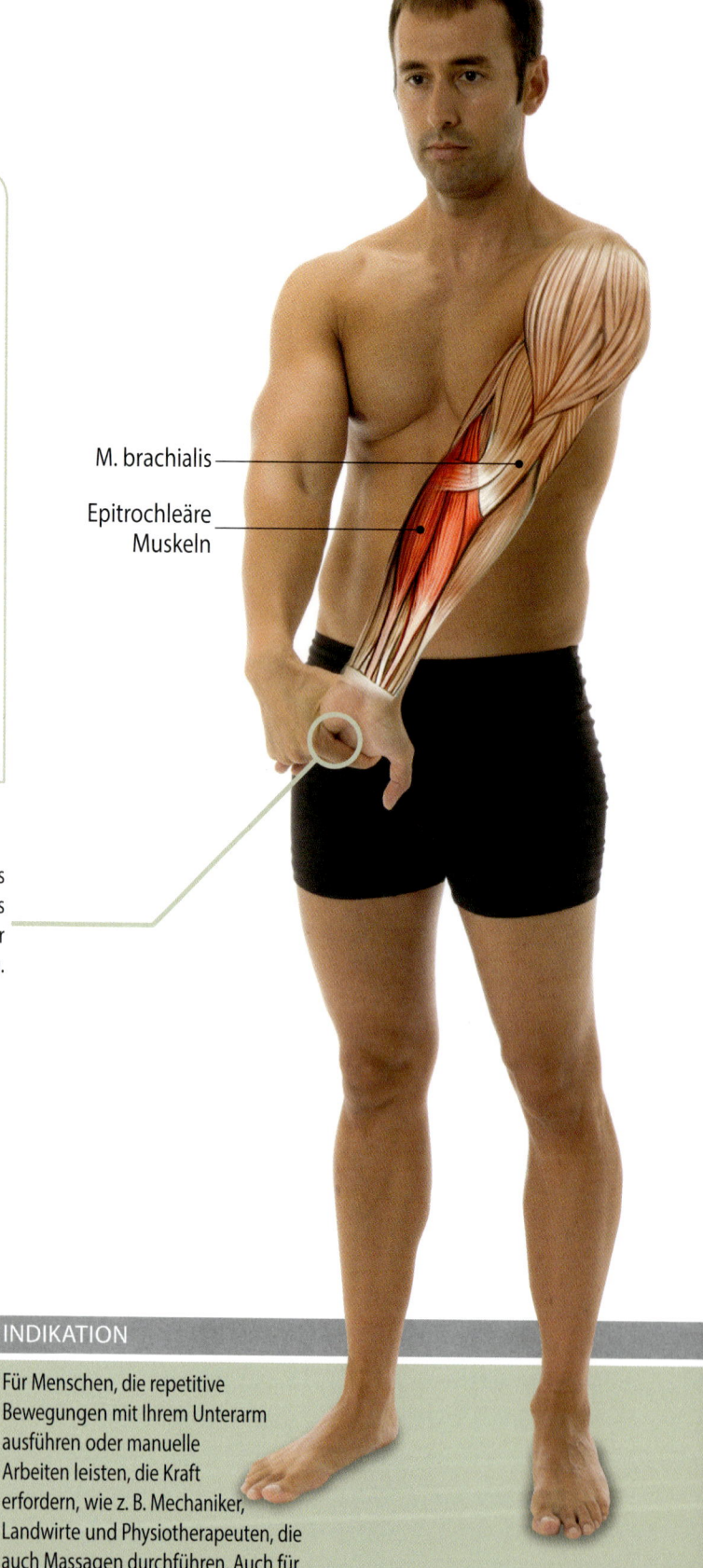

LEISTUNGSSTUFE	WH	DAUER
ANFÄNGER	2	15 s
FORTGESCHRITTENE	3	20 s
ERFAHRENE	4	35 s

VORSICHT
Seien Sie bei dieser Dehnung vorsichtig, wenn Sie Beschwerden im Handgelenkbereich verspüren, z. B. aufgrund eines Karpaltunnelsyndroms.

WIRKUNG
Lösung von Verspannungen auf der Vorderseite des Unterarms.

INDIKATION
Für Menschen, die repetitive Bewegungen mit Ihrem Unterarm ausführen oder manuelle Arbeiten leisten, die Kraft erfordern, wie z. B. Mechaniker, Landwirte und Physiotherapeuten, die auch Massagen durchführen. Auch für Menschen, die an Epitrochleitis oder einem Golferellbogen leiden.

EPITROCHLEÄRE MUSKELN / DEHNÜBUNGEN FÜR DEN ARM UND UNTERARM   48

Stütz auf beiden Armen in invertierter Position

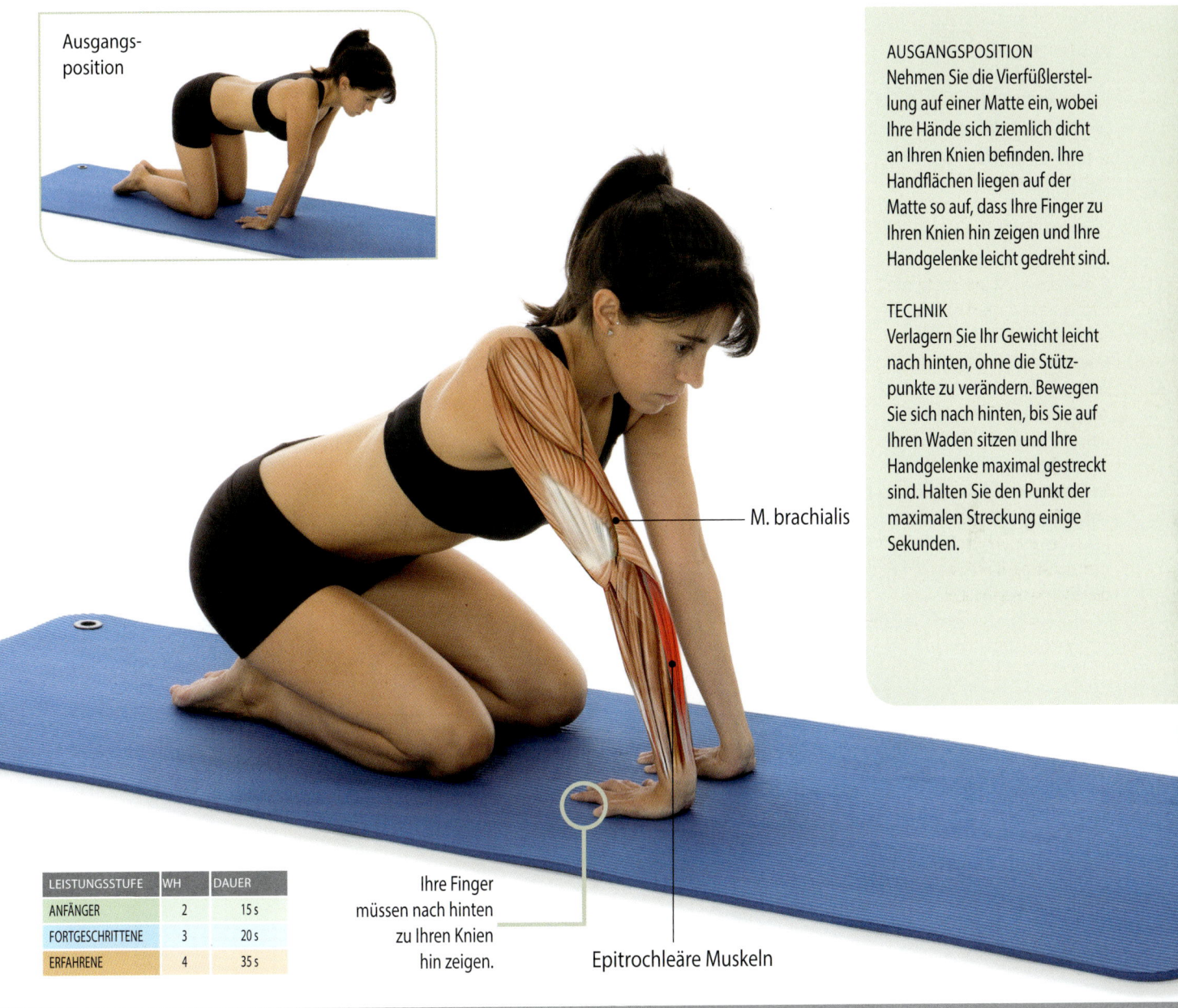

Ausgangsposition

AUSGANGSPOSITION
Nehmen Sie die Vierfüßlerstellung auf einer Matte ein, wobei Ihre Hände sich ziemlich dicht an Ihren Knien befinden. Ihre Handflächen liegen auf der Matte so auf, dass Ihre Finger zu Ihren Knien hin zeigen und Ihre Handgelenke leicht gedreht sind.

TECHNIK
Verlagern Sie Ihr Gewicht leicht nach hinten, ohne die Stützpunkte zu verändern. Bewegen Sie sich nach hinten, bis Sie auf Ihren Waden sitzen und Ihre Handgelenke maximal gestreckt sind. Halten Sie den Punkt der maximalen Streckung einige Sekunden.

M. brachialis

Ihre Finger müssen nach hinten zu Ihren Knien hin zeigen.

Epitrochleäre Muskeln

LEISTUNGSSTUFE	WH	DAUER
ANFÄNGER	2	15 s
FORTGESCHRITTENE	3	20 s
ERFAHRENE	4	35 s

VORSICHT
Wenn Sie bei der Bewegung nach hinten das Gefühl haben, die Spannung sei übermäßig oder wenn Sie Schmerzen in Ihren Handgelenken verspüren, müssen Sie die Bewegung abbrechen oder noch einmal beginnen, wobei Ihre Hände sich dichter an Ihren Knien befinden, wodurch die Streckung der Handgelenke reduziert wird.

WIRKUNG
Lösung von Verspannungen im vorderen Bereich Ihrer Unterarme.

INDIKATION
Für Menschen, die manuelle Arbeiten leisten, die Kraft erfordern, oder repetitive Bewegungen durchführen, und für Menschen, die die an Epitrochleitis oder einem Golferellbogen leiden.

Dehnübungen für die oberen Extremitäten, die Schulter- und die Brustmuskeln / 87

49 DEHNÜBUNGEN FÜR DEN ARM UND UNTERARM / EPIKONDYLÄRE MUSKELN

Zug mit gebeugtem Handgelenk

AUSGANGSPOSITION
Sie stehen aufrecht mit den Armen vor Ihrem Körper. Eine Hand ist mit der Handfläche nach unten gedreht und wird von der anderen Hand gehalten. Die haltende Hand wirkt wie eine Zange, das heißt, der Daumen liegt in der Handfläche der anderen Hand, während die übrigen Finger sich auf dem Handrücken befinden.

TECHNIK
Ziehen Sie die erstgenannte Hand nach unten und nach außen, sodass das Handgelenk sich beugt und nach außen gedreht wird. Sie werden eine Spannung im oberen Bereich Ihres Unterarms verspüren, was ein Zeichen dafür ist, dass Sie die Bewegung korrekt durchführen und dass die Dehnung der epikondylären Muskeln richtig erfolgt.

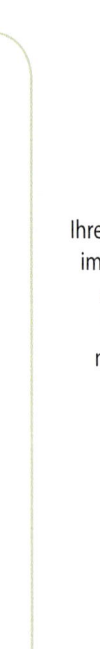

M. brachialis

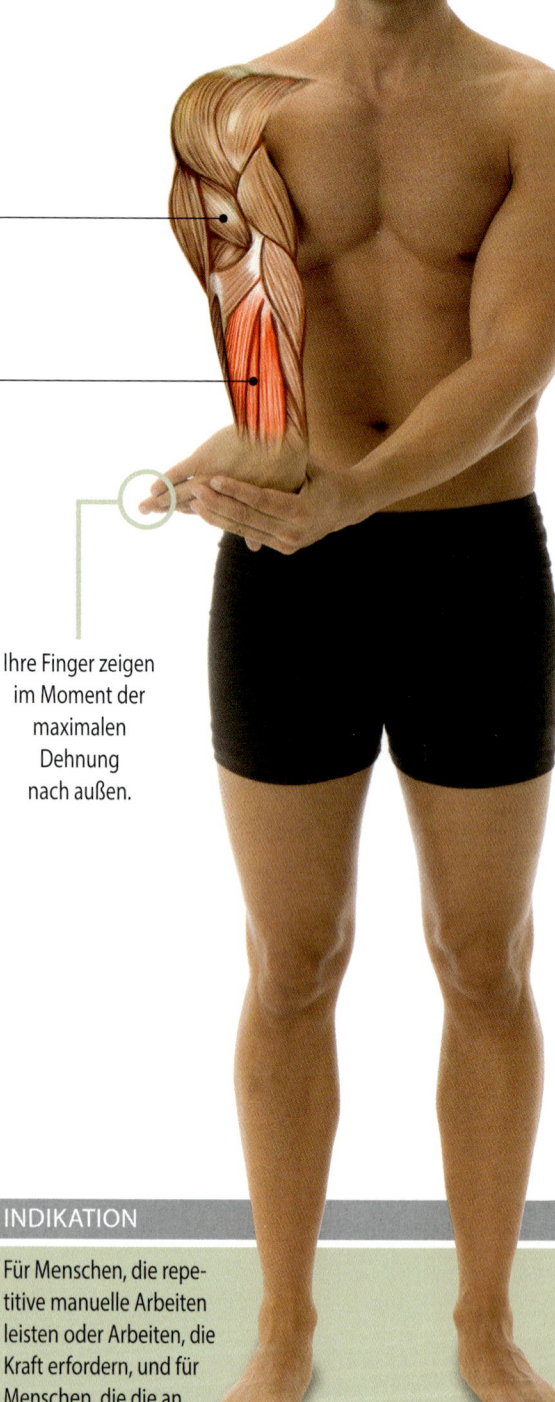

Epikondyläre Muskeln

Ausgangsposition

Ihre Finger zeigen im Moment der maximalen Dehnung nach außen.

LEISTUNGSSTUFE	WH	DAUER
ANFÄNGER	2	15 s
FORTGESCHRITTENE	3	20 s
ERFAHRENE	4	35 s

VORSICHT
Diese Dehnung beinhaltet keine Risiken, außer dass das Handgelenk mit Gewalt bewegt werden kann. In diesem Fall werden Sie Schmerzen verspüren, bevor Sie eine übermäßige Beugung erreichen.

WIRKUNG
Lösung von Verspannungen im hinteren Bereich des Unterarms.

INDIKATION
Für Menschen, die repetitive manuelle Arbeiten leisten oder Arbeiten, die Kraft erfordern, und für Menschen, die die an Epitrochleitis oder einem Golferellbogen leiden.

EPIKONDYLÄRE MUSKELN / DEHNÜBUNGEN FÜR DEN ARM UND UNTERARM | 50

Stütz auf beiden Armen mit nach unten gedrehten Handrücken

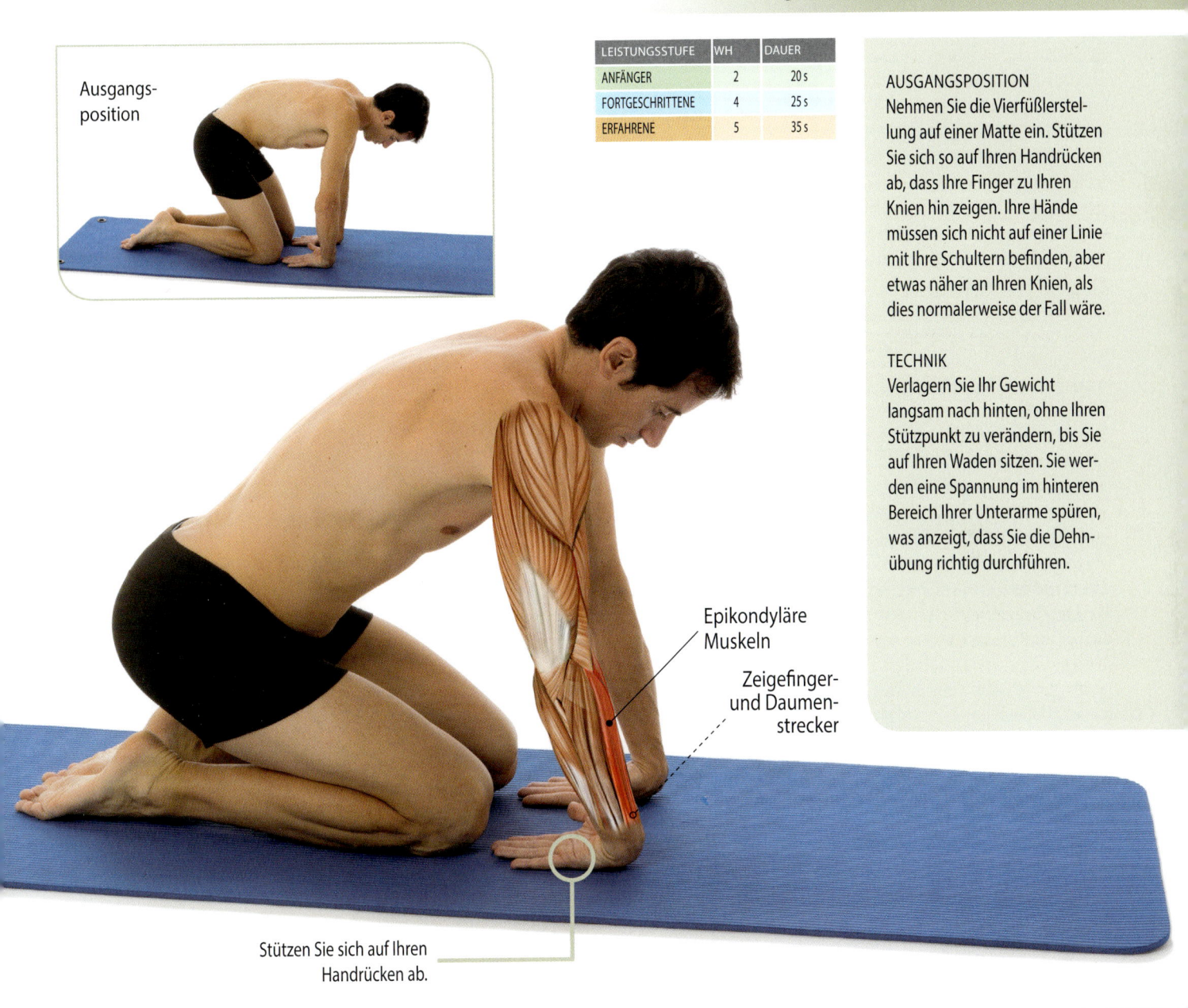

Ausgangsposition

LEISTUNGSSTUFE	WH	DAUER
ANFÄNGER	2	20 s
FORTGESCHRITTENE	4	25 s
ERFAHRENE	5	35 s

AUSGANGSPOSITION
Nehmen Sie die Vierfüßlerstellung auf einer Matte ein. Stützen Sie sich so auf Ihren Handrücken ab, dass Ihre Finger zu Ihren Knien hin zeigen. Ihre Hände müssen sich nicht auf einer Linie mit Ihre Schultern befinden, aber etwas näher an Ihren Knien, als dies normalerweise der Fall wäre.

TECHNIK
Verlagern Sie Ihr Gewicht langsam nach hinten, ohne Ihren Stützpunkt zu verändern, bis Sie auf Ihren Waden sitzen. Sie werden eine Spannung im hinteren Bereich Ihrer Unterarme spüren, was anzeigt, dass Sie die Dehnübung richtig durchführen.

Epikondyläre Muskeln

Zeigefinger- und Daumenstrecker

Stützen Sie sich auf Ihren Handrücken ab.

VORSICHT
Sie werden wahrscheinlich ein unangenehmes Gefühl haben, bevor Sie Ihre Waden erreichen. Wenn dies der Fall ist, können Sie die Bewegung abbrechen, bevor Sie den Schmerzpunkt erreichen, oder Sie können zur Ausgangsposition zurückkehren und Ihre Hände näher an Ihren Knien platzieren oder sie sogar neben Ihre Knie legen.

WIRKUNG
Lösung von Verspannungen im hinteren Bereich der Unterarme.

INDIKATION
Für Menschen, die manuelle Arbeiten leisten, die repetitive Bewegungen oder Kraft erfordern, und für Menschen, die die an Epitrochleitis oder einem Golferellbogen leiden.

DEHNÜBUNGEN FÜR DIE HAND UND DAS HANDGELENK

Es gibt sehr viele Muskeln, die das Handgelenk und die Hand beugen und strecken. Dazu gehören die bereits beschriebenen epitrochleären und epikondylären Muskeln, sodass wir uns hier auf die Muskeln konzentrieren, die direkter die Hände und die Finger betreffen.

Im Folgenden werden die Muskeln dargestellt, die eine wichtige Rolle bei der Beugung der Hand und der Finger spielen:

Mm. interossei dorsales (handrückenseitige Zwischenknochenmuskeln): Diese Muskeln entspringen an den Seiten der benachbarten Metakarpalknochen und setzen an der Basis der Fingerglieder an. Ihre Funktion besteht in der Abduktion und Beugung des Zeige-, Mittel- und Ringfingers in den metakarpophalangealen Gelenken.

Mm. interossei palmares (handflächenseitige Zwischenknochenmuskeln): Diese Muskeln entspringen an den palmaren Oberflächen der Metakarpalknochen und setzen an der Basis der Fingerglieder an. Ihre Hauptfunktion besteht in der Adduktion und Beugung des Zeige-, Ring- und kleinen Fingers.

Tiefer gemeinsamer Fingerbeuger: Dieser Muskel entspringt am medialen und proximalen Teil der Elle und setzt an den vorderen Oberflächen aller Finger an, mit der Ausnahme des Daumens. Er beugt das Handgelenk, die Hand und die Finger mit der Ausnahme des Daumens.

Oberflächlicher gemeinsamer Fingerbeuger: Dieser Muskel entspringt an der epitrochleären Seite des Humerus und am vorderen Bereich der Elle und der Speiche und setzt an den vorderen Oberflächen aller Finger, mit der Ausnahme des Daumens, an. Er teilt seine Funktionen mit denen der tiefen gemeinsamen Fingerbeuger.

Kurzer Daumenbeuger: Dieser Muskel entspringt am Retinaculum flexorum manus (Karpalband) und am Trapezknochen und setzt am proximalen Daumenglied an. Seine Hauptfunktion besteht in der Beugung des Daumens.

Langer Daumenbeuger: Dieser Muskel entspringt an der vorderen Oberfläche der Speiche und setzt an der Basis des distalen Daumenglieds an. Seine Funktion besteht in der Beugung des Daumens und des Handgelenks.

Mm. lumbricales manus (wurmförmige Handmuskeln): Diese Muskeln entspringen an den distalen Sehnen der tiefen gemeinsamen Fingerbeuger und setzen an den distalen Sehnen der Fingerstrecker an. Ihre Funktion besteht in der Beugung aller Finger, mit der Ausnahme des Daumens, in den Metakarpophalangealgelenken und in ihrer Streckung in den Interphalangealgelenken.

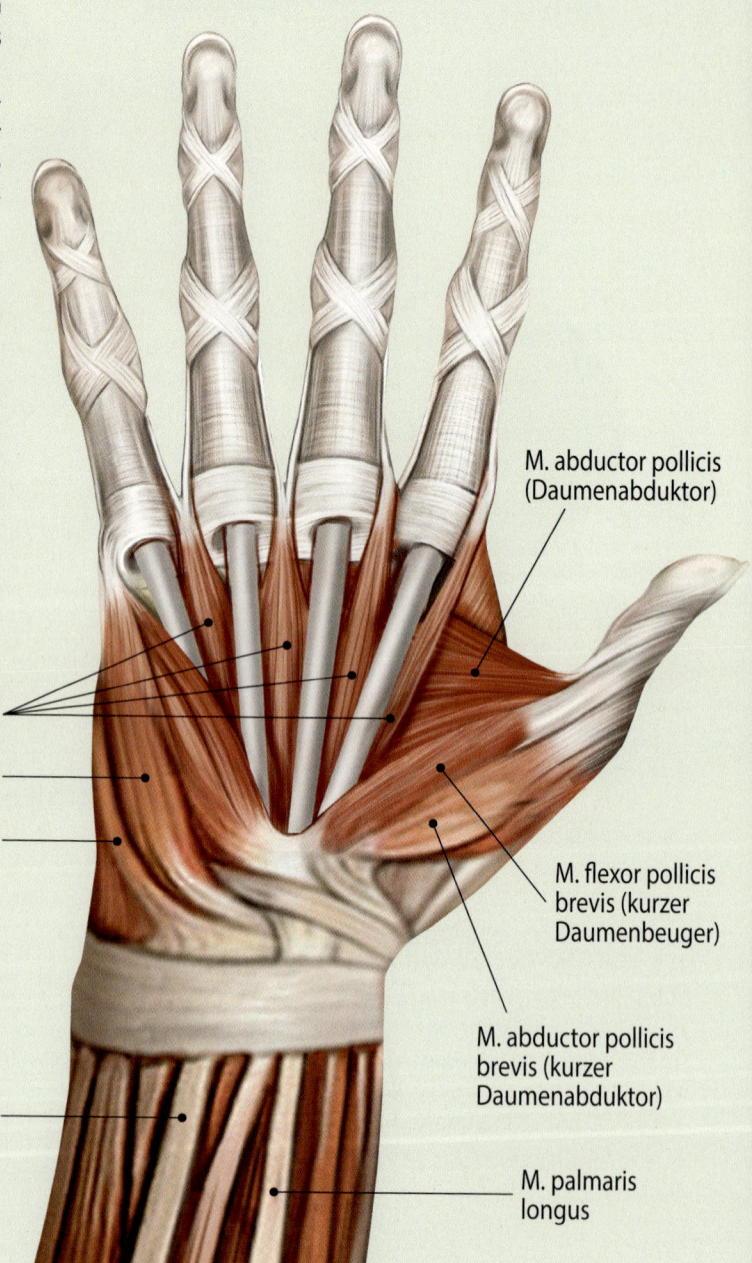

- Mm. lumbricales manus (Mm. lumbricales der Hand)
- M. flexor digiti minimi (Kleinfingerbeuger)
- M. abductor digiti minimi (Kleinfingerabduktor)
- M. flexor digitorum superficialis communis (oberflächlicher gemeinsamer Fingerbeuger)
- M. abductor pollicis (Daumenabduktor)
- M. flexor pollicis brevis (kurzer Daumenbeuger)
- M. abductor pollicis brevis (kurzer Daumenabduktor)
- M. palmaris longus

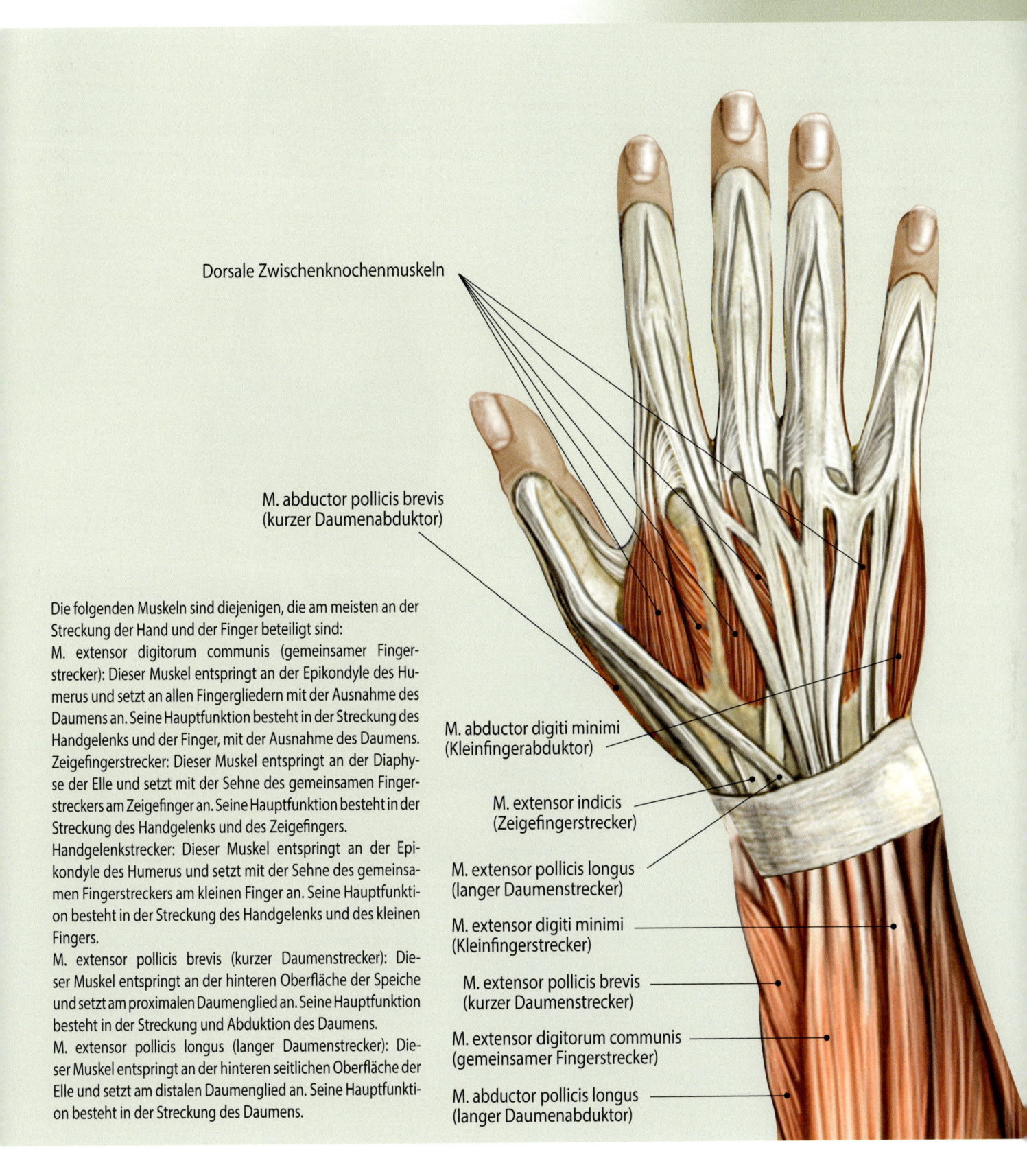

DEHNÜBUNGEN FÜR DAS HANDGELENK UND DIE HAND

Dorsale Zwischenknochenmuskeln

M. abductor pollicis brevis
(kurzer Daumenabduktor)

Die folgenden Muskeln sind diejenigen, die am meisten an der Streckung der Hand und der Finger beteiligt sind:

M. extensor digitorum communis (gemeinsamer Fingerstrecker): Dieser Muskel entspringt an der Epikondyle des Humerus und setzt an allen Fingergliedern mit der Ausnahme des Daumens an. Seine Hauptfunktion besteht in der Streckung des Handgelenks und der Finger, mit der Ausnahme des Daumens.

Zeigefingerstrecker: Dieser Muskel entspringt an der Diaphyse der Elle und setzt mit der Sehne des gemeinsamen Fingerstreckers am Zeigefinger an. Seine Hauptfunktion besteht in der Streckung des Handgelenks und des Zeigefingers.

Handgelenkstrecker: Dieser Muskel entspringt an der Epikondyle des Humerus und setzt mit der Sehne des gemeinsamen Fingerstreckers am kleinen Finger an. Seine Hauptfunktion besteht in der Streckung des Handgelenks und des kleinen Fingers.

M. extensor pollicis brevis (kurzer Daumenstrecker): Dieser Muskel entspringt an der hinteren Oberfläche der Speiche und setzt am proximalen Daumenglied an. Seine Hauptfunktion besteht in der Streckung und Abduktion des Daumens.

M. extensor pollicis longus (langer Daumenstrecker): Dieser Muskel entspringt an der hinteren seitlichen Oberfläche der Elle und setzt am distalen Daumenglied an. Seine Hauptfunktion besteht in der Streckung des Daumens.

M. abductor digiti minimi
(Kleinfingerabduktor)

M. extensor indicis
(Zeigefingerstrecker)

M. extensor pollicis longus
(langer Daumenstrecker)

M. extensor digiti minimi
(Kleinfingerstrecker)

M. extensor pollicis brevis
(kurzer Daumenstrecker)

M. extensor digitorum communis
(gemeinsamer Fingerstrecker)

M. abductor pollicis longus
(langer Daumenabduktor)

Dehnübungen für die oberen Extremitäten, die Schulter- und die Brustmuskeln

Handgelenk- und Fingerbeugung

AUSGANGSPOSITION
Halten Sie Ihre Hände vor Ihrem Körper, sodass Ihre Handflächen nach oben zeigen. Eine Hand ist über den Rücken der anderen Hand gelegt, sodass die Finger jeder Hand in Richtung der gegenüberliegenden Schulter zeigen.

TECHNIK
Drücken Sie eine Hand gegen die andere, sodass Ihr Handgelenk und Ihre Metakarpophalangealgelenke gebeugt sind. Wenn Sie sich dem Ende der Bewegung nähern, werden Sie eine Spannung in Ihrem Handrücken spüren, was ein Zeichen dafür ist, dass die Dehnung erfolgt.

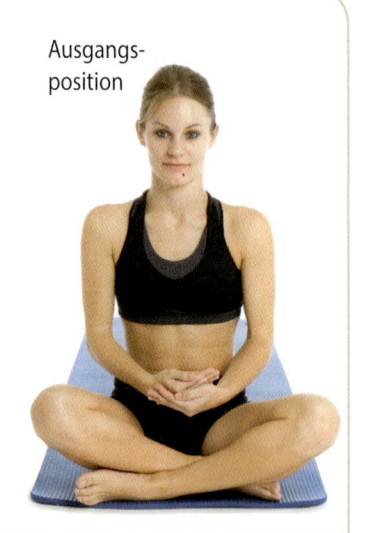

Ausgangsposition

Eine leichte Beugung des Ellbogens verstärkt die Dehnung.

Strecker des Zeigefingers

M. extensor digiti communis (gemeinsamer Fingerstrecker)

M. extensor digiti minimi (Kleinfingerstrecker)

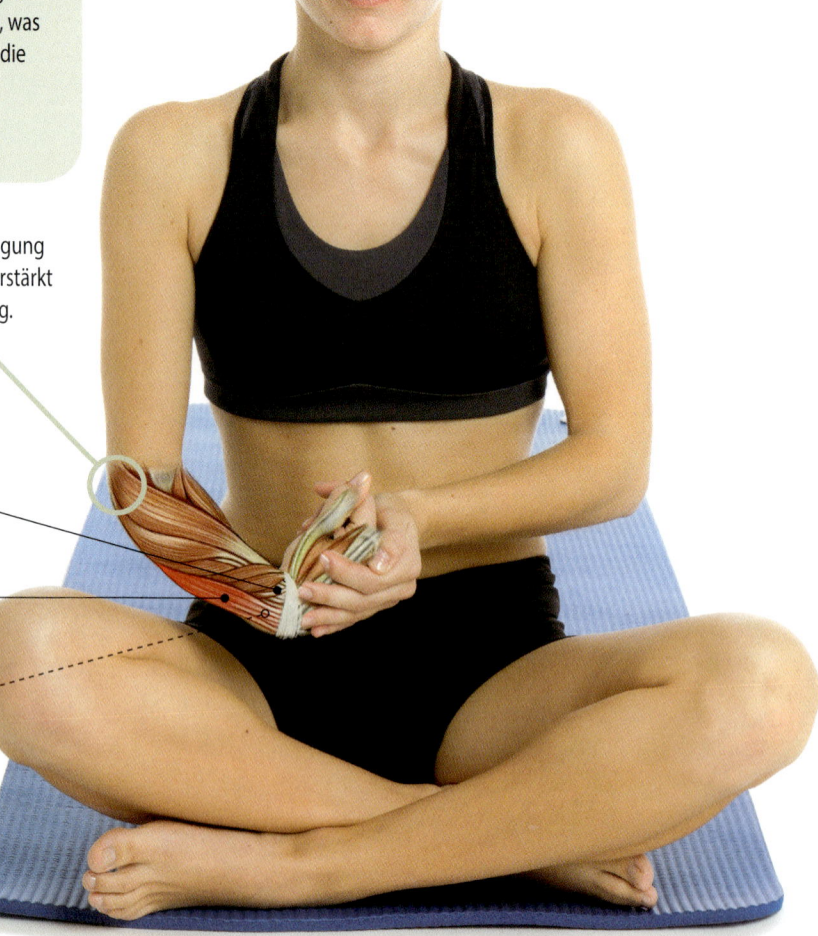

LEISTUNGSSTUFE	WH	DAUER
ANFÄNGER	2	20 s
FORTGESCHRITTENE	3	25 s
ERFAHRENE	4	30 s

VORSICHT
Das Handgelenk ist zwar nicht so instabil wie das Schultergelenk, es ist aber ein kleines, aus winzigen Knochen bestehendes Gelenk, sodass Sie es keiner übermäßigen Spannung aussetzen dürfen.

WIRKUNG
Lösung von Verspannungen im Handrücken und im hinteren Bereich des Unterarms.

INDIKATION
Für Menschen, die Ihre Finger und Hände bei repetitiven Aktivitäten einsetzen, wie z. B. beim Tippen auf einer Computertastatur, beim Malen, Nähen oder bei ähnlichen Aktivitäten.

STRECKER- UND BEUGERMUSKELN DES HANDGELENKS UND DER FINGER / DEHNÜBUNGEN FÜR DAS HANDGELENK UND DIE HAND | 52

Handgelenkstreckung mit Untersützung

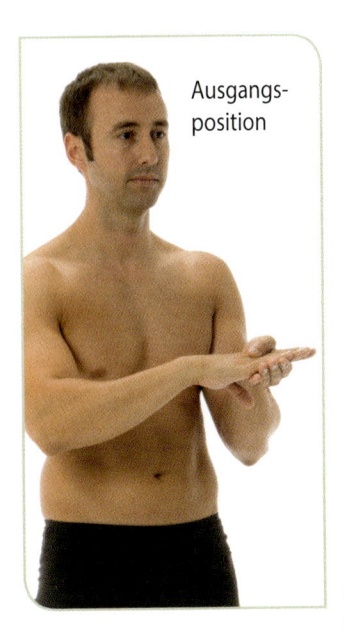

Ausgangsposition

Ziehen Sie die oberen Glieder der Finger 2-5 nach hinten.

Mm. interossei und Mm. lumbricales der Hand

Mm. flexores digitorum communes (gemeinsame Fingerbeuger)

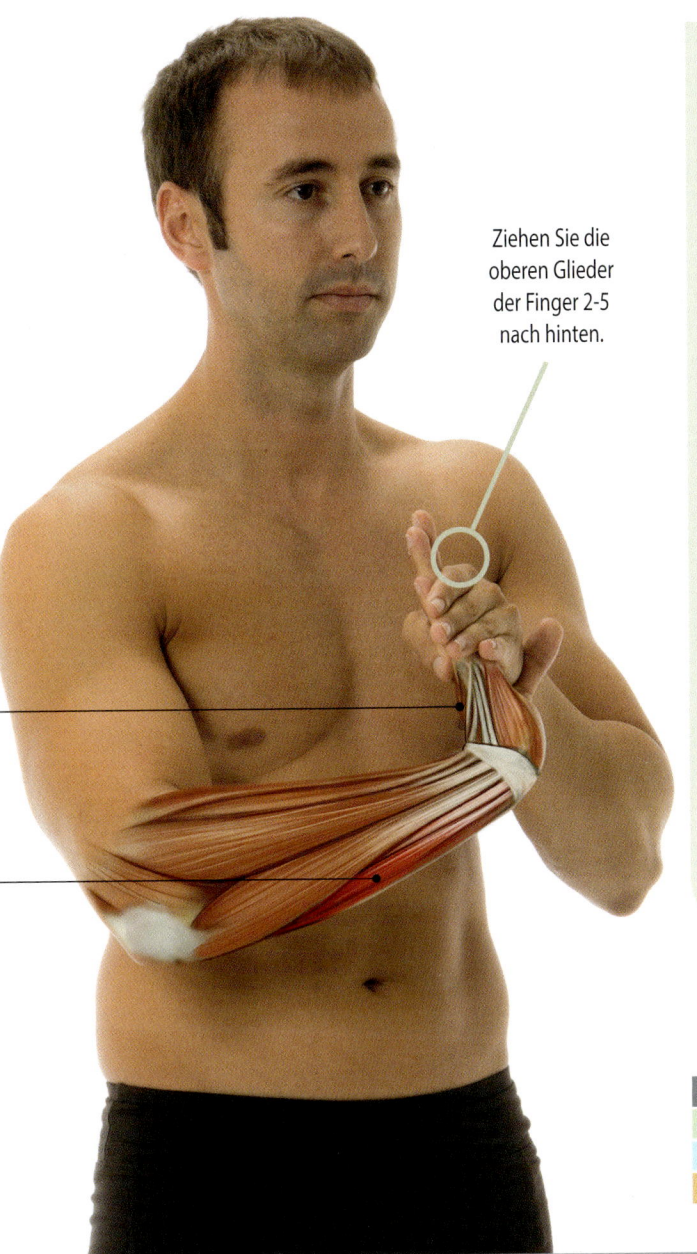

AUSGANGSPOSITION
Halten Sie Ihre Hände vor Ihrem Körper. Halten Sie eine Hand mit der anderen, sodass der Daumen sich über dem ersten Glied der Finger der anderen Hand befindet, mit der Ausnahme des Daumens, und die übrigen Finger sich unter den Fingergliedern befinden.

TECHNIK
Ziehen Sie mit der haltenden Hand die andere Hand zurück, um eine Streckung des Handgelenks und der Metakarpophalangealgelenke zu erreichen. Die Spannung in der Basis der Finger und im vorderen Bereich des Unterarms ist ein Zeichen dafür, dass es zu einer Dehnung kommt.

LEISTUNGSSTUFE	WH	DAUER
ANFÄNGER	2	20 s
FORTGESCHRITTENE	3	25 s
ERFAHRENE	4	30 s

VORSICHT
Wie im vorherigen Fall sollten Sie die Streckung des Handgelenks nicht über die Schmerzgrenze, die jede Dehnung bewirkt, hinaus erzwingen.

WIRKUNG
Lösung von Verspannungen im vorderen Bereich des Unterarms, der Handinnenfläche und der Finger.

INDIKATION
Für Menschen, die ihre Hände und Finger wiederholt bei Büro- oder Arbeiten mit den Händen einsetzen, sowie für Menschen, die mit ihren Händen schwere Gewichte halten oder bewegen.

Dehnübungen für die oberen Extremitäten, die Schulter- und die Brustmuskeln / 93

53 DEHNÜBUNGEN FÜR DAS HANDGELENK UND DIE HAND / STRECKER- UND BEUGERMUSKELN DES HANDGELENKS UND DER FINGER

Fingerstreckung

AUSGANGSPOSITION

Stehen oder sitzen Sie, verhaken Sie Ihre Finger miteinander und strecken Sie Ihre Arme, wobei Sie Ihre Handinnenflächen nach außen drehen, ohne Ihre Finger voneinander zu lösen. An diesem Punkt werden Sie ein Spannungsgefühl entwickeln, das mit der Fortführung der Dehnung stärker wird.

TECHNIK

Halten Sie Ihre Finger miteinander verhakt und heben Sie Ihre Hände an, bis sie sich knapp über Ihrem Kopf befinden, wobei Ihre Handinnenflächen nach oben zeigen. Wenn Sie an irgendeinem Punkt zwischen der Ausgangs- und Endposition genug Spannung verspüren, können Sie die Bewegung anhalten und die Dehnung halten. Der optimale Punkt dafür ist von Person zu Person unterschiedlich.

Mm. interossei und Mm. lumbricales der Hand

M. flexor digitorum communis

Halten Sie Ihre Ellbogen während der Dehnung gestreckt.

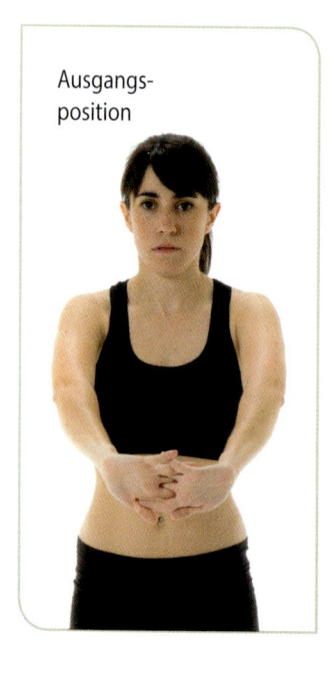

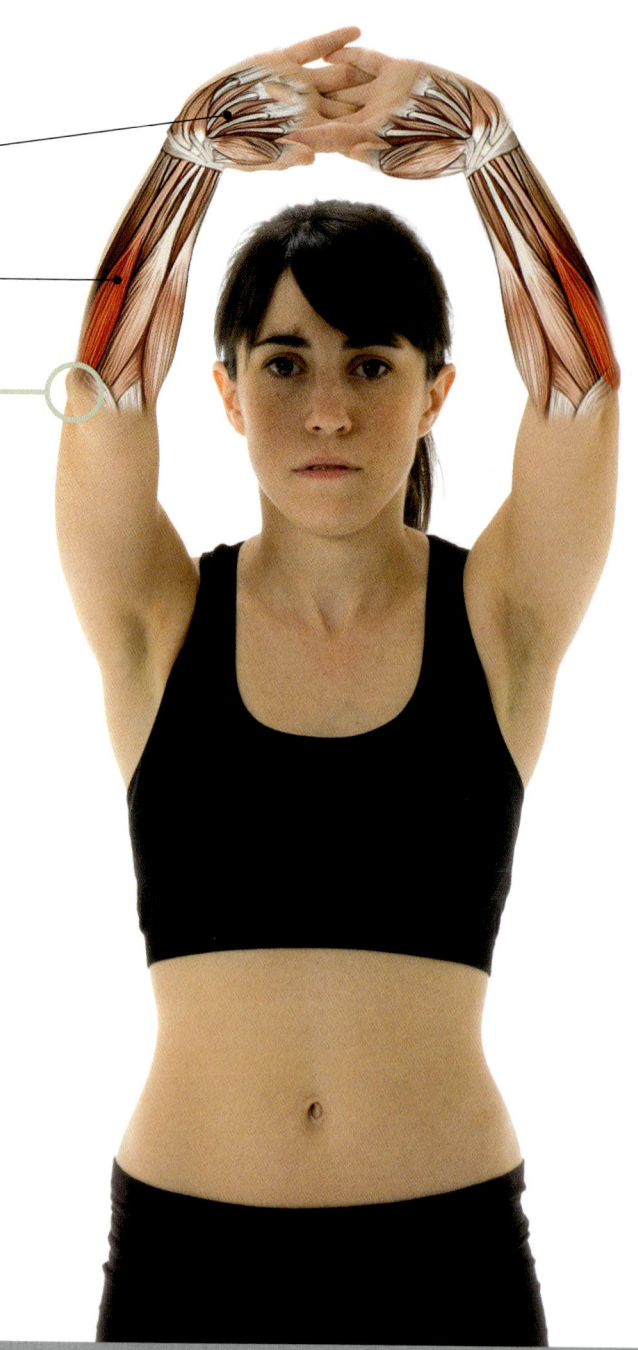

Ausgangsposition

LEISTUNGSSTUFE	WH	DAUER
ANFÄNGER	2	15 s
FORTGESCHRITTENE	3	20 s
ERFAHRENE	3	30 s

VORSICHT

Stellen Sie sicher, dass die Streckung Ihrer Finger keinen seitlichen Zug oder keine seitliche Spannung in ihnen verursacht, denn dies könnte die Integrität der Gelenke gefährden.

WIRKUNG

Lösung von Verspannungen in den Fingern, den Handinnenflächen und im vorderen Bereich der Unterarme, Vermeidung von Überbelastungen und Beibehaltung einer optimalen Gelenkbeweglichkeit.

INDIKATION

Für Menschen, die über lange Zeit mit ihren Fingern arbeiten, z. B. beim Schreiben auf einer Computertastatur, beim Arbeiten mit einer Computermaus, beim Schreiben mit der Hand, beim Zeichnen und sogar beim Klavier- oder Keyboardspielen. Auch für Menschen, deren Arbeit Kraft in den Händen und Fingern erfordert oder die mit Werkzeugen wie mit einem Hammer, Schraubenzieher, Schraubenschlüssel oder etwas Ähnlichem arbeiten.

STRECKER- UND BEUGERMUSKELN DES HANDGELENKS UND DER FINGER / DEHNÜBUNGEN FÜR DAS HANDGELENK UND DIE HAND | 54

Daumenbeugung

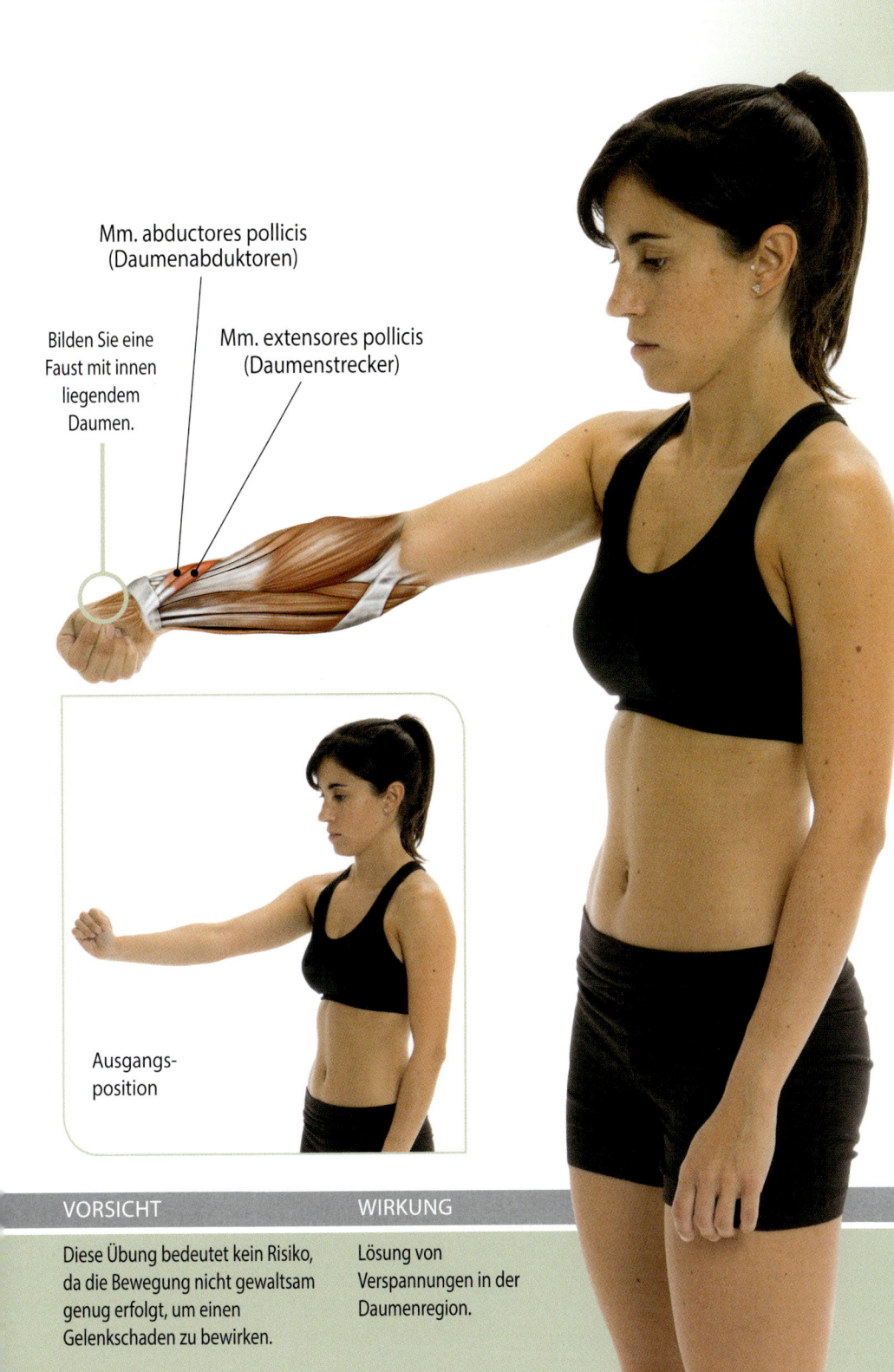

Mm. abductores pollicis (Daumenabduktoren)

Mm. extensores pollicis (Daumenstrecker)

Bilden Sie eine Faust mit innen liegendem Daumen.

Ausgangsposition

AUSGANGSPOSITION
Strecken Sie einen Arm nach vorne aus und umfassen Sie Ihren Daumen mit Ihren Fingern, als ob Sie ihn in Ihrer Handinnfläche festhalten wollten.

TECHNIK
Pressen Sie Ihre Faust fest zusammen, um die Beugung des Daumens in seinem Metakarpophalangealgelenk zu erzwingen, während Sie Ihre Fingerknöchel mittels einer Adduktion Ihres Handgelenks zum Boden hin kippen.

LEISTUNGSSTUFE	WH	DAUER
ANFÄNGER	2	20 s
FORTGESCHRITTENE	3	25 s
ERFAHRENE	4	30 s

VORSICHT
Diese Übung bedeutet kein Risiko, da die Bewegung nicht gewaltsam genug erfolgt, um einen Gelenkschaden zu bewirken.

WIRKUNG
Lösung von Verspannungen in der Daumenregion.

INDIKATION
Für Menschen, die repetitive Aufgaben erledigen oder Aufgaben mit hohen Fingerbelastungen, wie z. B. Schreiben auf einer Tastatur, Malen oder Zeichnen, und für Menschen, die schwere Gegenstände mit ihren Händen halten oder bewegen.

Dehnübungen für die oberen Extremitäten, die Schulter- und die Brustmuskeln / 95

55 DEHNÜBUNGEN FÜR DAS HANDGELENK UND DIE HAND / STRECKER- UND BEUGERMUSKELN DES HANDGELENKS UND DER FINGER

Rhombusposition

AUSGANGSPOSITION
Halten Sie Ihre Hände so vor Ihrem Körper, dass Ihre Handinnenflächen zu Ihrem Körper und die Handrücken nach vorne zeigen. Führen Sie dann Ihre Hände zusammen und verbinden Sie den Zeigefinger und den Daumen der einen Hand mit dem Zeigefinger und Daumen der anderen Hand, sodass in der Mitte eine rautenförmige Lücke entsteht.

TECHNIK
Drücken Sie eine Hand gegen die andere, sodass die rautenförmige Lücke länger und enger wird. Die Spannung in dem Raum zwischen den Zeigefingern und den Daumen sowie der Daumenbasis ist ein gutes Anzeichen dafür, dass die Dehnung stattfindet.

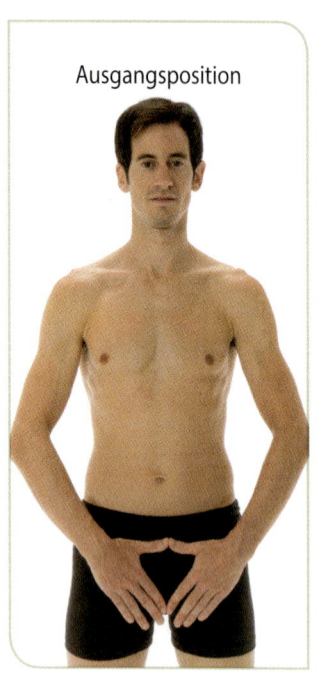

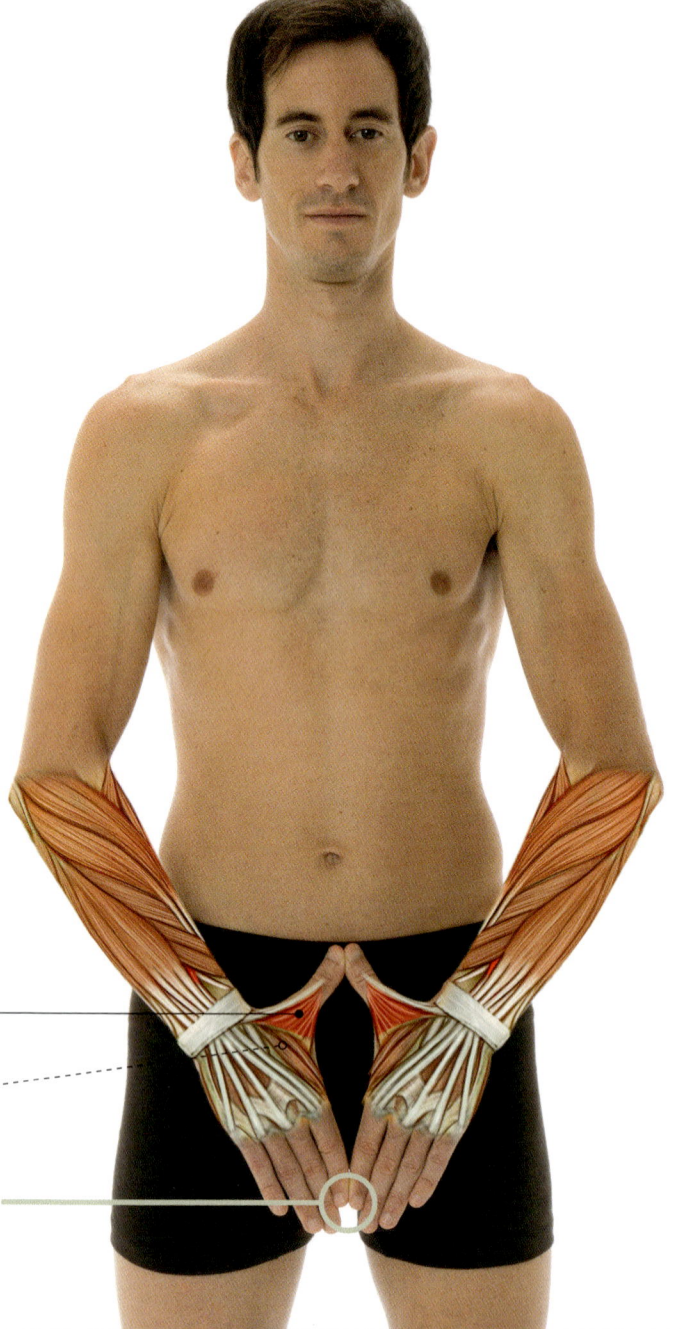

Ausgangsposition

Mm. flexores pollicis (Daumenbeuger)
M. adductor pollicis (Daumenadduktor)

Halten Sie die Zeigefinger und Daumen beider Hände in Kontakt miteinander.

LEISTUNGSSTUFE	WH	DAUER
ANFÄNGER	2	20 s
FORTGESCHRITTENE	3	25 s
ERFAHRENE	4	30 s

VORSICHT	WIRKUNG	INDIKATION
Stellen Sie sicher, dass der Kontakt zwischen beiden Händen fest ist, bevor Sie Druck ausüben.	Lösung von Verspannungen in der Daumenregion.	Für Menschen, die Arbeiten mit den Händen durchführen oder häufig ihre Hände und Finger einsetzen, wie z. B. Maler, Illustratoren, Büroangestellte, und für Personen, die viel mit dem Fahrrad oder Motorrad fahren. Auch für Menschen, die schwere Lasten mit ihren Händen bewegen oder tragen.

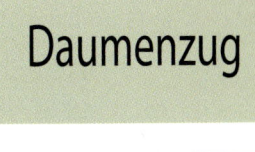

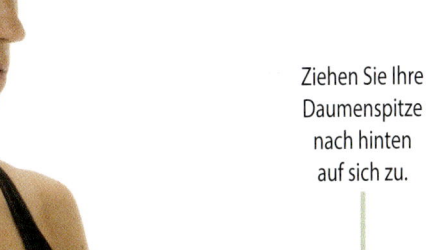

STRECKER- UND BEUGERMUSKELN DES HANDGELENKS UND DER FINGER / DEHNÜBUNGEN FÜR DAS HANDGELENK UND DIE HAND 56

Daumenzug

Ziehen Sie Ihre Daumenspitze nach hinten auf sich zu.

AUSGANGSPOSITION
Halten Sie eine Hand so vor Ihrem Körper, dass Ihre Finger gestreckt sind und gerade nach vorne zeigen. Halten Sie die Spitze des anderen Daumens mit Ihrer freien Hand.

TECHNIK
Ziehen Sie Ihren Daumen nach hinten, sodass Sie ihn strecken. Die Spannung in der Daumenbasis zeigt, dass die Daumenbeuger gedehnt werden.

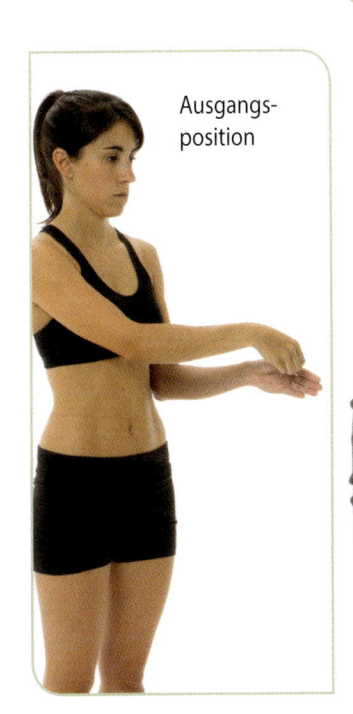

Ausgangsposition

Daumenadduktor

Daumenbeuger

LEISTUNGSSTUFE	WH	DAUER
ANFÄNGER	2	15 s
FORTGESCHRITTENE	3	20 s
ERFAHRENE	4	30 s

VORSICHT
Absolvieren Sie die Dehnung, indem Sie geringe bis mäßige Spannung ausüben, denn Sie bewegen sehr kleine Gelenke.

WIRKUNG
Lösung von Verspannungen in der Daumenregion.

INDIKATION
Für Menschen, die mit ihren Händen und Fingern repetitive Tätigkeiten ausführen, die am Feierabend viel mit dem Motorrad oder Fahrrad fahren oder die regelmäßig schwere Lasten halten oder bewegen.

Dehnübungen für die oberen Extremitäten, die Schulter- und die Brustmuskeln / 97

98

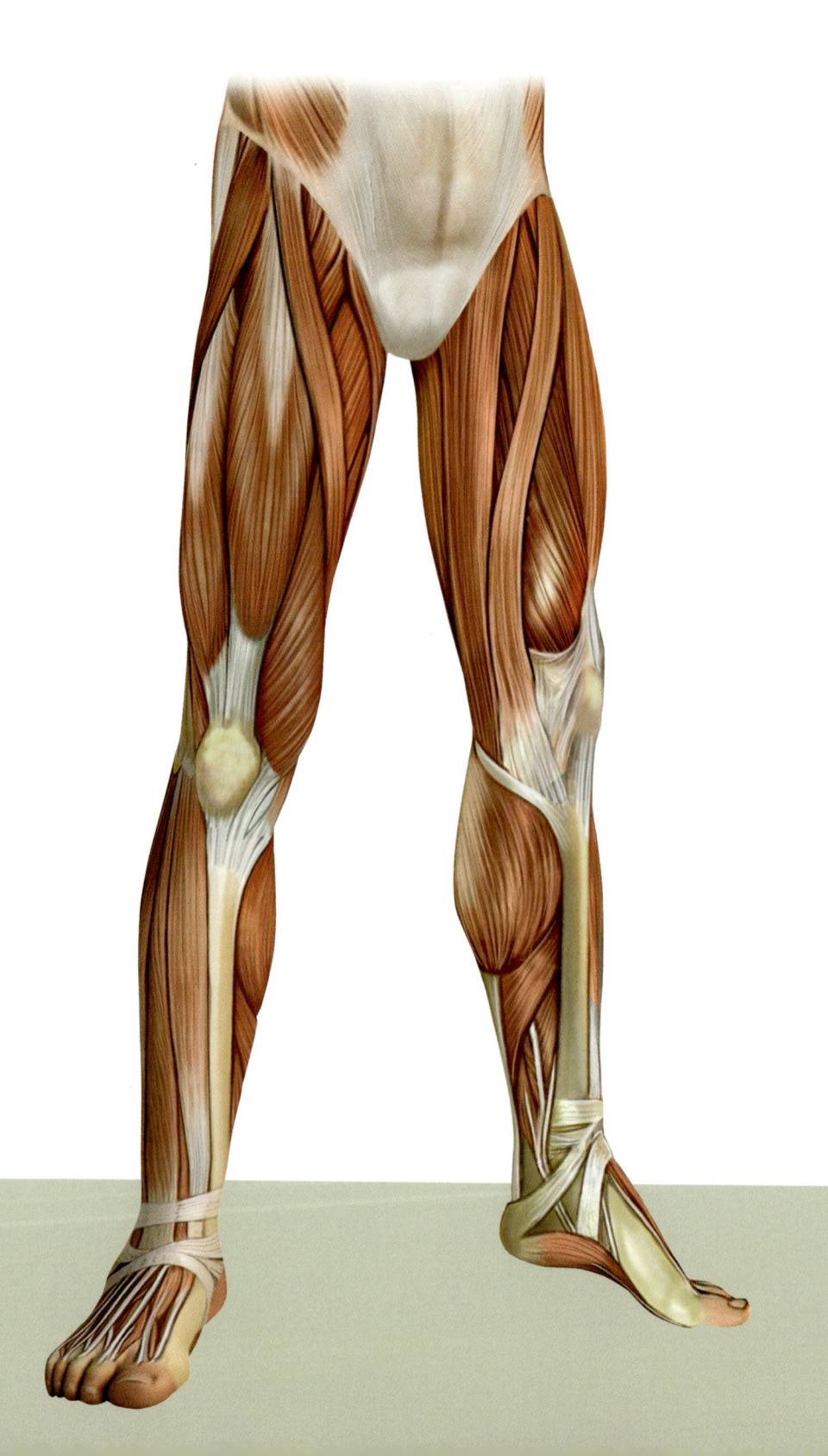

DEHNÜBUNGEN FÜR DIE UNTEREN EXTREMITÄTEN

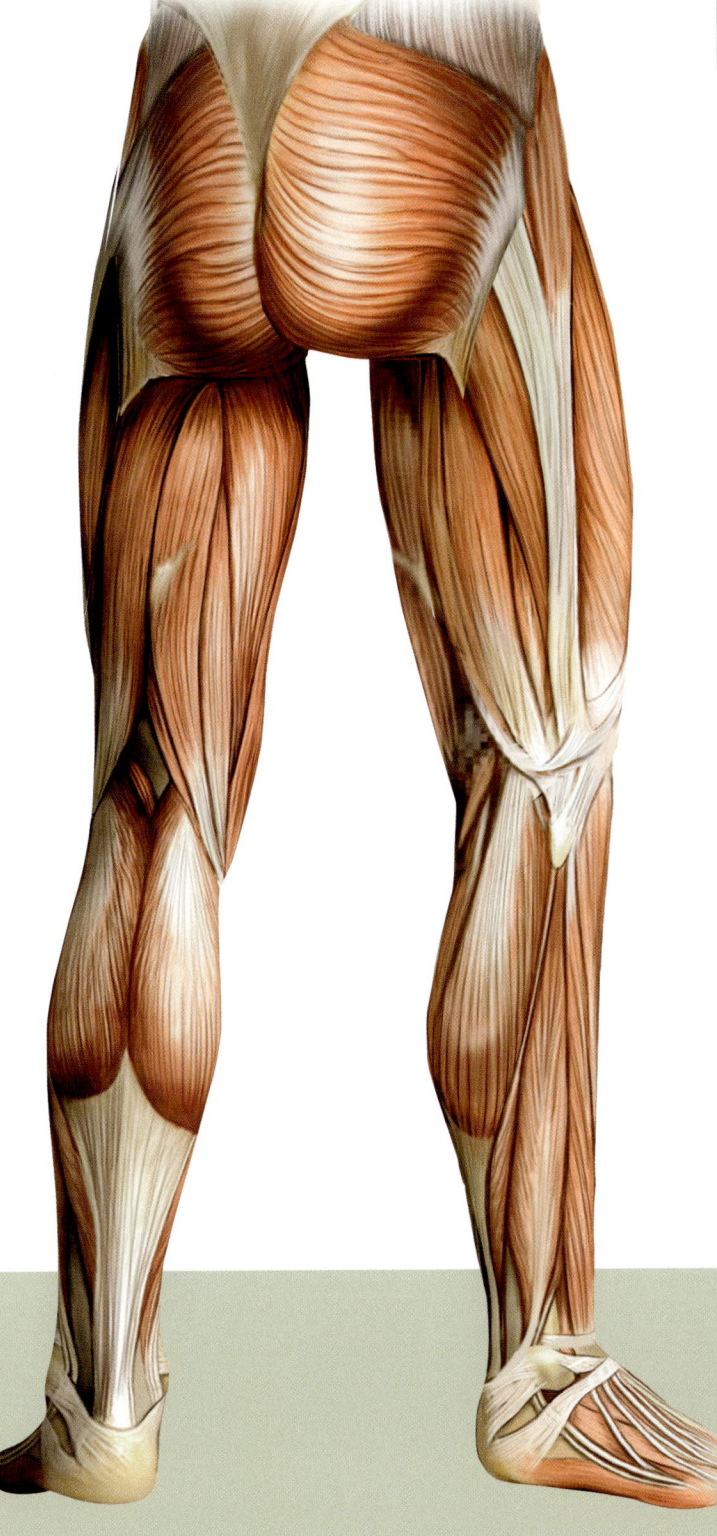

DEHNÜBUNGEN FÜR DIE HÜFTEN

ADDUKTOREN
Es handelt sich hierbei um den großen, mittleren und kleinen Adduktor. Alle drei Muskeln haben einen gemeinsamen Ursprung am Schambein und sie setzen entlang der Diaphyse des Oberschenkelknochens an. Die Hauptfunktion dieser Muskeln ist die Hüftadduktion, womit die Bewegung der unteren Extremität in Richtung der Körpermittellinie gemeint ist, wodurch es möglich wird, die Beine zusammen zu führen.

M. TENSOR FASCIA LATAE (SCHENKELBINDENSPANNER)
Dieser Muskel entspringt am Beckenkamm, der Fascia lata und am Beckenfortsatz. Er setzt an der proximalen Epiphyse des Schienbeins an. Seine Funktion ist die Abduktion der Hüfte, vor allem beginnend aus der Beugeposition, und er bewegt daher die untere Extremität von der Mittellinie des Körpers fort.

M. ILIACUS (DARMBEINMUSKEL)
Dieser Muskel entspringt im mittleren Bereich des Darmbeins und setzt am kleinen Rollhügel (Trochanter) des Oberschenkelknochens an. Seine Funktionen sind die Beugung und seitliche Drehung der Hüfte.

M. PSOAS MAJOR (GROSSER LENDENMUSKEL)
Dieser Muskel entspringt an den transversalen Apophysen der Wirbel T12 bis L5 und an ihren Bandscheiben und setzt am kleinen Rollhügel (Trochanter) des Oberschenkelknochens an. Seine Hauptfunktion ist die Beugung der Hüfte.

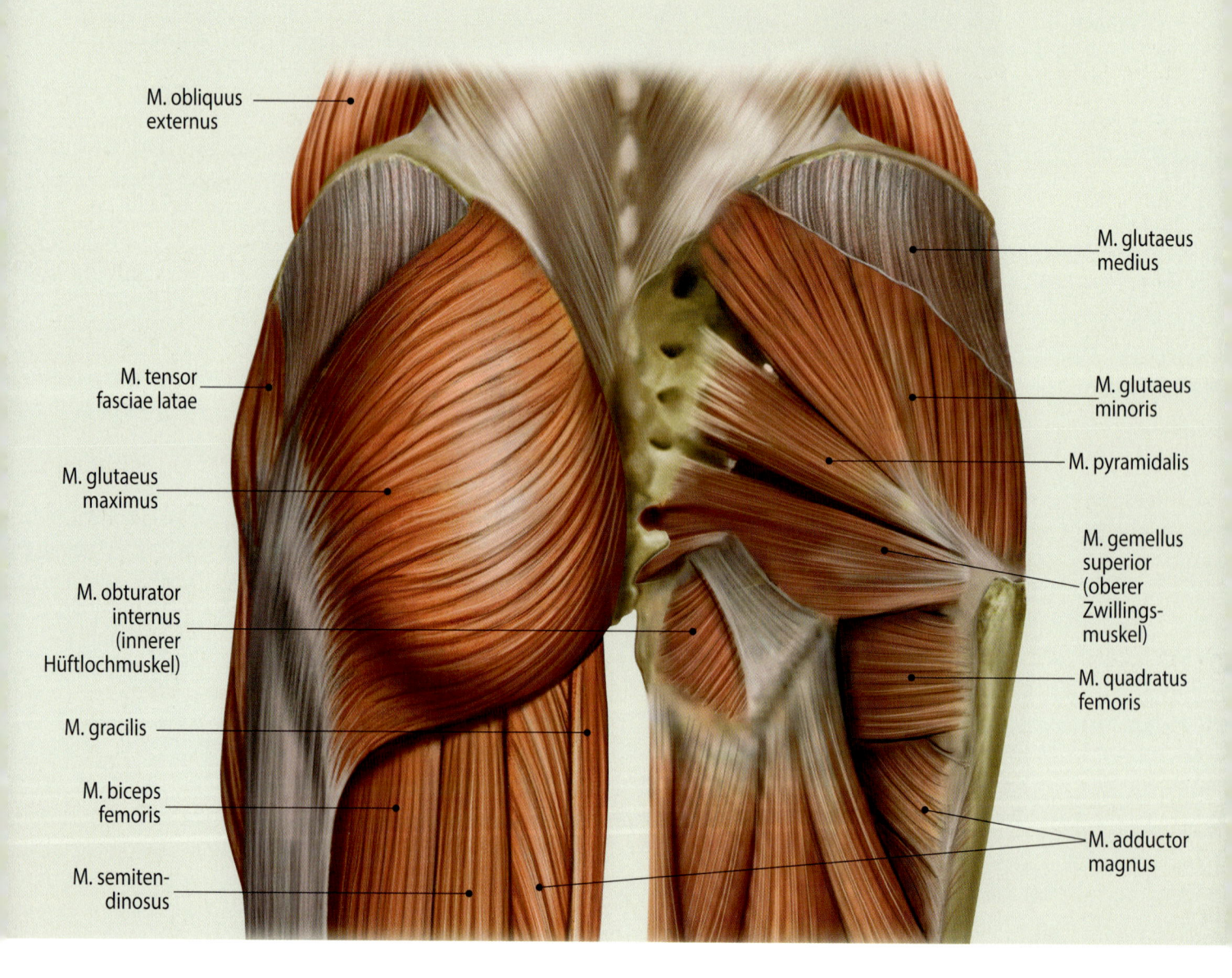

GESÄSSMUSKELN
Hierbei handelt es sich um den M. glutaeus maximus, medius und minimus.

M. glutaeus maximus (großer Gesäßmuskel): Dieser Muskel entspringt am Darmbein, Kreuzbein und am Steißbein und setzt am dritten Proximal des Femurs an. Seine Hauptfunktion besteht in der Hüftstreckung.

M. glutaeus medius (mittlerer Gesäßmuskel): Dieser Muskel entspringt an der Rückseite des Darmbeinkamms und setzt am großen Rollhügel (Trochanter major) des Femur an. Seine Hauptfunktion besteht in der Hüftabduktion. Er teilt diese Funktion mit dem M. glutaeus minimus und in geringerem Ausmaß mit dem M. tensor fasciae latae (Schenkelbindenspanner).

M. glutaeus minimus (kleiner Gesäßmuskel): Dieser Muskel entspringt am äußeren Darmbein und setzt am großen Rollhügel (Trochanter major) des Femur an. Seine Hauptfunktion besteht in der Hüftabduktion.

M. PYRAMIDALIS (PYRAMIDENMUSKEL)
Dieser Muskel entspringt am Kreuzbein und setzt am großen Rollhügel (Trochanter major) des Femur an. Seine Hauptfunktion besteht in der Seitdrehung der Hüfte.

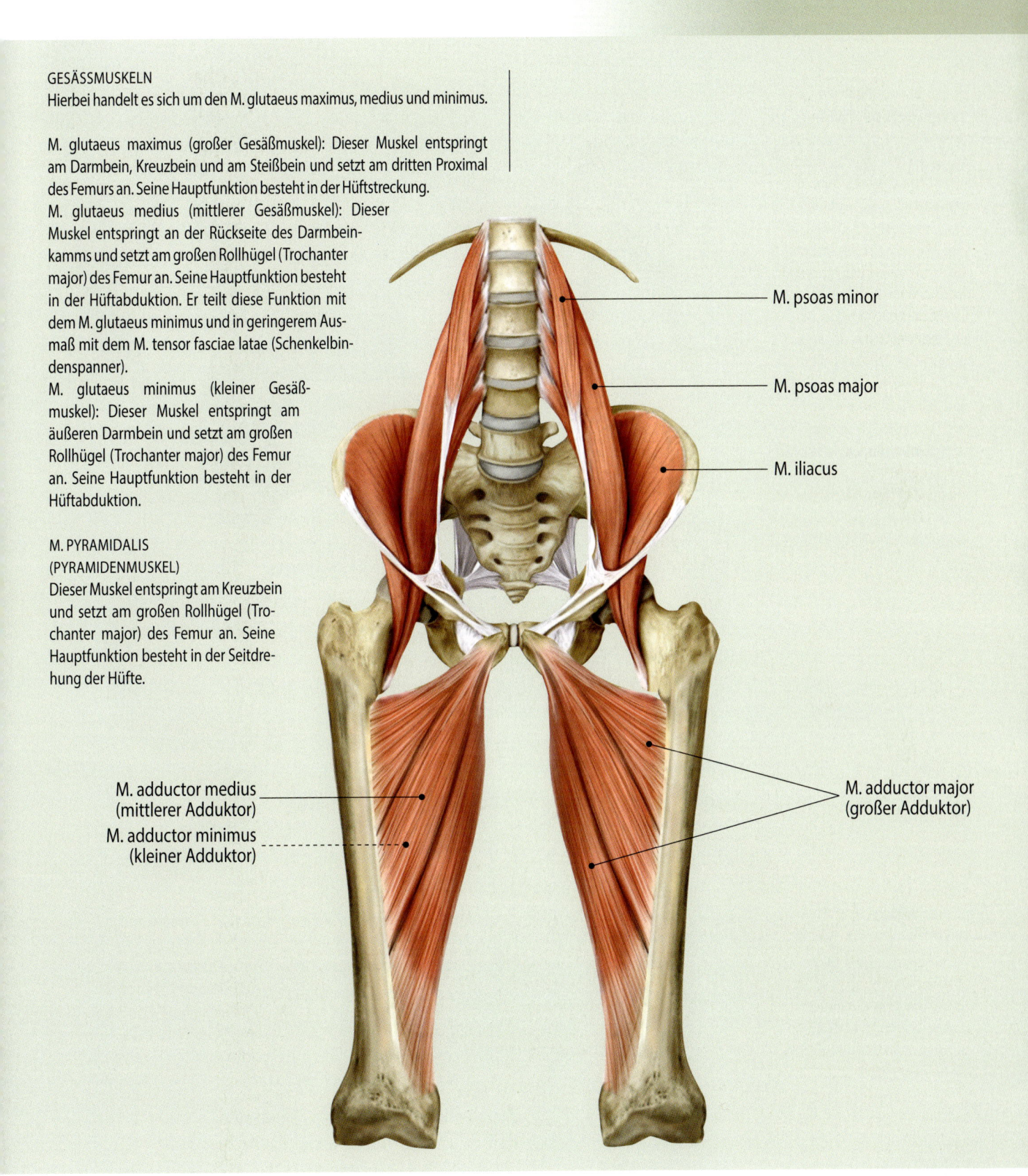

- M. psoas minor
- M. psoas major
- M. iliacus
- M. adductor medius (mittlerer Adduktor)
- M. adductor minimus (kleiner Adduktor)
- M. adductor major (großer Adduktor)

57 DEHNÜBUNGEN FÜR DIE HÜFTEN / ADDUKTOREN

Strecken des Beins im Stehen

Halten Sie Ihren Rücken gerade und schauen Sie nach vorne.

AUSGANGSPOSITION
Sie stehen mit auseinandergestellten Füßen. Die Hand auf der zu dehnenden Seite ist gegen Ihre Hüfte gestützt, während die andere Hand oben auf Ihrem Oberschenkel liegt, um das Wohlbefinden und die Stabilität während der Dehnung zu steigern.

TECHNIK
Beugen Sie das Knie des Beins, das nicht gedehnt wird, sodass Ihr Körperschwerpunkt sich absenkt und sich zu dieser Seite bewegt. Während Sie die Bewegung durchführen, werden Sie die Spannung auf der Innenseite des zu dehnenden Beins spüren, was ein Zeichen dafür ist, dass die Spannung in Ihren Adduktoren erzeugt wird und dass Sie die Bewegung richtig durchführen.

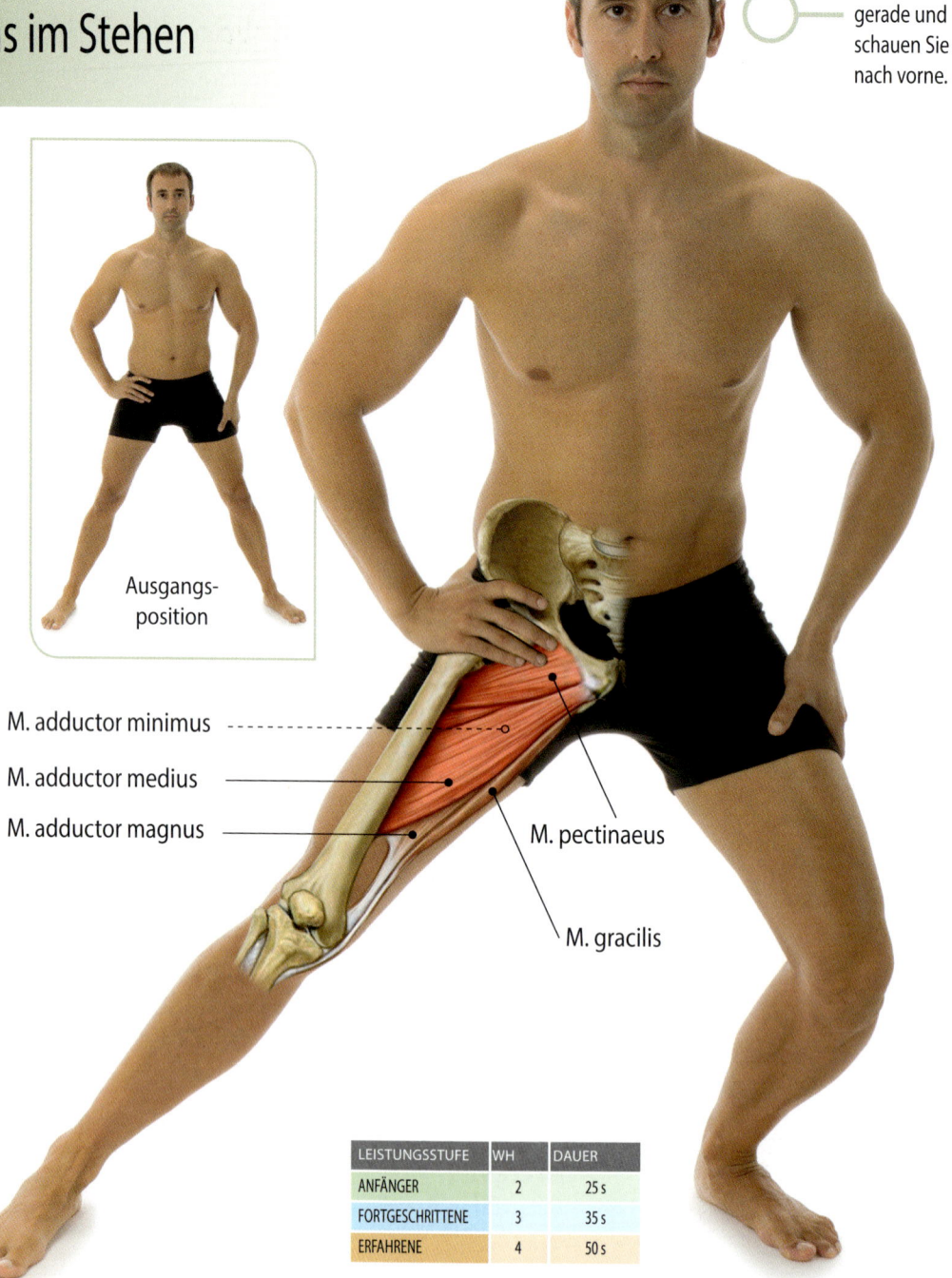

Ausgangsposition

M. adductor minimus
M. adductor medius
M. adductor magnus
M. pectinaeus
M. gracilis

LEISTUNGSSTUFE	WH	DAUER
ANFÄNGER	2	25 s
FORTGESCHRITTENE	3	35 s
ERFAHRENE	4	50 s

VORSICHT
Absolvieren Sie die Bewegung allmählich und progressiv, da diese Muskeln nicht besonders kräftig sind, wodurch sie anfälliger für Verletzungen durch plötzliche Bewegungen werden.

WIRKUNG
Erweiterung des Bewegungsumfangs und Lösung von Verspannungen in den Muskeln der Oberschenkelinnenseite.

INDIKATION
Für Menschen, die körperliche Aktivitäten durchführen, die besonders die unteren Extremitäten belasten, oder die unter speziellen Hüft- und Beckenbeschwerden leiden, wie z. B. einer sportbedingten Schambeinentzündung.

ADDUKTOREN / DEHNÜBUNGEN FÜR DIE HÜFTEN **58**

Strecken des Beins im Vierfüßlerstand

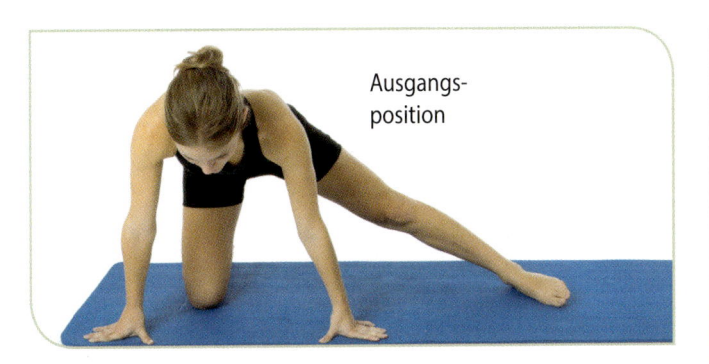

Ausgangsposition

AUSGANGSPOSITION
Begeben Sie sich in den Vierfüßlerstand auf einer Matte und strecken Sie ein Bein zur Seite hin aus, sodass Ihr Fuß mit seiner Innenseite auf der Matte aufliegt. Die drei anderen Stützpunkte sind Ihre beiden Hände und das Knie des anderen Beins.

TECHNIK
Gleiten Sie mit dem Stützfuß auf der Matte, sodass er sich vom anderen Fuß entfernt und sich seiner maximalen Streckung nähert. Sie werden bald die Spannung auf der Innenseite Ihres Oberschenkels spüren, was ein Zeichen dafür ist, dass die Adduktoren gedehnt werden.

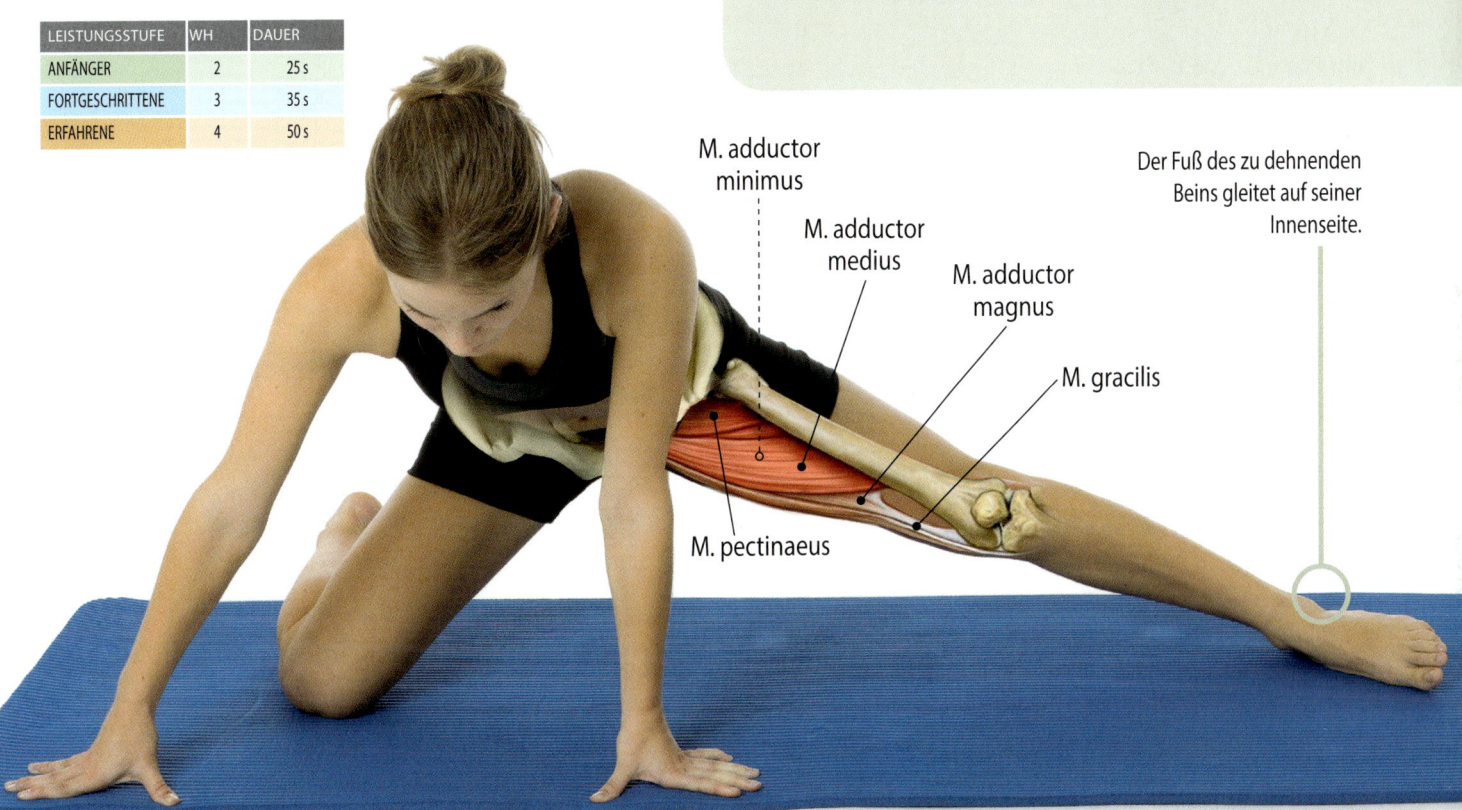

LEISTUNGSSTUFE	WH	DAUER
ANFÄNGER	2	25 s
FORTGESCHRITTENE	3	35 s
ERFAHRENE	4	50 s

M. adductor minimus
M. adductor medius
M. adductor magnus
M. gracilis
M. pectinaeus

Der Fuß des zu dehnenden Beins gleitet auf seiner Innenseite.

VORSICHT
Absolvieren Sie die Dehnübung langsam und progressiv und halten Sie die drei Stützpunkte bei.

WIRKUNG
Erweiterung des Bewegungsumfangs und Lösung von Verspannungen in den Muskeln der Oberschenkelinnenseite.

INDIKATION
Für Menschen, die körperliche Aktivitäten durchführen oder unter speziellen Hüft- und Beckenbeschwerden leiden, wie z. B. einer sportbedingten Schambeinentzündung.

DEHNÜBUNGEN FÜR DIE HÜFTEN / ADDUKTOREN

Anheben des Beins im Stehen

AUSGANGSPOSITION
Stehen Sie neben einem höheren Gegenstand, wie z. B. einer Stufe, einem Kasten oder einem kleinen Hocker. Heben Sie das diesem Gegenstand nähere Bein an und legen Sie Ihre Fußinnenseite auf diese Stützfläche.

TECHNIK
Beugen Sie das Knie des Standbeins, sodass Ihr Körperschwerpunkt sich absenkt und die Abduktion des angehobenen Beins zunimmt. Wie bei den vorherigen Dehnübungen werden Sie eine Spannung auf der Oberschenkelinnenseite spüren.

Halten Sie Ihren Rücken gerade und schauen Sie nach vorne.

Ausgangsposition

- M. adductor medius
- M. adductor minimus
- M. pectinaeus
- M. adductor magnus
- M. gracilis

LEISTUNGSSTUFE	WH	DAUER
ANFÄNGER	2	25 s
FORTGESCHRITTENE	3	30 s
ERFAHRENE	4	40 s

VORSICHT
Achten Sie darauf, dass Sie die Bewegung aus einer ausbalancierten Position beginnen und dass Sie die Bewegung langsam durchführen, sodass Sie nicht Ihr Gleichgewicht verlieren.

WIRKUNG
Erweiterung des Bewegungsumfangs und Lösung von Verspannungen in den Muskeln der Oberschenkelinnenseite.

INDIKATION
Wie die anderen Dehnübungen für die Adduktoren ist auch diese Dehnübung zur Verbesserung des Zustandes von Patienten mit Hüft- und Beckenbeschwerden bestimmt, besonders für Sportler, die zu einer Verkürzung der Adduktoren neigen oder die verletzungsgefährdet sind, wie Fußballspieler.

ADDUKTOREN / DEHNÜBUNGEN FÜR DIE HÜFTEN 60

Beidseitig in der Sumo-Stellung

Ausgangsposition

Stützen Sie Ihre Ellbogen auf Ihren Oberschenkeln unmittelbar oberhalb Ihrer Knie ab.

M. pectinaeus

M. adductor medius

M. adductor minimus

M. adductor magnus

M. gracilis

AUSGANGSPOSITION
Stehen Sie mit weiter als schulterbreit auseinandergestellten Füßen. Beugen Sie Ihre Knie um 100 oder 110°. Neigen Sie Ihren Oberkörper nach vorne und stützen Sie Ihre Ellbogen auf Ihren Oberschenkeln unmittelbar oberhalb Ihrer Knie ab.

TECHNIK
Senken Sie Ihren Brustkorb ab und drücken Sie Ihre Knie mit Ihren Ellbogen nach außen, sodass der Abstand zwischen ihnen sich weiter vergrößert. Diese Bewegung erzeugt eine Spannung in Ihren Adduktoren, die Sie einige Sekunden halten sollten, bevor Sie die Dehnübung beenden.

LEISTUNGSSTUFE	WH	DAUER
ANFÄNGER	2	20 s
FORTGESCHRITTENE	4	25 s
ERFAHRENE	5	35 s

VORSICHT
Absolvieren Sie diese Dehnübung langsam und beginnen Sie aus einer möglichst stabilen Ausgangsposition, da diese Dehnübung Ihren Körperschwerpunkt bewegt und es sein kann, dass Sie Ihr Gleichgewicht verlieren.

WIRKUNG
Erweiterung des Bewegungsumfangs und Lösung von Verspannungen in den Muskeln der Oberschenkelinnenseite.

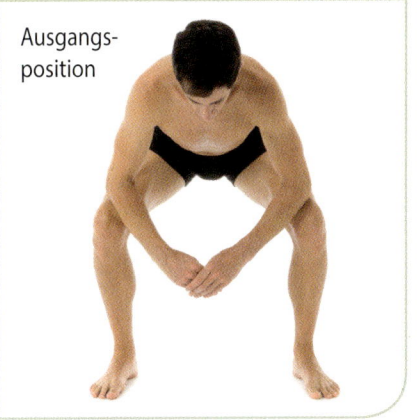

INDIKATION
Für Menschen mit Hüftbeschwerden und für Menschen, die Sportarten betreiben, die mit großen Belastungen für die unteren Extremitäten einhergehen, vor allem explosiven Bewegungen und plötzlichen Richtungswechseln.

61 DEHNÜBUNGEN FÜR DIE HÜFTE / ADDUKTOREN

Rückwärtsbewegung auf den Knien und Unterarmen

AUSGANGSPOSITION
Nehmen Sie eine Position auf der Matte ein, bei der Sie sich auf Ihren Knien und Unterarmen abstützen. Halten Sie Ihre Ellbogen schulterbreit auseinander oder etwas enger zusammen und halten Sie Ihre Knie erheblich weiter auseinander als Ihre Ellbogen.

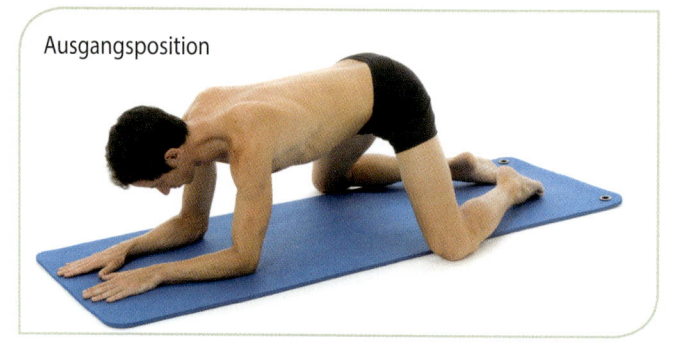

TECHNIK
Bewegen Sie Ihren Körper nach hinten, ohne Ihre Stützpunkte zu verschieben, sodass Ihre Ellbogen sich strecken und Ihr Gesäß sich über Ihren Fersen befindet. Sie werden eine Spannung auf der Innenseite Ihrer Oberschenkel spüren, die Sie einige Sekunden lang halten sollten.

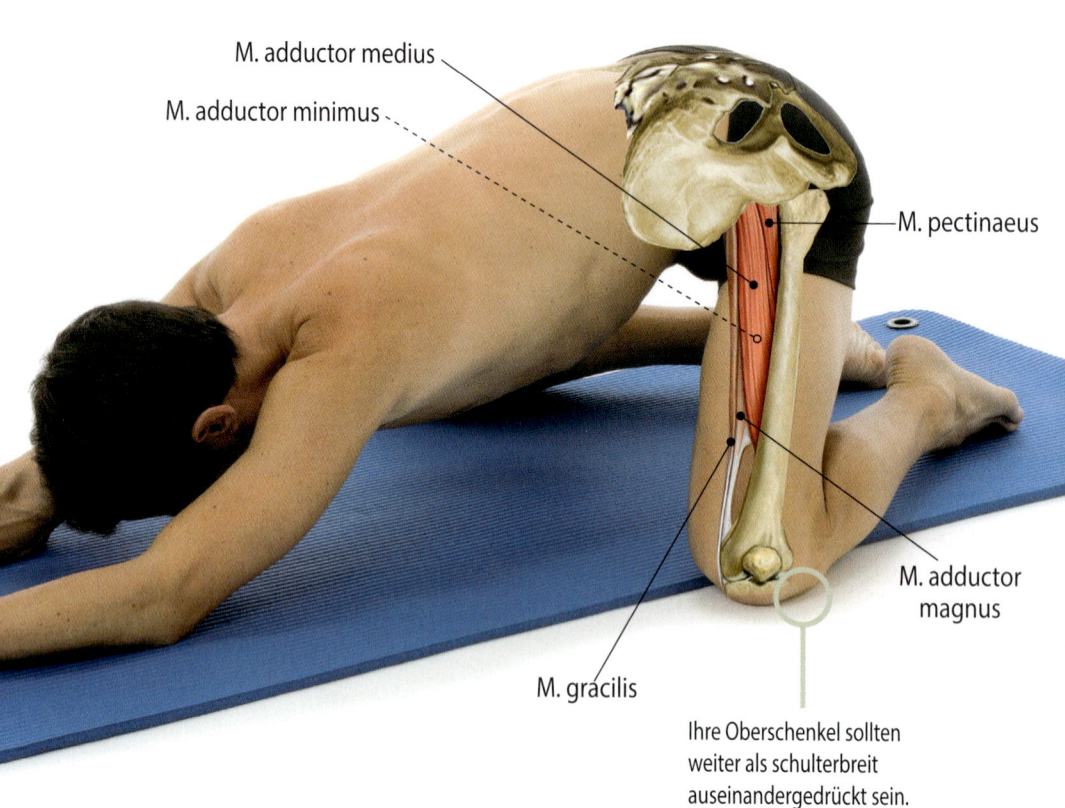

Ausgangsposition

LEISTUNGSSTUFE	WH	DAUER
ANFÄNGER	2	20 s
FORTGESCHRITTENE	3	25 s
ERFAHRENE	4	35 s

M. adductor medius
M. adductor minimus
M. pectinaeus
M. adductor magnus
M. gracilis

Ihre Oberschenkel sollten weiter als schulterbreit auseinandergedrückt sein.

VORSICHT
Wenn Sie Schmerzen in Ihrem Hüftgelenk verspüren, sollten Sie eine der anderen vorgeschlagenen Dehnübungen für die Adduktoren durchführen.

WIRKUNG
Erweiterung des Bewegungsumfangs und Lösung von Verspannungen in den Muskeln der Oberschenkelinnenseite.

INDIKATION
Für Sportler in Sportarten, die hohe Belastungen für die Extremitäten und explosive Belastungen beinhalten, wie z. B. Richtungswechsel, Antritte, plötzliche Bremsmanöver, Sprünge usw., besonders für Tennisspieler, Fußballspieler und Eisläufer.

ADDUKTOREN / DEHNÜBUNGEN FÜR DIE HÜFTE **62**

Schmetterlingsstellung

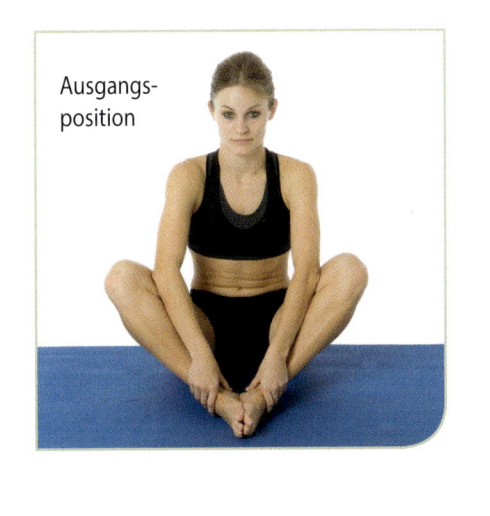

Ausgangsposition

LEISTUNGSSTUFE	WH	DAUER
ANFÄNGER	2	20 s
FORTGESCHRITTENE	3	25 s
ERFAHRENE	4	35 s

AUSGANGSPOSITION
Sie sitzen auf einer Matte mit zusammenliegenden Fußsohlen. Legen Sie Ihre Hände auf Ihre Fußgelenke und Ihre Ellbogen auf die Innenseiten Ihrer Oberschenkel.

TECHNIK
Drücken Sie mit Ihren Ellbogen nach außen, sodass Ihre Knie sich weiter auseinanderbewegen, Ihre Fußsohlen aber zusammenbleiben. Sie werden die durch die Dehnung Ihrer Oberschenkelinnenseiten ausgelöste Spannung spüren. Halten Sie diese Position einige Sekunden, bevor Sie wieder zur Ausgangsposition zurückkehren.

M. abductor minimus
M. adductor medius
Drücken Sie mit Ihren Ellbogen gegen die Innenseite Ihrer Oberschenkel.
M. adductor magnus
M. pectinaeus
M. gracilis

VORSICHT
Vermeiden Sie bei dieser Dehnübung plötzliche oder schnelle Bewegungen. Denken Sie daran, dass nur langsame Bewegungen es Ihnen ermöglichen, auf eine negative Empfindung zu reagieren.

WIRKUNG
Erweiterung des Bewegungsumfangs und Lösung von Verspannungen in den Muskeln der Oberschenkelinnenseite.

INDIKATION
Für Menschen, die Sportarten betreiben, die hohe Anforderungen an die unteren Extremitäten stellen oder die nur einen eingeschränkten Bewegungsumfang in diesem Körperbereich erlauben.

Dehnübungen für die unteren Extremitäten / 107

63 DEHNÜBUNGEN FÜR DIE HÜFTE / ADDUKTOREN

Sitz mit den Beinen in der V-Stellung

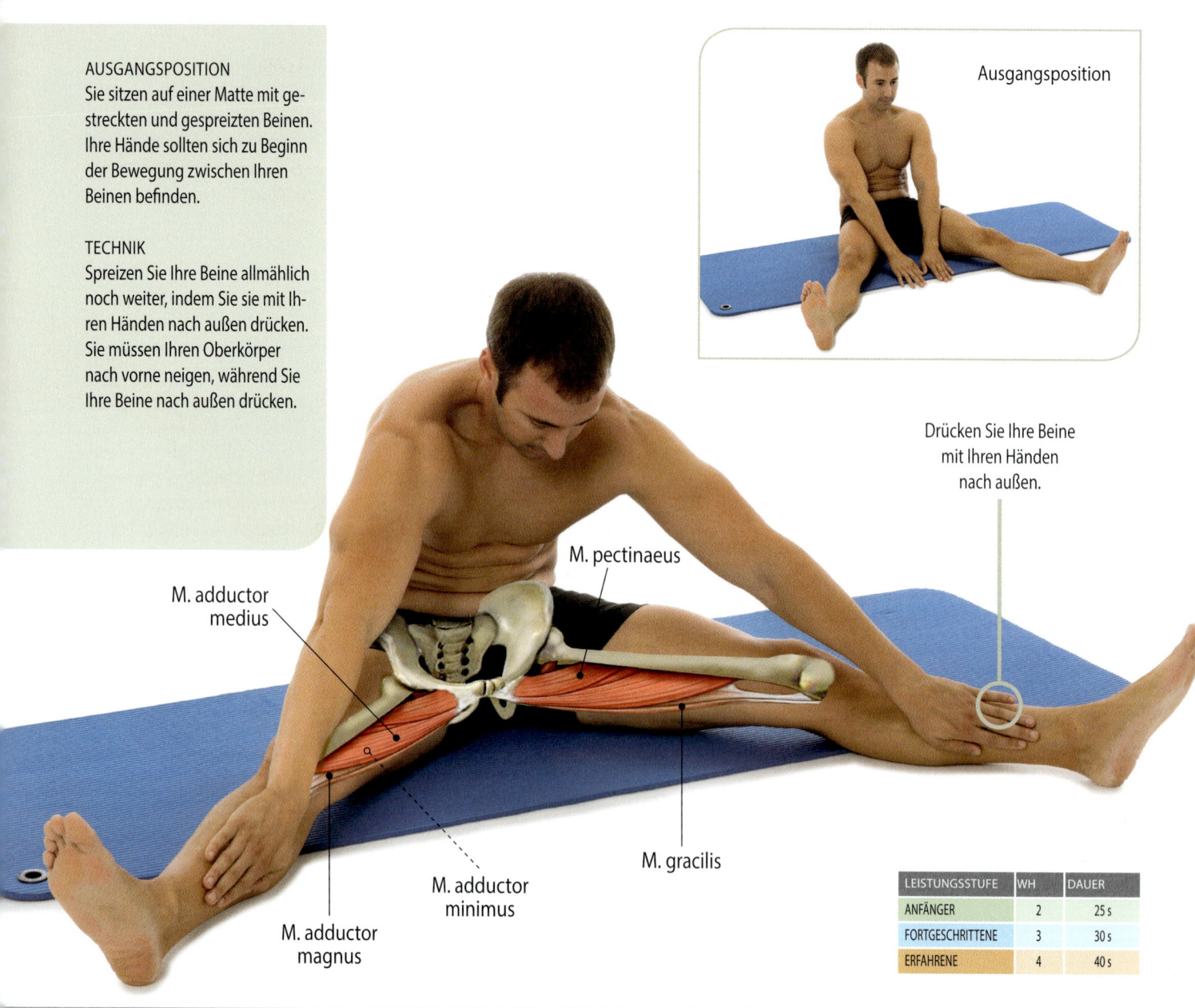

AUSGANGSPOSITION
Sie sitzen auf einer Matte mit gestreckten und gespreizten Beinen. Ihre Hände sollten sich zu Beginn der Bewegung zwischen Ihren Beinen befinden.

TECHNIK
Spreizen Sie Ihre Beine allmählich noch weiter, indem Sie sie mit Ihren Händen nach außen drücken. Sie müssen Ihren Oberkörper nach vorne neigen, während Sie Ihre Beine nach außen drücken.

Ausgangsposition

Drücken Sie Ihre Beine mit Ihren Händen nach außen.

M. adductor medius
M. pectinaeus
M. adductor magnus
M. adductor minimus
M. gracilis

LEISTUNGSSTUFE	WH	DAUER
ANFÄNGER	2	25 s
FORTGESCHRITTENE	3	30 s
ERFAHRENE	4	40 s

VORSICHT
Absolvieren Sie diese Dehnübung langsam und achten Sie auf Ihren Rücken sowie auf Ihre Adduktoren, da die Beugung Ihrer Wirbelsäule zu leichten, örtlich begrenzten Schmerzen führen könnte, wenn Sie unter Rückenbeschwerden oder an Fehlstellungen leiden.

WIRKUNG
Vergößerung des Bewegungsumfangs und Verhinderung von inneren Verletzungen der Muskeln auf der Oberschenkelinnenseite.

INDIKATION
Für Sportler mit verkürzten Adduktoren, die ihren Bewegungsumfang den Anforderungen ihrer Sportart entsprechend vergrößern wollen.

ADDUKTOREN / DEHNÜBUNGEN FÜR DIE HÜFTE | 64

Auf dem Rücken mit den Beinen in der V-Stellung

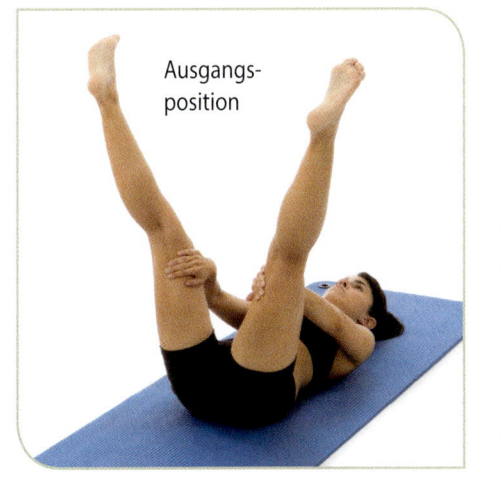

Ausgangsposition

AUSGANGSPOSITION
Legen Sie sich mit dem Rücken auf eine Matte und strecken Sie Ihre Beine nach oben und spreizen Sie sie etwas. Legen Sie Ihre Hände auf die Innenseiten Ihrer Oberschenkel und legen Sie Ihren Kopf auf den Boden.

TECHNIK
Spreizen Sie Ihre Beine langsam und allmählich. Verwenden Sie Ihre Hände, um die Spannung zu vergrößern und den Dehnungseffekt zu optimieren.

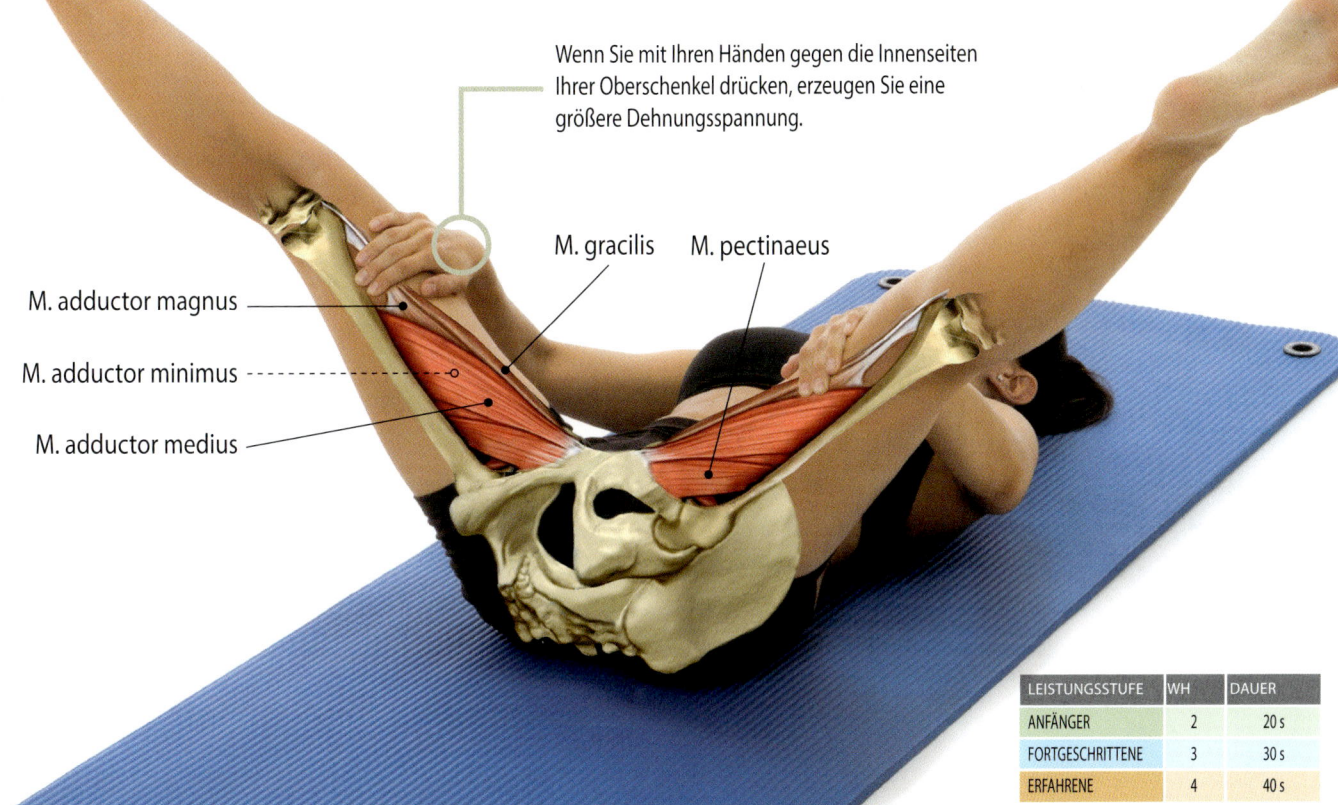

Wenn Sie mit Ihren Händen gegen die Innenseiten Ihrer Oberschenkel drücken, erzeugen Sie eine größere Dehnungsspannung.

- M. adductor magnus
- M. adductor minimus
- M. adductor medius
- M. gracilis
- M. pectinaeus

LEISTUNGSSTUFE	WH	DAUER
ANFÄNGER	2	20 s
FORTGESCHRITTENE	3	30 s
ERFAHRENE	4	40 s

VORSICHT
Halten Sie Ihren Kopf und Nacken entspannt und in Kontakt mit der Matte und brechen Sie die Dehnübung ab, sobald Sie Schmerzen verspüren. Denken Sie daran, dass ein Gefühl der Spannung, ohne die Schmerzschwelle zu erreichen, beim Beweglichkeitstraining wünschenswert ist.

WIRKUNG
Vergrößerung des Bewegungsumfangs und Lösung von Verspannungen in den Muskeln auf den Oberschenkelinnenseiten.

INDIKATION
Für Menschen, deren Adduktoren verkürzt sind oder deren Beweglichkeit in der unteren Körperhälfte reduziert ist, und für Sportler, die ihren Bewegungsumfang vergrößern müssen.

Dehnübungen für die unteren Extremitäten / 109

65 DEHNÜBUNGEN FÜR DIE HÜFTE / ABDUKTOREN

Rumpfseitbeuge mit gekreuzten Beinen

AUSGANGSPOSITION
Nehmen Sie eine stehende Position ein und kreuzen Sie das zu dehnende Bein hinter dem anderen Bein. Legen Sie die Hand auf der Seite des hinten kreuzenden Beins auf Ihre Hüfte und lassen Sie den anderen Arm locker an Ihrer Seite hängen.

TECHNIK
Gleiten Sie mit Ihrem vorderen Fuß über den Boden, sodass die Überkreuzbewegung noch an Umfang zunimmt. Beugen Sie gleichzeitig Ihren Oberkörper in die andere Richtung, wobei Sie Ihren freien Arm herunterhängen lassen.

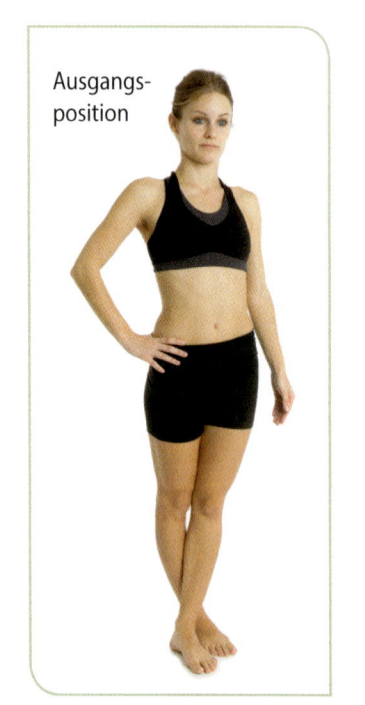

Ausgangsposition

M. tensor fasciae latae
M. glutaeus medius
M. glutaeus minimus

Gleiten Sie mit dem vorderen Fuß von dem hinteren Fuß weg, während Sie Ihre Beine gekreuzt halten.

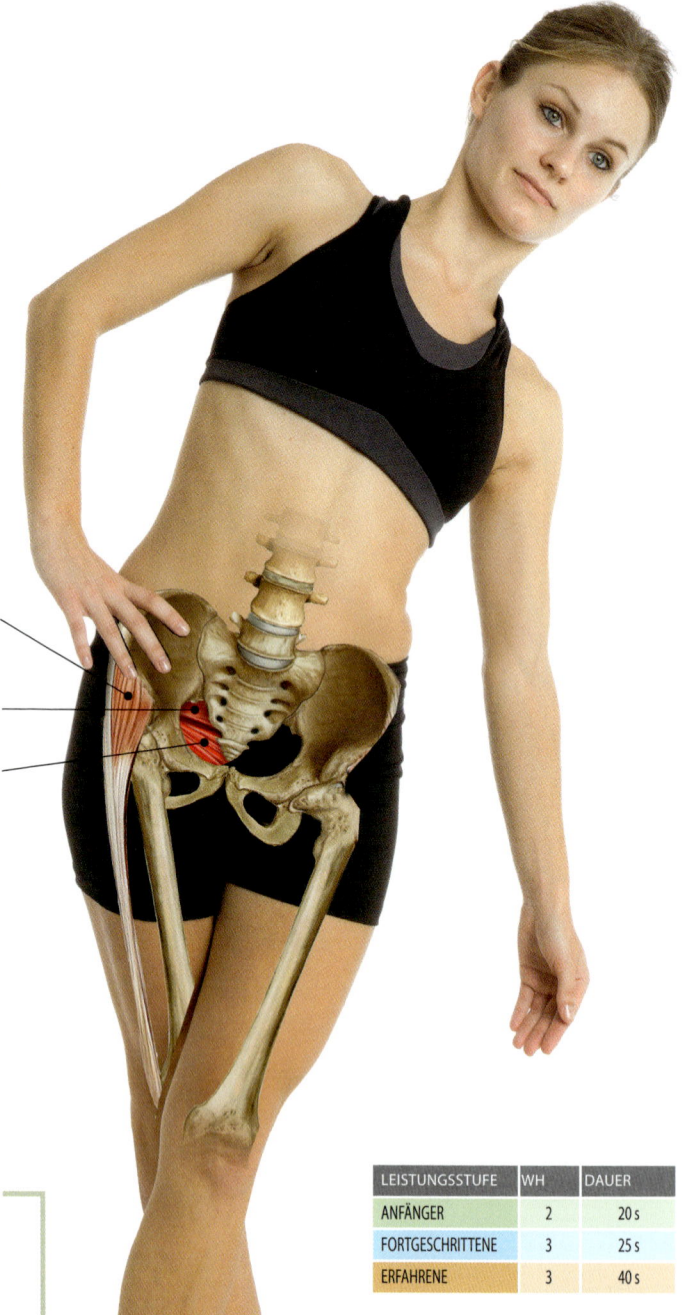

LEISTUNGSSTUFE	WH	DAUER
ANFÄNGER	2	20 s
FORTGESCHRITTENE	3	25 s
ERFAHRENE	3	40 s

VORSICHT
Es kann sein, dass Sie die Dehnung als nicht so ausgeprägt empfinden wie bei den Adduktoren-Dehnübungen. Dies bedeutet nicht unbedingt, dass Sie die Übung nicht richtig durchführen oder dass Sie die Bewegung endlos ausdehnen müssen.

WIRKUNG
Lösung von Verspannungen in den Muskeln der Oberschenkelaußenseite und Vergrößerung des Bewegungsumfangs.

INDIKATION
Für Menschen, die körperliche Aktivitäten ausführen, die die untere Körperhälfte besonders belasten, oder die an bestimmten Hüft- oder Knieproblemen leiden, wie z. B. an einem Iliotibialbandsyndrom oder Läuferknie.

110 / Dehnübungen für die unteren Extremitäten

ABDUKTOREN / DEHNÜBUNGEN FÜR DIE HÜFTE | 66

Einbeinstand mit Abstützen

AUSGANGSPOSITION
Stehen Sie so, dass Ihre Seite einer Stützfläche zugewandt ist. Halten Sie Ihre Füße zusammen und legen Sie eine Hand auf die Stützfläche, um während der Durchführung der Übung das Gleichgewicht halten zu können.

TECHNIK
Beugen Sie Ihren Oberkörper zur Seite und zum Stützpunkt hin, während Sie gleichzeitig Ihre Hüfte zur anderen Seite hin stoßen. Halten Sie Ihre Füße am Ort und beugen Sie das Knie des inneren Beins leicht, um die Hüfte weiter nach vorne zu bewegen.

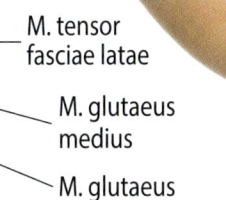

- M. tensor fasciae latae
- M. glutaeus medius
- M. glutaeus minimus

Beugen Sie das innere Knie, um die Dehnung zu verstärken.

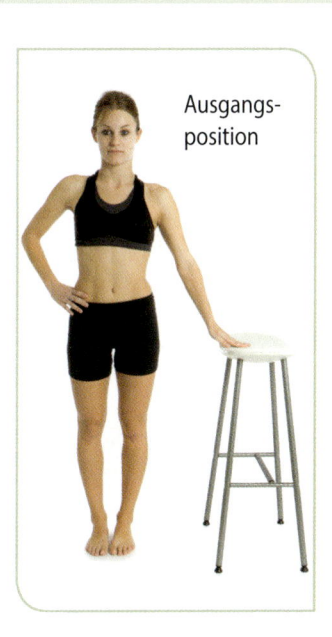

Ausgangsposition

LEISTUNGSSTUFE	WH	DAUER
ANFÄNGER	2	20 s
FORTGESCHRITTENE	3	25 s
ERFAHRENE	3	40 s

VORSICHT
Sie dürfen die Dehnung nicht unbegrenzt steigern, wenn Sie die Spannung nicht spüren, denn sie ist nicht so deutlich spürbar wie bei den Dehnübungen für die anderen Muskelgruppen.

WIRKUNG
Vergrößerung des Bewegungsumfangs und Lösung von Verspannungen in den Muskeln der Oberschenkelaußenseite und der Hüfte.

INDIKATION
Für Sportler, deren Sportarten die untere Körperhälfte beanspruchen, und für Personen mit speziellen Hüft- und Kniebeschwerden, wie z. B. einem Iliotibialbandsyndrom und Läuferknie.

Dehnübungen für die unteren Extremitäten / 111

67 DEHNÜBUNGEN FÜR DIE HÜFTE / M. PSOAS

Einbeinstand mit dem Fuß auf einem Hocker

AUSGANGSPOSITION
Stehen Sie vor einem Hocker, einem Stuhl oder einem anderen Gegenstand mit einer hoch liegenden Oberfläche. Stellen Sie einen Fuß auf den Hocker und halten Sie den anderen am Boden, sodass er eine Linie mit Ihrer Hüfte bildet und Ihr Gewicht trägt. Sie können Ihre Hände entweder in Ihre Hüften stemmen oder Ihre Arme locker an Ihren Seiten herunterhängen lassen.

TECHNIK
Bewegen Sie Ihren Körper nach vorne, ohne Ihre Füße von ihren Stützflächen fortzubewegen, während Sie Ihren Oberkörper senkrecht zum Boden halten. Während Sie sich nach vorne bewegen, senkt Ihr Körperschwerpunkt sich ab und in der Hüfte auf der Seite Ihres hinteren Fußes wird die Spannung zunehmen, wodurch es zu einer Dehnung kommt.

Bewegen Sie sich nach vorne und senken Sie Ihren Körperschwerpunkt ab, um Ihre Hüftstreckung zu steigern.

Ausgangsposition

— M. psoas major
— M. iliacus
— M. sartorius
— M. gracilis

LEISTUNGSSTUFE	WH	DAUER
ANFÄNGER	2	30 s
FORTGESCHRITTENE	3	35 s
ERFAHRENE	4	45 s

VORSICHT
Stellen Sie sicher, das der Stützpunkt Ihres vorderen Fußes stabil ist und während der Dehnübung fest am Boden bleibt.

WIRKUNG
Vergrößerung des Bewegungsumfangs und Reduktion der Spannung in den Muskeln der Hüftvorderseite.

INDIKATION
Für Menschen, die sich körperlich betätigen oder die an speziellen Hüftbeschwerden, einer Hyperlordose oder einem nicht akuten Hexenschuss leiden.

M. PSOAS / DEHNÜBUNGEN FÜR DIE HÜFTE **68**

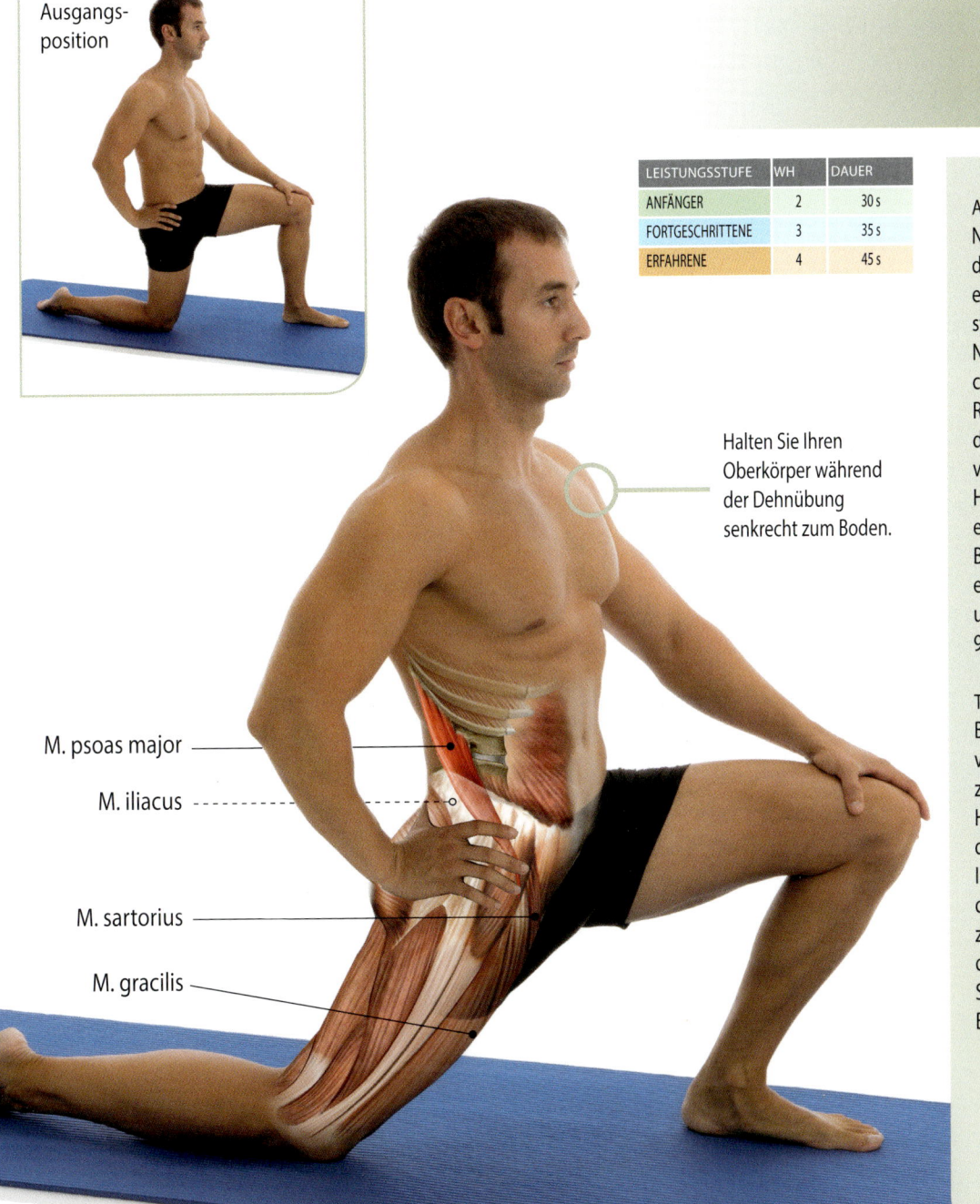

Ritterstellung

Ausgangsposition

LEISTUNGSSTUFE	WH	DAUER
ANFÄNGER	2	30 s
FORTGESCHRITTENE	3	35 s
ERFAHRENE	4	45 s

AUSGANGSPOSITION
Nehmen Sie eine Position auf der Matte ein, bei der Sie sich auf einem Knie und einem Fuß abstützen. Die Position ähnelt dem Niederknien eines mittelalterlichen Ritters, der gerade seinen Ritterschlag erhält – daher rührt der Name dieser Übung. Das vordere Bein weist sowohl in der Hüfte als auch im Kniegelenk eine Beugung von 90° auf. Zu Beginn bildet das hintere Bein eine Linie mit Ihrem Oberkörper und das Knie dieses Beins ist um 90° gebeugt.

TECHNIK
Bewegen Sie sich nach vorne, ohne die Stützpunkte zu bewegen, sodass Sie die Hüftstreckung auf der Seite des hinteren Beins verstärken. Ihr Oberkörper muss während der gesamten Übung senkrecht zum Boden bleiben. Brechen Sie die Bewegung ab, wenn Sie die Spannung in Ihrem gestreckten Bein spüren.

Halten Sie Ihren Oberkörper während der Dehnübung senkrecht zum Boden.

- M. psoas major
- M. iliacus
- M. sartorius
- M. gracilis

VORSICHT
Stellen Sie sicher, dass Sie aus einer stabilen Position beginnen, die es Ihnen ermöglicht, während der gesamten Übung Ihr Gleichgewicht zu halten. Verwenden Sie eine gepolsterte Matte, um eine zu starke Druckbelastung des Stützknies zu vermeiden.

WIRKUNG
Vergrößerung des Bewegungsumfangs und Lösung von Verspannungen in den Muskeln auf der Hüftvorderseite.

INDIKATION
Für Menschen, die sich körperlich betätigen, und für Personen mit spezifischen Hüftproblemen, einer Hyperlordose der Lendenwirbelsäule und nicht akuten Problemen im unteren Rückenbereich.

Dehnübungen für die unteren Extremitäten / 113

69 DEHNÜBUNGEN FÜR DIE HÜFTE / M. PSOAS

Kniebeuge und Streckung des anderen Beins

Ausgangsposition

AUSGANGSPOSITION
Sie liegen mit Ihrem Rücken auf einer Bank, einer Liege oder etwas Ähnlichem, mit nach oben gezogenen Beinen und beiden Händen auf einem Knie. Halten Sie Ihren Kopf auf der Bank und Ihren Nacken entspannt.

TECHNIK
Senken Sie das freie Bein bis zur maximalen Streckung, die Ihre Hüfte ermöglicht, ab, während Sie das andere Bein, das die maximale Hüft- und Kniebeugung beibehält, festhalten. Das Knie des unteren Beins muss nahezu völlig gestreckt sein, wodurch sich die Dehnung aufgrund des Schwerkrafteffekts verstärkt.

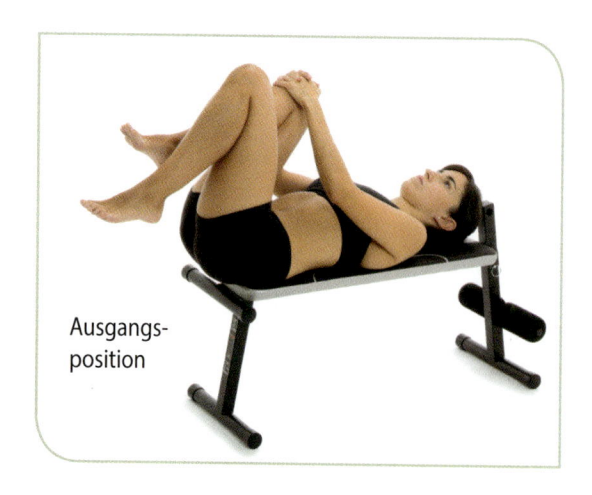

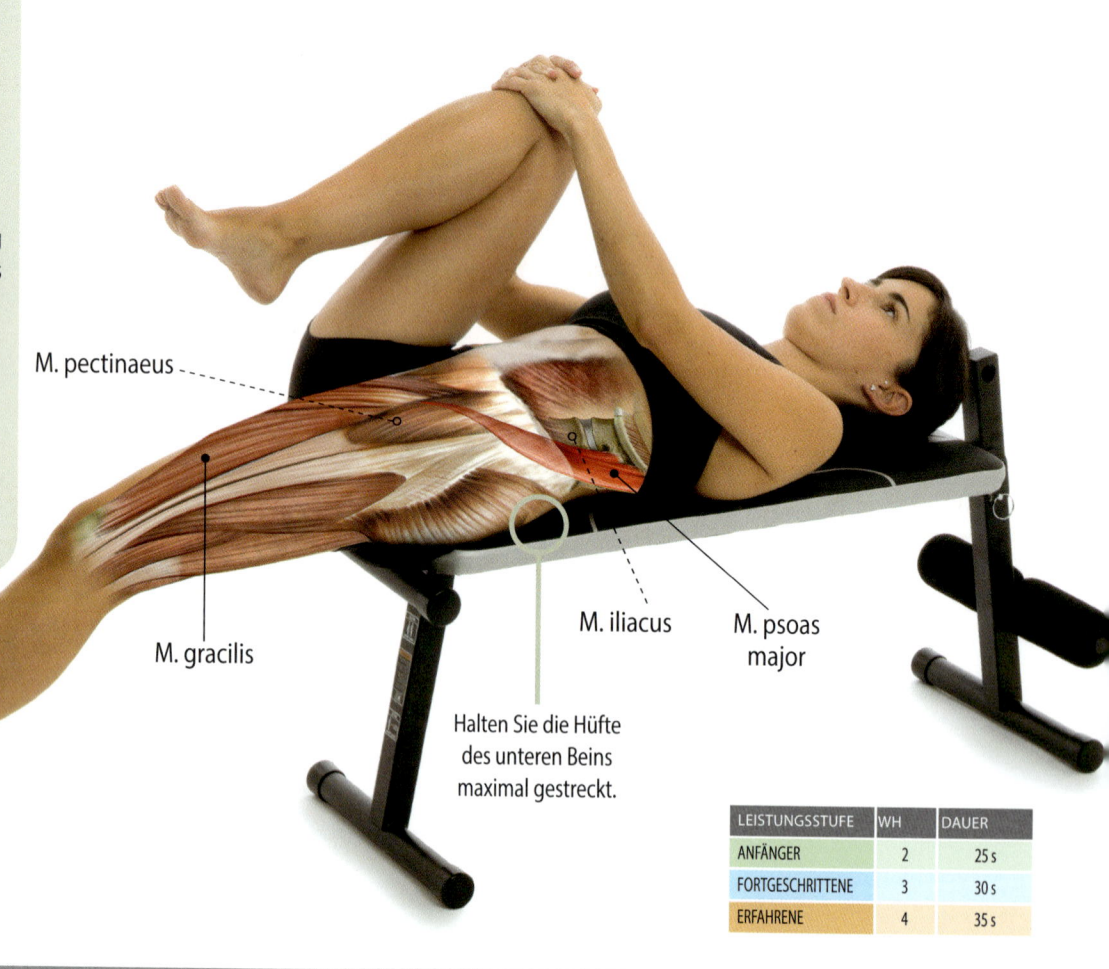

M. pectinaeus

M. gracilis

M. iliacus

M. psoas major

Halten Sie die Hüfte des unteren Beins maximal gestreckt.

LEISTUNGSSTUFE	WH	DAUER
ANFÄNGER	2	25 s
FORTGESCHRITTENE	3	30 s
ERFAHRENE	4	35 s

VORSICHT
Achten Sie auf eine stabile Position und senken Sie Ihr Bein allmählich und kontrolliert ab, um plötzliche, ruckartige Bewegungen und ihre möglichen Konsequenzen zu vermeiden.

WIRKUNG
Vergrößerung des Bewegungsumfangs und Lösung von Verspannungen in den Muskeln der Hüftvorderseite.

INDIKATION
Für Personen mit speziellen Hüftbeschwerden, einer Hyperlordose der Lendenwirbelsäule, nicht akutem Hexenschuss und für Sportler im Allgemeinen, aber besonders für diejenigen, deren Hüftbeuger verkürzt sind.

M. PSOAS / DEHNÜBUNGEN FÜR DIE HÜFTE **70**

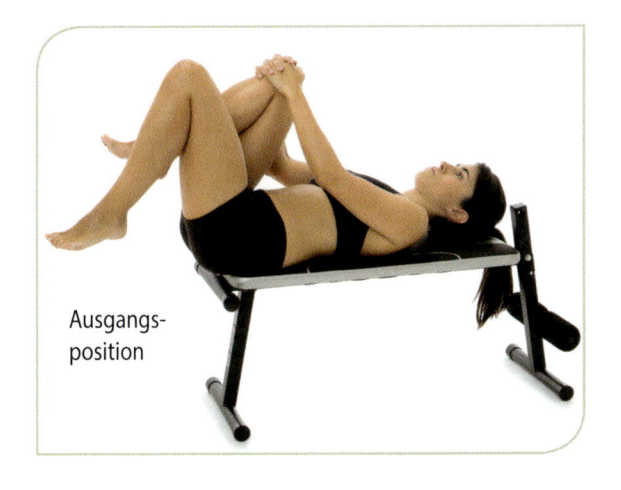

Kniebeuge mit Rückführung der Ferse des anderen Beins

Ausgangsposition

AUSGANGSPOSITION
Sie liegen mit Ihrem Rücken auf einer Kraftbank, einer Liege oder einer anderen, nicht zu niedrigen Fläche. Halten Sie Ihre Beine nach oben angezogen und umfassen Sie ein Knie mit beiden Händen. Legen Sie Ihren Kopf auf die Bank und halten Sie Ihren Nacken entspannt.

TECHNIK
Strecken Sie eine Hüfte, während Sie das Knie des dazugehörigen Beins beugen. Die Sohle des unteren Fußes muss nach hinten zeigen, sodass das Bein nach unten und hinten gezogen wird. Das obere Bein bleibt im Hüft- und Kniegelenk gebeugt und wird mit beiden Händen gestützt und zur Brust gezogen.

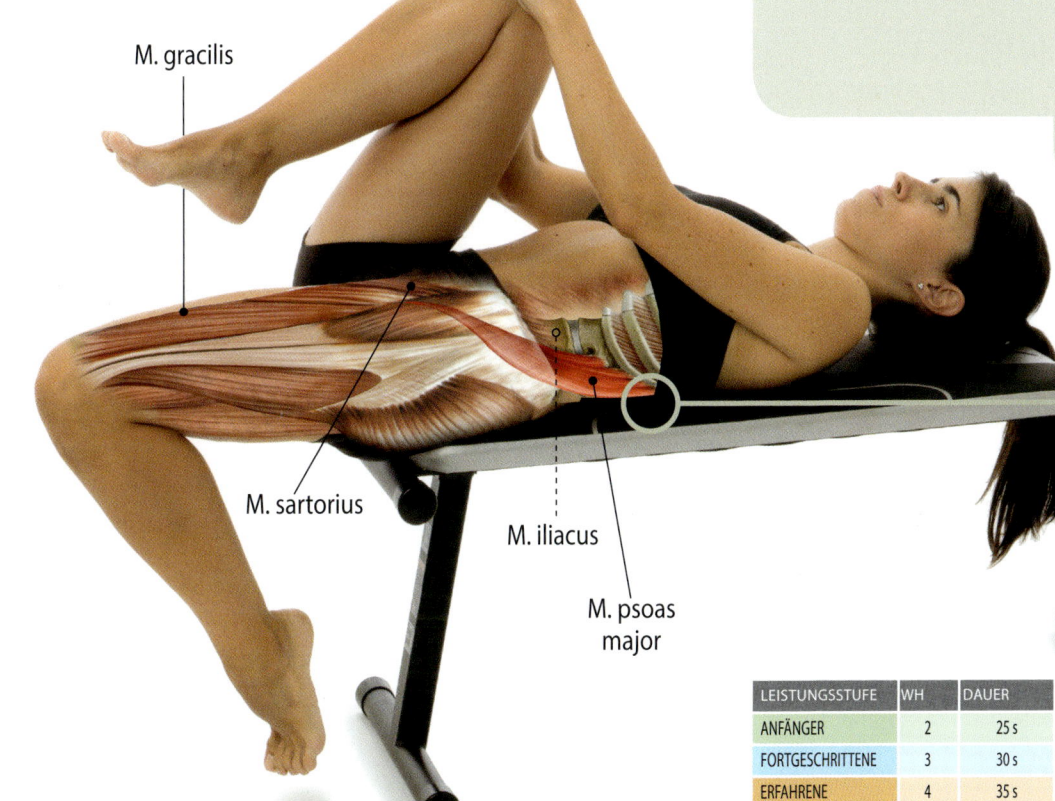

M. gracilis

M. sartorius

M. iliacus

M. psoas major

Halten Sie Ihre Lendenregion in Kontakt mit der Bank, um eine Überbetonung der natürlichen Wölbung Ihrer Wirbelsäule zu vermeiden.

LEISTUNGSSTUFE	WH	DAUER
ANFÄNGER	2	25 s
FORTGESCHRITTENE	3	30 s
ERFAHRENE	4	35 s

VORSICHT
Vermeiden Sie während dieser Übung eine Überstreckung der Lendenwirbelsäule, sodass Sie den Kontakt mit der Bank möglichst beibehalten.

WIRKUNG
Vergrößerung des Bewegungsumfangs und Lösung von Verspannungen in den Muskeln der Hüftvorderseite.

INDIKATION
Für Personen mit verkürzten Hüftbeugern oder mit nicht akuten Beschwerden im unteren Rückenbereich oder mit anderen Hüftproblemen.

Dehnübungen für die unteren Extremitäten / 115

71 DEHNÜBUNGEN FÜR DIE HÜFTE / MM. GLUTEI

Einseitige Dehnung mit überkreuztem Bein

AUSGANGSPOSITION
Sie sitzen auf einer Matte, ein Bein ist gestreckt und das andere ist darüber mit gebeugtem Knie gekreuzt. Umfassen Sie dieses Knie mit beiden Händen und halten Sie Ihren Oberkörper senkrecht zum Boden.

TECHNIK
Ziehen Sie das gebeugte Knie zur anderen Seite, während Sie den aufgesetzten Fuß fest am Ort verankert halten. Sie werden die Spannung in der Außenseite Ihres Oberschenkels und in Ihren Gesäßmuskeln spüren, was anzeigt, dass die Dehnung stattfindet.

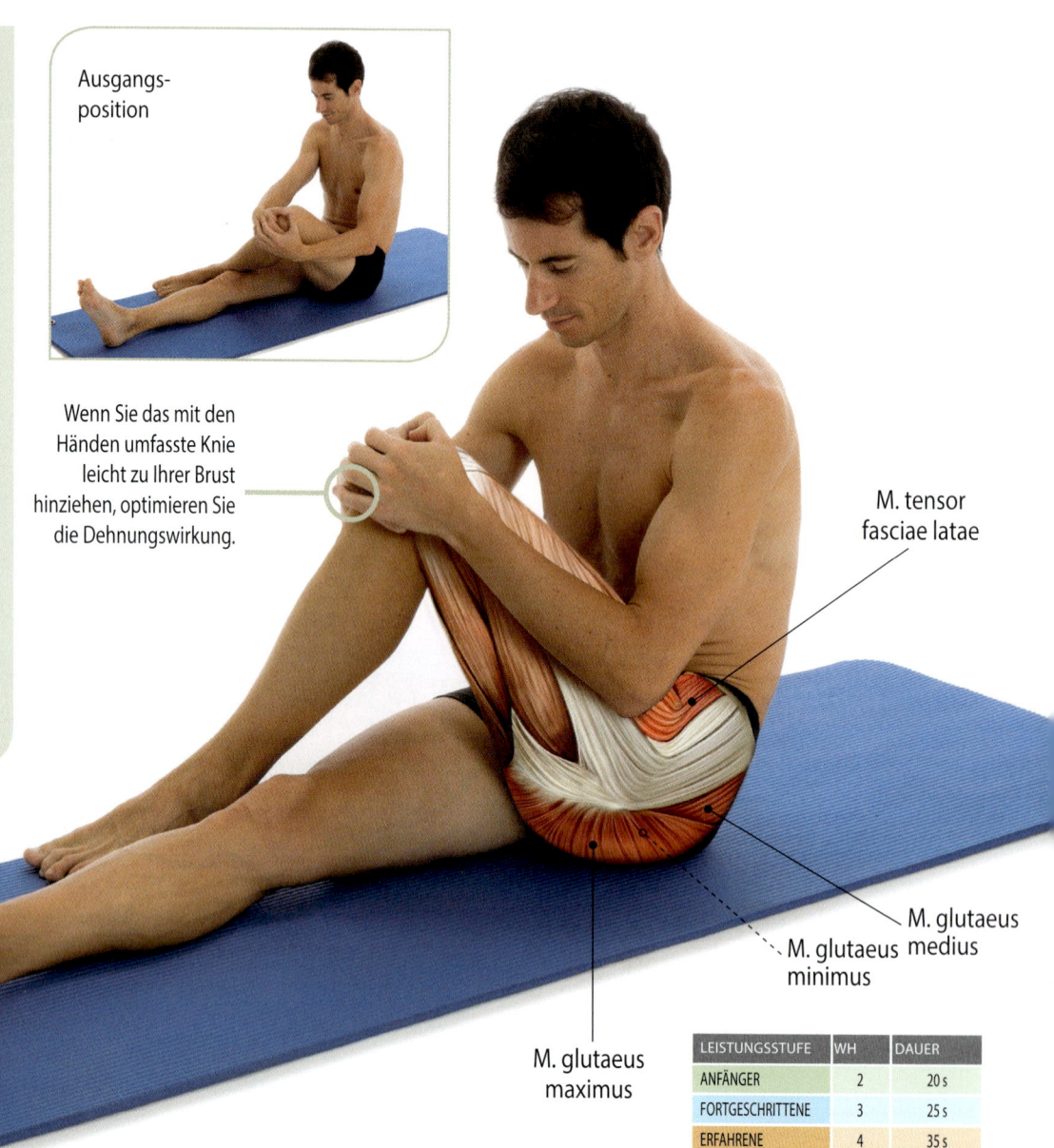

Ausgangsposition

Wenn Sie das mit den Händen umfasste Knie leicht zu Ihrer Brust hinziehen, optimieren Sie die Dehnungswirkung.

M. tensor fasciae latae

M. glutaeus medius
M. glutaeus minimus

M. glutaeus maximus

LEISTUNGSSTUFE	WH	DAUER
ANFÄNGER	2	20 s
FORTGESCHRITTENE	3	25 s
ERFAHRENE	4	35 s

VORSICHT
Halten Sie den aufgesetzten Fuß fest an seinem Ort verankert, andernfalls werden Sie die gewünschte Dehnung nicht erreichen.

WIRKUNG
Lösung von Verspannungen in den Muskeln der Hüftrückseite und Vergrößerung des Hüftbewegungsumfangs.

INDIKATION
Für Menschen, deren Hüftbeuger und -abduktoren verkürzt sind und die Beschwerden im Hüftgelenk haben.

MM. GLUTEI / DEHNÜBUNGEN FÜR DIE HÜFTE | 72

Knie- und Hüftbeuge in Rückenlage

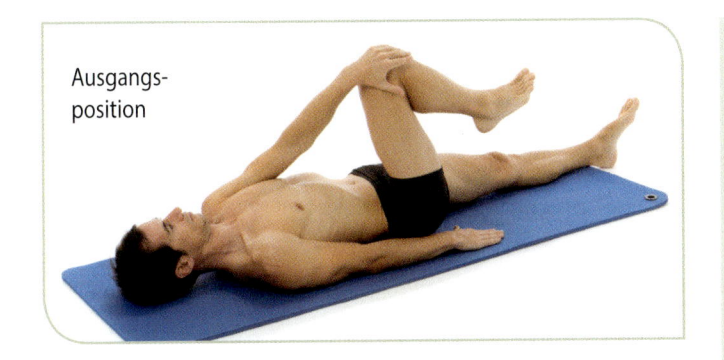

Ausgangsposition

AUSGANGSPOSITION
Legen Sie sich auf eine Matte, heben Sie ein Bein an und beugen Sie Ihr Knie. Umfassen Sie die Außenseite des angehobenen Knies mit der gegenüberliegenden Hand. Das andere Bein muss gestreckt sein und mit Ihrem Körper eine Linie bilden.

TECHNIK
Ziehen Sie Ihr Knie nach innen, sodass es das andere Bein überkreuzt. Sie werden eine Spannung in Ihrer seitlichen Gesäßmuskulatur spüren, was anzeigt, dass die Dehnung korrekt stattfindet. Halten Sie diese Position über die Ihrem Leistungsniveau angemessene Zeitspanne, bevor Sie zum Ausgangspunkt zurückkehren.

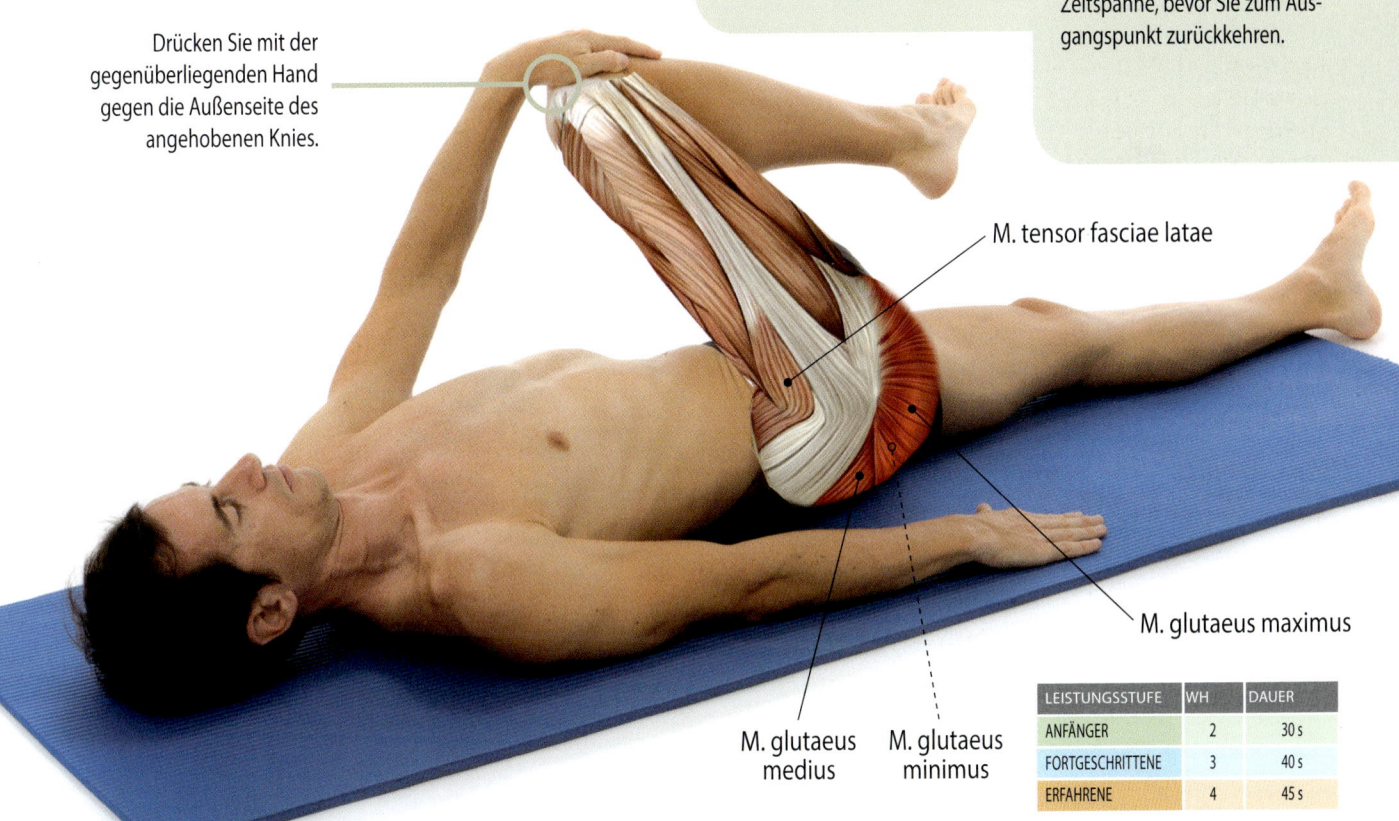

Drücken Sie mit der gegenüberliegenden Hand gegen die Außenseite des angehobenen Knies.

M. tensor fasciae latae

M. glutaeus maximus

M. glutaeus medius   M. glutaeus minimus

LEISTUNGSSTUFE	WH	DAUER
ANFÄNGER	2	30 s
FORTGESCHRITTENE	3	40 s
ERFAHRENE	4	45 s

VORSICHT
Halten Sie Ihren Kopf in Kontakt mit der Matte, um eine Spannung im Nacken zu vermeiden.

WIRKUNG
Vergrößerung des Bewegungsumfangs und Entspannung der Muskeln der Hüftrückseite.

INDIKATION
Für Menschen mit Hüftproblemen und Sportler allgemein.

Dehnübungen für die unteren Extremitäten / 117

73 DEHNÜBUNGEN FÜR DIE HÜFTE / M. PYRAMIDALIS

Überkreuzhaltung mit dem Fuß oberhalb des Knies

AUSGANGSPOSITION
Sie stehen vor einem Hocker, Stuhl, einer Arbeitsplatte oder einer anderen Stützfläche. Beugen Sie ein Knie und legen Sie die Außenseite des Fußgelenks auf den anderen Oberschenkel unmittelbar oberhalb des Knies. Halten Sie sich mit beiden Händen an der Stützfläche fest.

TECHNIK
Beugen Sie das Knie Ihres Stützbeins, während Sie den anderen Fuß am Ort und Ihre Hände an der Stützfläche halten. Wenn Ihr Körperschwerpunkt sich senkt, werden Sie die Spannung spüren, die sich in Ihren Gesäßmuskeln aufgrund der Dehnübung entwickelt.

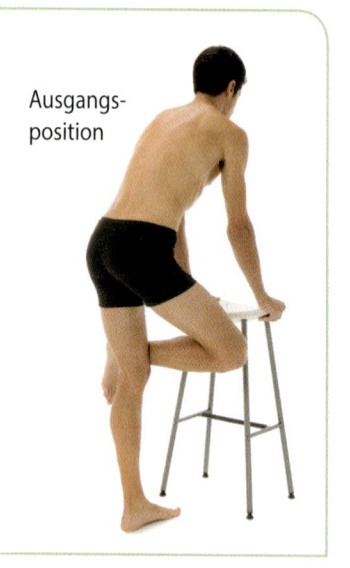

Ausgangsposition

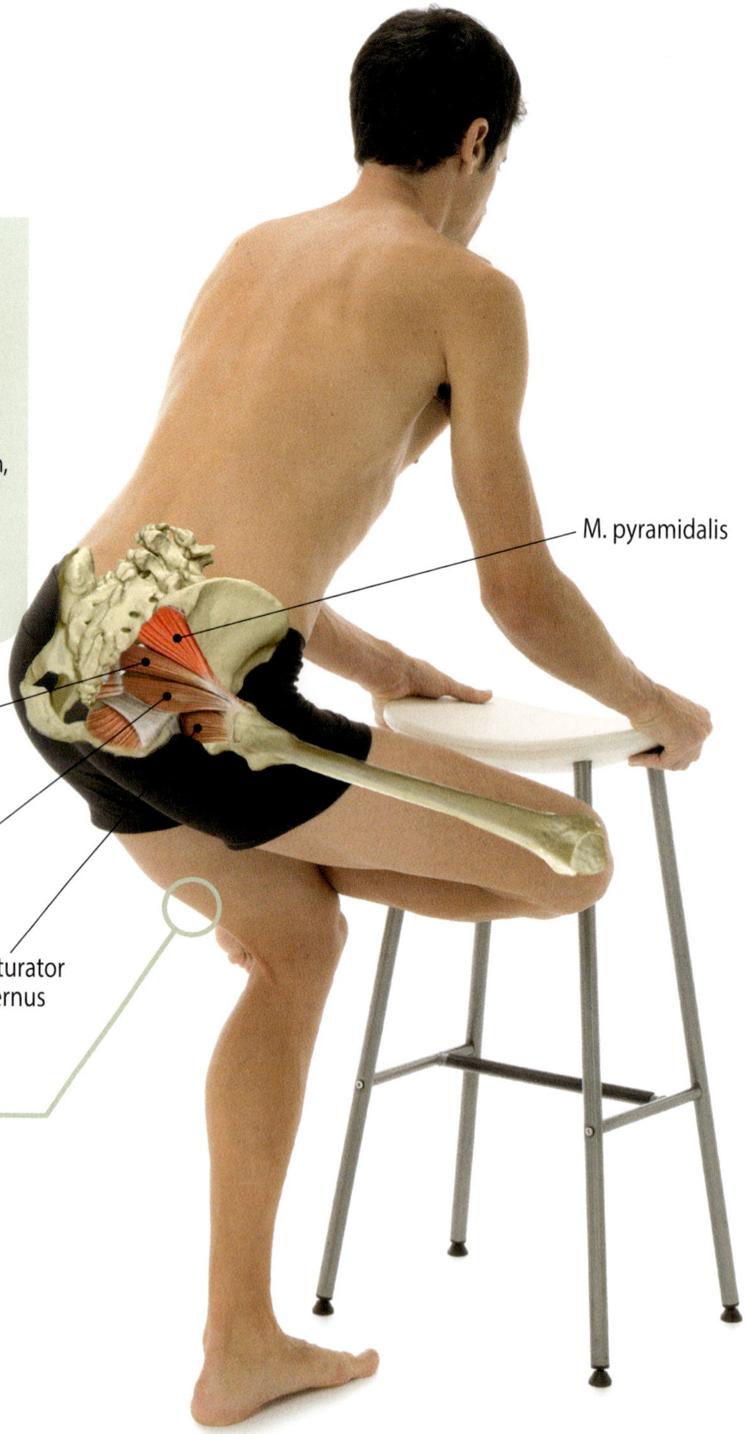

— M. pyramidalis
— M. gemellus superior
— M. gemellus inferior
— M. obturator externus

Legen Sie die Außenseite Ihres Fußgelenks auf die Oberseite ihres anderen Oberschenkels.

LEISTUNGSSTUFE	WH	DAUER
ANFÄNGER	2	20 s
FORTGESCHRITTENE	3	25 s
ERFAHRENE	3	30 s

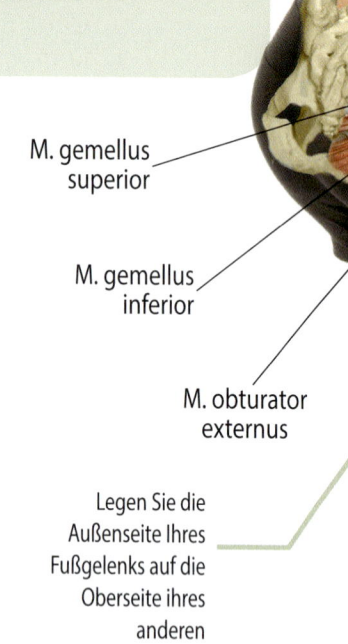

VORSICHT
Stellen Sie sicher, dass Sie sich mit beiden Händen festhalten, da es bei dieser Dehnübung schwerfällt, das Gleichgewicht zu halten.

WIRKUNG
Vergrößerung des Bewegungsumfangs und Entspannung der hinteren Hüftmuskeln.

INDIKATION
Für Menschen, die sich körperlich betätigen, und für Personen, die an speziellen Hüftproblemen oder einer funktionalen Einschränkung aufgrund einer Muskelverkürzung in diesem Gelenk leiden.

118 / Dehnübungen für die unteren Extremitäten

M. PYRAMIDALIS / DEHNÜBUNGEN FÜR DIE UNTEREN EXTREMITÄTEN **74**

Überkreuzhaltung mit dem Fuß auf einer externen Stützfläche

Ausgangsposition

Drücken Sie das angehobene Knie nach außen und unten, um die Dehnung zu optimieren.

M. pyramidalis

M. gemellus superior

M. gemellus inferior

M. obturator externus

AUSGANGSPOSITION
Stellen Sie sich vor einen Hocker oder eine andere erhöhte Stützfläche. Legen Sie einen Fuß auf diese Stützfläche, sodass er als Stütze und als solider Haltepunkt dient. Das andere Bein ist gestreckt und trägt Ihr Gewicht. Legen Sie eine Hand auf Ihr Knie und halten Sie mit der anderen Hand Ihr Fußgelenk.

TECHNIK
Beugen Sie das Knie des Standbeins langsam, während Sie das andere Bein nach außen drücken, sodass die Fußsohle den Kontakt mit der Stützfläche verliert und die Außenseite Ihres Fußgelenks die Stützfunktion übernimmt. Während Sie diese Bewegung durchführen, werden Sie die Spannung auf Ihrer Hüftrückseite spüren.

LEISTUNGSSTUFE	WH	DAUER
ANFÄNGER	2	20 s
FORTGESCHRITTENE	3	25 s
ERFAHRENE	3	30 s

VORSICHT
Stellen Sie sicher, dass Sie von einer stabilen und ausbalancierten Position beginnen, da diese Übung Ihre Stabilität reduziert.

WIRKUNG
Vergrößerung des Bewegungsumfangs und Entspannung der Muskeln der Hüftrückseite.

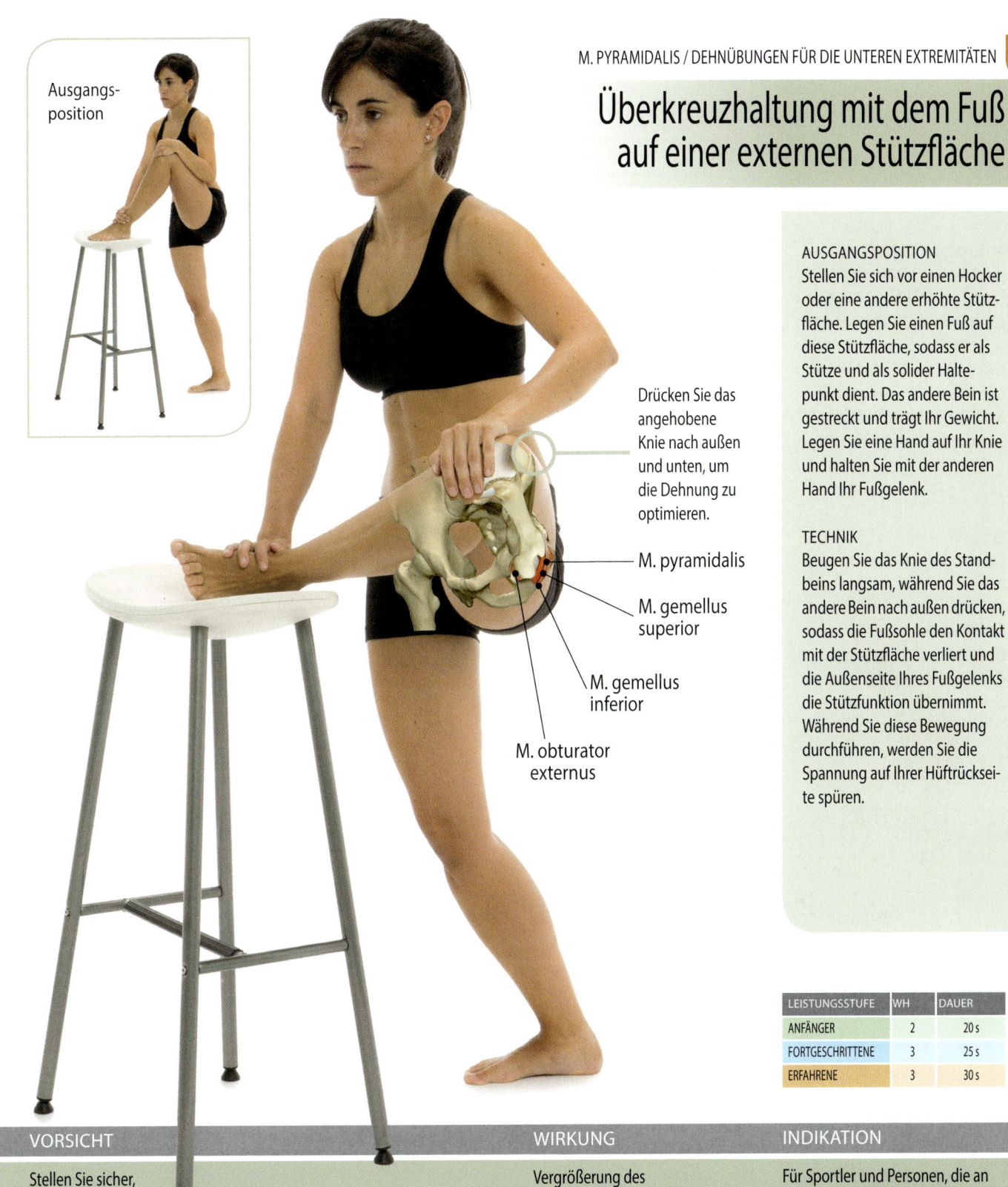

INDIKATION
Für Sportler und Personen, die an bestimmten Hüftproblemen leiden oder an Muskelverkürzungen in diesem Gelenk.

75 DEHNÜBUNGEN FÜR DIE UNTEREN EXTREMITÄTEN / M. PYRAMIDALIS

Überkreuzhaltung im Sitzen

Ausgangsposition

LEISTUNGSSTUFE	WH	DAUER
ANFÄNGER	2	20 s
FORTGESCHRITTENE	3	25 s
ERFAHRENE	3	30 s

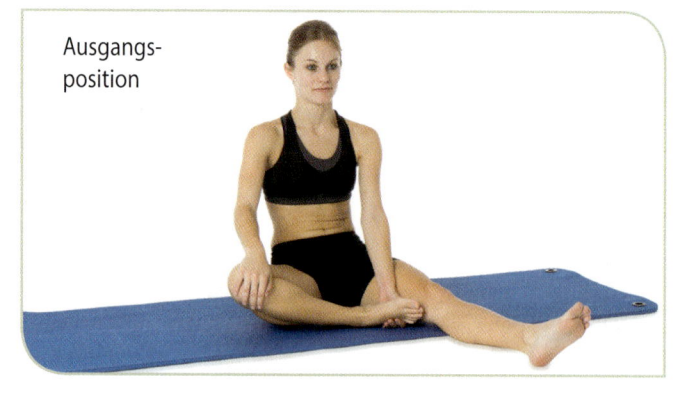

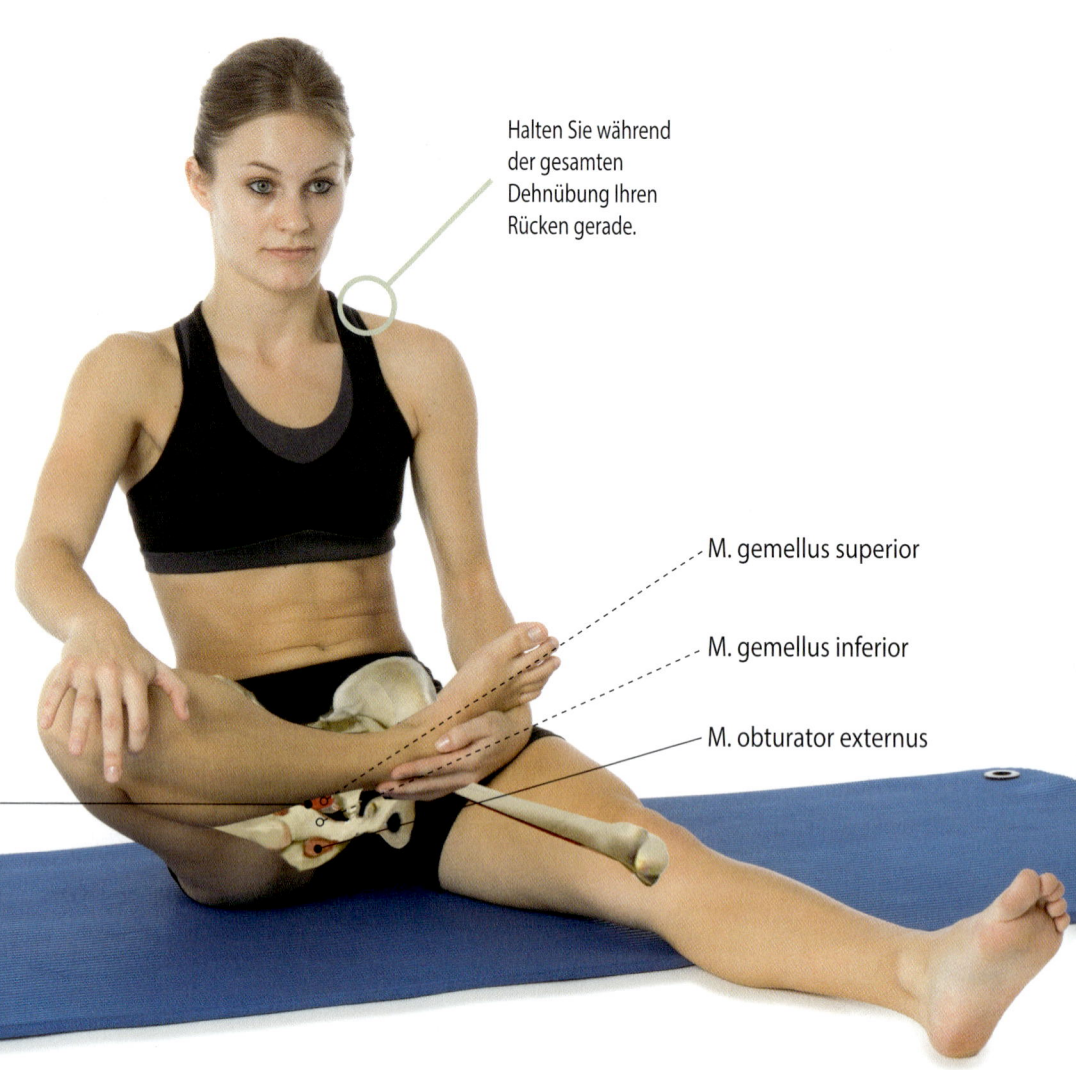

AUSGANGSPOSITION
Sie sitzen auf einer Matte, ein Bein ist gestreckt und das andere im Kniegelenk gebeugt, sodass Ihr Fuß an die Innenseite des anderen Oberschenkels stößt. Legen Sie eine Hand auf das gebeugte Knie und halten Sie Ihren Fuß mit der anderen Hand, sodass die Sohle Ihres Fußes und die Innenfläche Ihrer Hand einander berühren.

TECHNIK
Ziehen Sie Ihren Fuß nach oben, während Sie das gebeugte Knie zum Boden hin drücken. Sie werden die Spannung auf der Rückseite Ihrer Hüfte spüren. Fahren Sie mit der Bewegung fort, ohne vom Spannungs- zu einem Schmerzgefühl zu wechseln.

Halten Sie während der gesamten Dehnübung Ihren Rücken gerade.

- M. gemellus superior
- M. gemellus inferior
- M. obturator externus
- M. pyramidalis

VORSICHT
Treiben Sie die Dehnung nicht zu weit, da der Pyramidalmuskel nicht sehr kräftig und daher verletzungsanfälliger ist, wenn er einer übermäßigen Spannung ausgesetzt wird.

WIRKUNG
Vergrößerung des Bewegungsumfangs und Lösung von Verspannungen in der Hüftrückseite.

INDIKATION
Für Sportler und Personen, die an bestimmten Hüftproblemen oder an funktionalen Einschränkungen aufgrund von Muskelverkürzungen in diesem Gelenk leiden.

M. PYRAMIDALIS / DEHNÜBUNGEN FÜR DIE HÜFTE

Überkreuzhaltung mit dem Gesicht nach unten

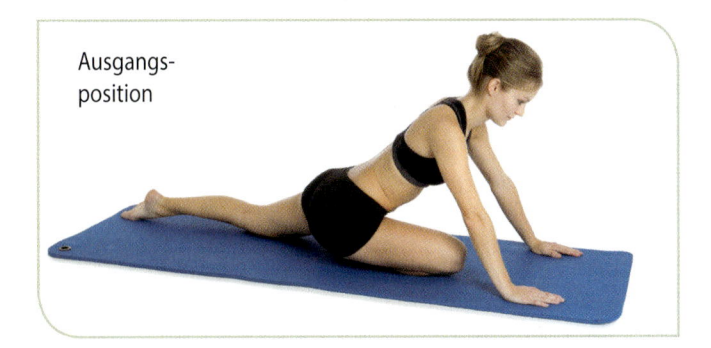

Ausgangsposition

AUSGANGSPOSITION
Nehmen Sie eine Position auf einer Matte ein, bei der Ihr Gesicht zum Boden gerichtet ist, als ob Sie einen Liegestütz absolvieren wollten. Stützen Sie sich mit beiden Händen ab und halten Sie Ihre Ellbogen gestreckt. Strecken Sie ein Bein nach hinten aus und beugen Sie das andere Bein in der Hüfte und im Knie, sodass es unter Ihrem Körper gekreuzt ist.

TECHNIK
Neigen Sie Ihren Oberkörper nach vorne und bringen Sie Ihre Brust so dicht wie möglich an den Boden, während Sie mit Ihren Händen nach vorne gleiten. Dies führt zu einer maximalen Streckung in der Hüfte des gekreuzten Beins und schließlich zu einer Dehnung des Pyramidalmuskels.

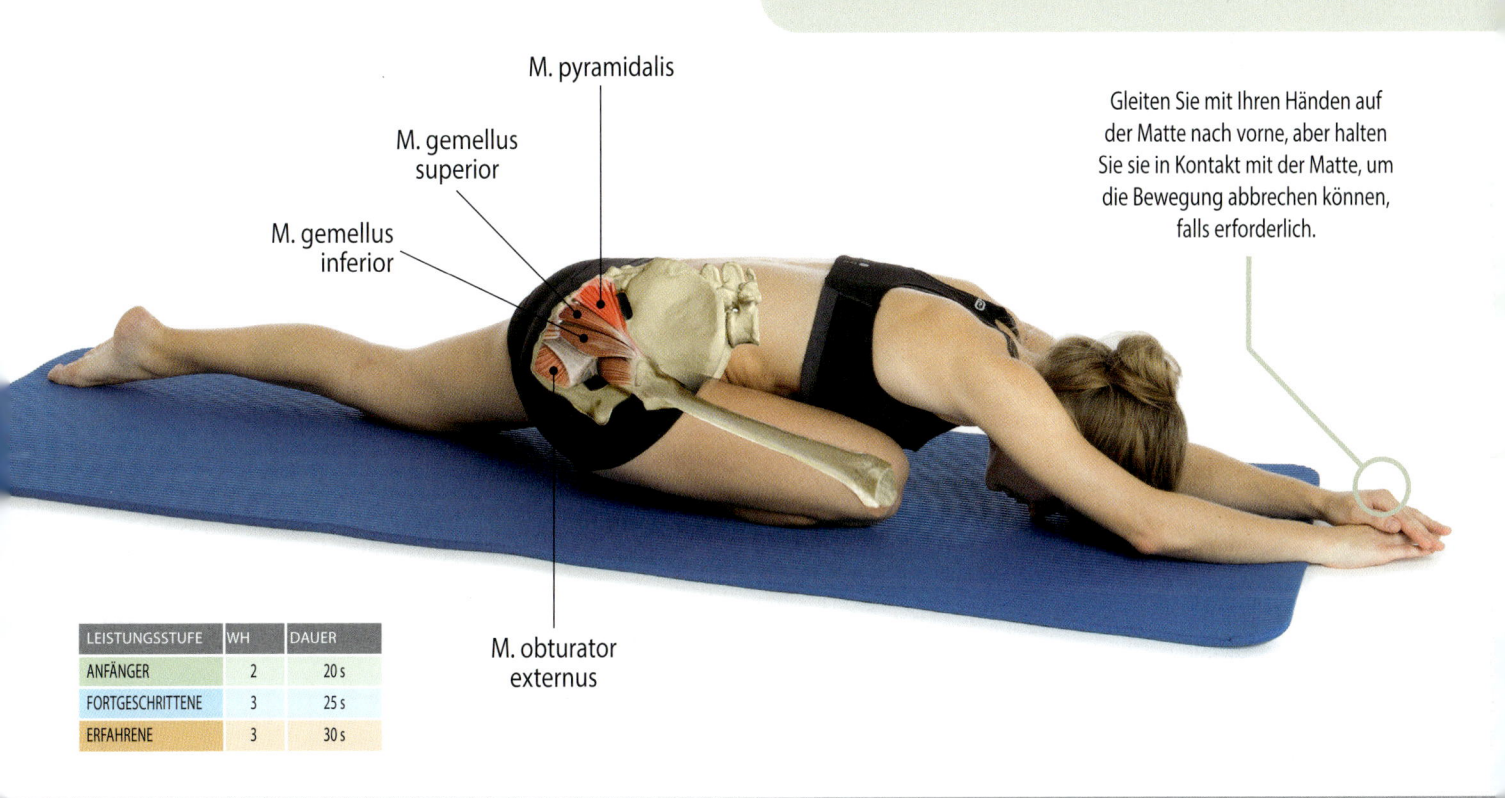

M. pyramidalis
M. gemellus superior
M. gemellus inferior
M. obturator externus

Gleiten Sie mit Ihren Händen auf der Matte nach vorne, aber halten Sie sie in Kontakt mit der Matte, um die Bewegung abbrechen können, falls erforderlich.

LEISTUNGSSTUFE	WH	DAUER
ANFÄNGER	2	20 s
FORTGESCHRITTENE	3	25 s
ERFAHRENE	3	30 s

VORSICHT
Absolvieren Sie die Bewegung langsam, ohne sich plötzlich fallen zu lassen, da Sie wahrscheinlich nicht das Ausmaß der Neigung erreichen würden, die das Modell im Bild erreicht.

WIRKUNG
Lösung von Verspannungen in den Muskeln der Hüftrückseite und vergrößerter Bewegungsumfang im Hüftgelenk.

INDIKATION
Für Sportler im Allgemeinen und besonders für diejenigen, deren Sportart besondere Anforderungen an die untere Körperhälfte stellt und deren Muskeln in diesem Bereich verkürzt und versteift sind.

Dehnübungen für die unteren Extremitäten / 121

DEHNÜBUNGEN FÜR DIE BEINE UND FÜSSE

M. QUADRICEPS FEMORIS (VIERKÖPFIGER SCHENKELSTRECKER)
Dieser starke, große Muskel setzt sich aus vier kleineren Muskeln zusammen, deren wichtigste gemeinsame Aufgabe in der Streckung des Kniegelenks besteht.
M. rectus femoris (gerader Oberschenkelmuskel): Dieser Muskel entspringt am vorderen, unteren Dorn des Darmbeins und setzt an der Quadrizepssehne, die zur Kniescheibe führt, an. Von dort wird dieser Muskel zur Patellasehne und verläuft weiter zu seinem Ansatzpunkt am vorderen Rollhügel des Schienbeins.
M. cruralis: Dieser Muskel entspringt an der proximalen Epiphyse des Femur und teilt seinen Ansatz mit dem M. rectus femoris und M. vastus medialis sowie lateralis.
M. vastus lateralis (äußerer breiter Oberschenkelmuskel) und M. vastus medialis (innerer breiter Oberschenkelmuskel): Diese Muskeln entspringen an beiden Seiten der Epiphyse und dem dritten Proximal des Femur.

MM. ISCHIOTIBIALES (ISCHIOTIBIALMUSKELN)
Hierbei handelt es sich um drei Muskeln an der Oberschenkelrückseite. Ihre Hauptfunktion besteht in der Beugung des Kniegelenks.
M. biceps femoris (zweiköpfiger Oberschenkelmuskel): Dieser Muskel entspringt am Sitzbein und an der Diaphyse des Femur und setzt an der proximalen Epiphyse des Schien- und Wadenbeins an.
M. semitendinosus (Halbsehnenmuskel): Dieser Muskel entspringt am Sitzbein und setzt am dritten Proximal der Diaphyse des Schienbeins an.
M. semimembranosus (Plattsehnenmuskel): Dieser Muskel entspringt am Sitzbein und setzt an der proximalen Diaphyse des Schienbeins an.

M. GASTROCNEMIUS (ZWEIKÖPFIGER WADENMUSKEL)
Dieser Muskel ist allgemein als Wadenmuskel bekannt und besteht aus mittleren und seitlichen Teilen. Diese Teile entspringen an den Seiten der distalen Epiphyse des Femur und setzen auf der Rückseite des Fersenbeins über die Achillessehne an. Die Funktion des M. gastrocnemius ist die Plantarbeugung des Sprunggelenks.

M. SOLEUS (SCHOLLMUSKEL)
Dieser Muskel entspringt an der proximalen Epiphyse des Wadenbeins und an der Diaphyse des Schien- und Wadenbeins und teilt seinen Ansatz mit dem M. gastrocnemius an der Rückseite des Fersenbeins über die Achillessehne.

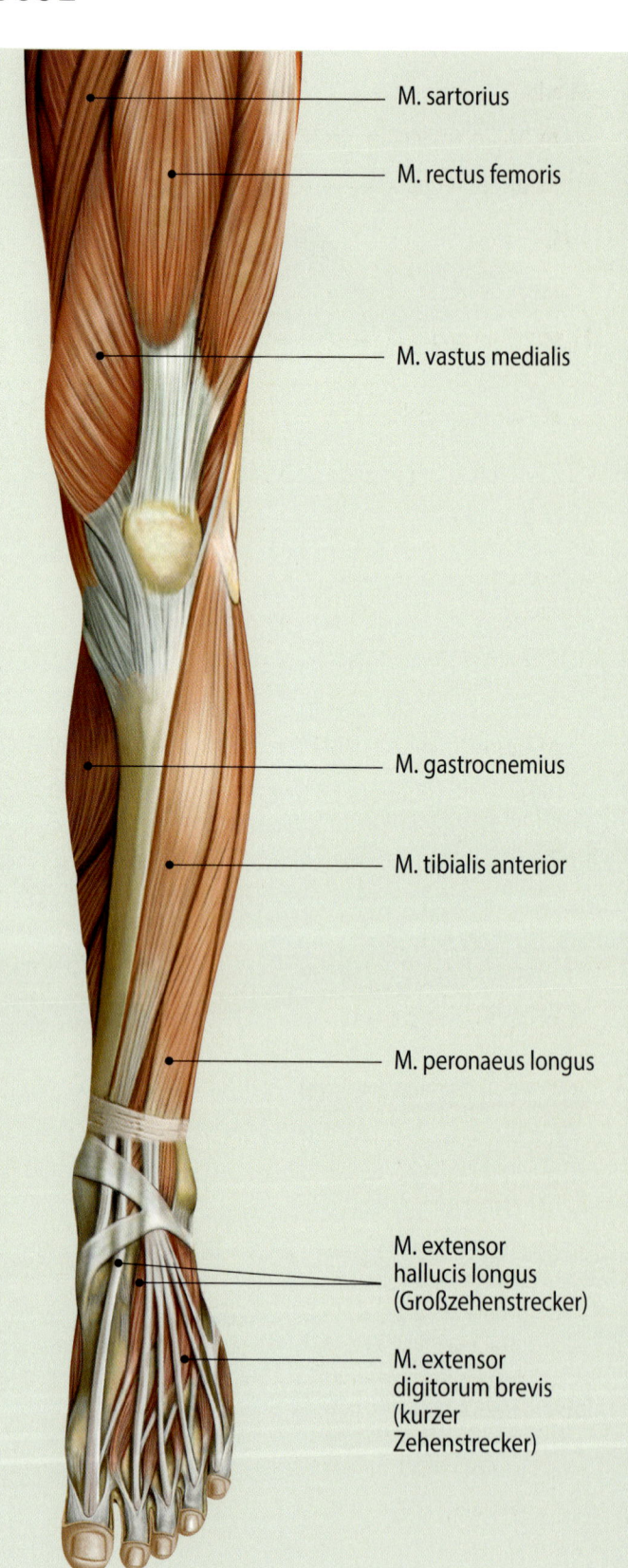

DEHNÜBUNGEN FÜR DIE BEINE UND FÜSSE

- M. adductor magnus
- M. vastus lateralis
- M. biceps femoris
- M. semitendinosus
- M. semimembranous
- M. vastus medialis
- M. plantaris
- M. gastrocnemius
- M. soleus
- M. peronaeus longus
- M. abductor hallucis longus (Großzehenabduktor)
- M. flexor digitorum brevis (kurzer Zehenstrecker)
- Plantarfaszie
- M. abductor digiti minimi pedis (Kleinzehenabduktor)
- Mm. lumbricales pedis (wurmförmige Fußmuskeln)

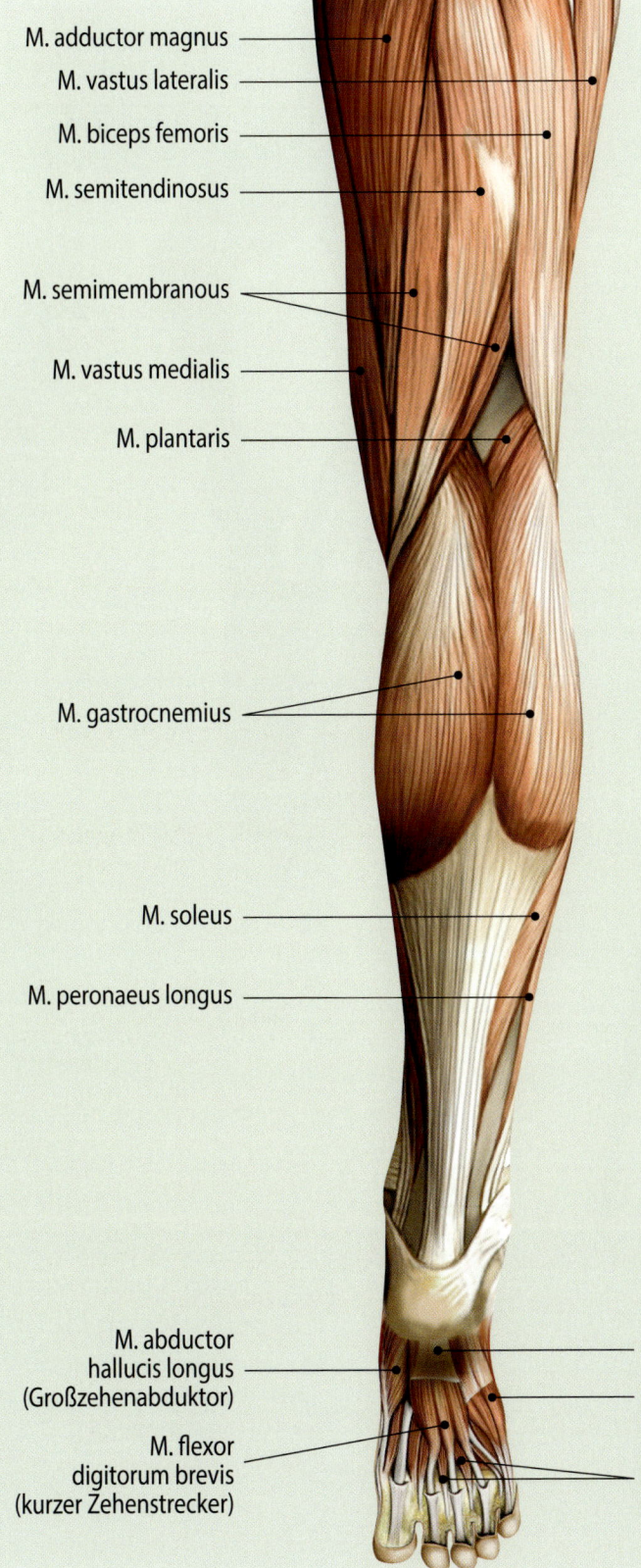

M. TIBIALIS ANTERIOR (VORDERER SCHIENBEINMUSKEL)
Dieser Muskel entspringt an den beiden proximalen Dritteln des Schienbeins und an der Zwischenknochenmembran und setzt am ersten Keilbein und am ersten Mittelfußknochen an. Seine Hauptfunktion besteht in der dorsalen Beugung des Sprunggelenks.

MM. PERONEI (WADENBEINMUSKELN)
Hierbei handelt es sich um drei Muskeln an der Beinaußenseite.
M. peronaeus brevis (kurzer Wadenbeinmuskel): Dieser Muskel entspringt an der distalen Hälfte des Wadenbeins und setzt am fünften Mittelfußknochen an. Seine Hauptfunktionen sind die Eversion (Auswärtsdrehung) und Plantarbeugung des Sprunggelenks.
M. peronaeus longus (langer Wadenbeinmuskel): Dieser Muskel entspringt am Kopf und an der proximalen Hälfte des Wadenbeins und setzt am ersten Keilbein und ersten Mittelfußknochen an. Seine Hauptfunktionen sind die Eversion (Auswärtsdrehung) und Plantarbeugung des Sprunggelenks.
M. peronaeus anterior (vorderer Wadenbeinmuskel): Dieser Muskel entspringt am distalen Drittel des Wadenbeins und an der Zwischenknochenmembran und setzt am fünften Mittelfußknochen an. Seine Hauptfunktionen sind die Eversion (Auswärtsdrehung) und Dorsalbeugung des Sprunggelenks.

PLANTARFASZIE
Hierbei handelt es sich um eine fibröse, zähe Membran aus Bindegewebe, die sich an der Fußsohle befindet. Sie besitzt eine dreieckige Form und setzt an der unteren Vorderseite des Fersenbeins und an den ersten Zehengliedern an. Sie ist für die Beibehaltung des Fußgewölbes verantwortlich und dient als Ansatzstelle vieler Fußmuskeln.

MM. LUMBRICALES (WURMFÖRMIGE MUSKELN)
Diese Muskeln entspringen an den Sehnen des langen gemeinsamen Zehenbeugers und setzen an den Zehengliedern und dorsalen Verlängerungen der Sehnen des gemeinsamen Streckers der zweiten bis fünften Zehen an. Ihre Hauptfunktion ist die Beugung dieser Zehen.

M. FLEXOR HALLUCIS BREVIS (KURZER GROSSZEHENSTRECKER)
Dieser Muskel entspringt am Würfelbein und an den seitlichen Keilbeinen und hat eine doppelte Ansatzstelle am proximalen Glied der Großzehe. Seine Hauptfunktion besteht in der Beugung der Großzehe.

Dehnübungen für die unteren Extremitäten

77 DEHNÜBUNGEN FÜR DIE BEINE UND FÜSSE / M. QUADRICEPS FEMORIS

Stehen auf einem Bein und Anziehen der Ferse des anderen Beins zum Gesäß

AUSGANGSPOSITION
Sie stehen neben einer Stütze, die Ihnen helfen kann, Ihr Gleichgewicht zu halten. Beugen Sie ein Knie, indem Sie Ihren Fuß nach hinten bis dicht an Ihr Gesäß heranziehen. Halten Sie Ihr Fußgelenk mit der Hand auf derselben Seite. Halten Sie Ihren Rücken senkrecht zum Boden.

TECHNIK
Ziehen Sie Ihr Fußgelenk nach oben, sodass Ihr Knie seinen maximalen Beugewinkel erreicht und Ihre Ferse sich ganz dicht an Ihrem Gesäß befindet. Sie können den Grad der Dehnung steigern, indem Sie den Oberschenkel des gebeugten Beins in Relation zur Linie Ihres Oberkörpers etwas nach hinten verschieben.

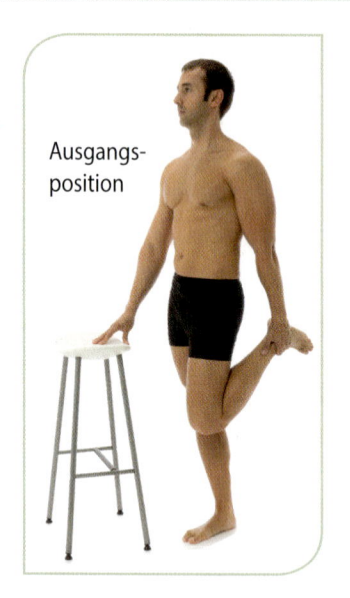

Ausgangsposition

Strecken Sie Ihre Hüfte und schieben Sie Ihren Oberschenkel etwas nach hinten.

- M. psoas major
- M. iliacus
- M. tensor fasciae latae
- M. sartorius
- M. quadriceps femoris

LEISTUNGSSTUFE	WH	DAUER
ANFÄNGER	2	25 s
FORTGESCHRITTENE	3	35 s
ERFAHRENE	4	50 s

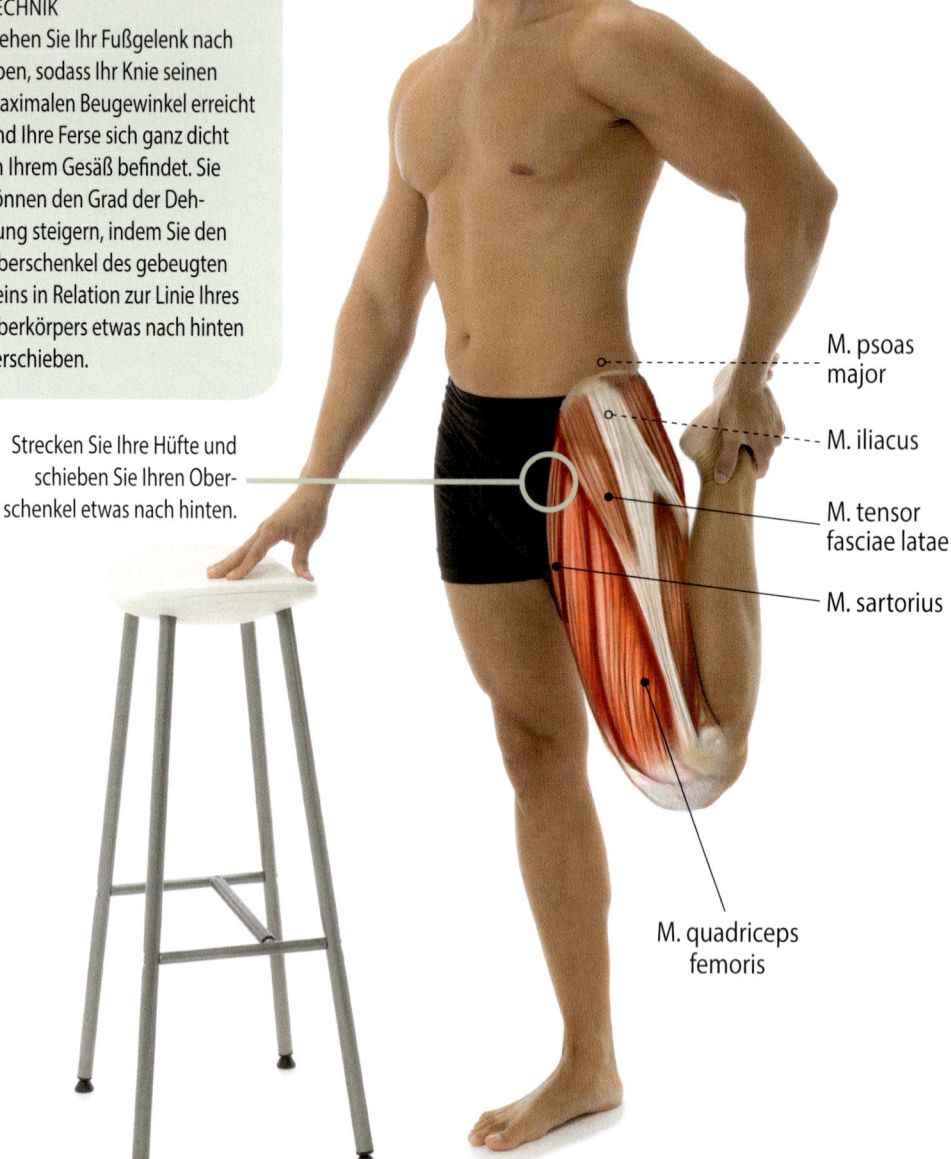

VORSICHT
Halten Sie sich mit Ihrer freien Hand an der Stützfläche fest, um zu verhindern, das Sie während dieser Übung das Gleichgewicht verlieren.

WIRKUNG
Vergrößerung des Bewegungsumfangs im Knie- und Hüftgelenk und Lösung von Verspannungen in den Muskeln der Oberschenkelvorderseite.

INDIKATION
Für Menschen, die sich regelmäßig körperlich betätigen oder die an Hüft- und Kniebeschwerden leiden, wie z. B. Chondropathie oder Tendinitis.

M. QUADRICEPS FEMORIS / DEHNÜBUNGEN FÜR DIE BEINE UND FÜSSE 78

Ritterstellung und Anziehen der Ferse des anderen Beins zum Gesäß

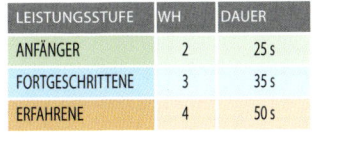

Ausgangsposition

LEISTUNGSSTUFE	WH	DAUER
ANFÄNGER	2	25 s
FORTGESCHRITTENE	3	35 s
ERFAHRENE	4	50 s

AUSGANGSPOSITION
Nehmen Sie eine Position auf einer Matte ein, bei der Sie ein Knie auf dem Boden in der Ritterstellung aufsetzen, wie in der Abbildung gezeigt. Benutzen Sie, wenn möglich, eine Stütze, um während der Durchführung dieser Übung Ihr Gleichgewicht zu behalten.

TECHNIK
Halten Sie das Fußgelenk des hinteren Beins mit der Hand auf derselben Seite und ziehen Sie den Unterschenkel nach oben, während Sie Ihren Oberkörper senkrecht zum Boden halten. Sie werden die Dehnung auf der Vorderseite Ihres Oberschenkels spüren. Wenn Ihnen der Grad der Dehnung unzureichend erscheint, können Sie Ihren Oberkörper leicht nach vorne neigen, ohne Ihre Stützpunkte zu verschieben, sodass die Hüfte auf der Seite des gedehnten Beins einen größeren Streckungsgrad erreicht und es zu einer größeren Spannung im Quadrizeps kommt.

Halten Sie Ihren Oberkörper senkrecht zum Boden.

M. psoas major
M. iliacus
M. tensor fasciae latae
M. sartorius
M. quadriceps femoris

VORSICHT
Benutzen Sie Ihre freie Hand, um sich an einer Stützstelle festzuhalten und um während der Übung das Gleichgewicht zu behalten.

WIRKUNG
Vergrößerung des Bewegungsumfangs im Knie- und Hüftgelenk und Lösung von Verspannungen in den Muskeln der Oberschenkelvorderseite.

INDIKATION
Für Menschen, die an bestimmten Hüft- und Kniebeschwerden leiden, wie z. B. Chondropathie oder Tendinitis, und für Sportler im Allgemeinen.

Dehnübungen für die unteren Extremitäten / 125

DEHNÜBUNGEN FÜR DIE BEINE UND FÜSSE / M. QUADRICEPS FEMORIS

Beidseitige Oberschenkeldehnung auf den Knien

Ausgangsposition

LEISTUNGSSTUFE	WH	DAUER
ANFÄNGER	2	20 s
FORTGESCHRITTENE	3	30 s
ERFAHRENE	4	35 s

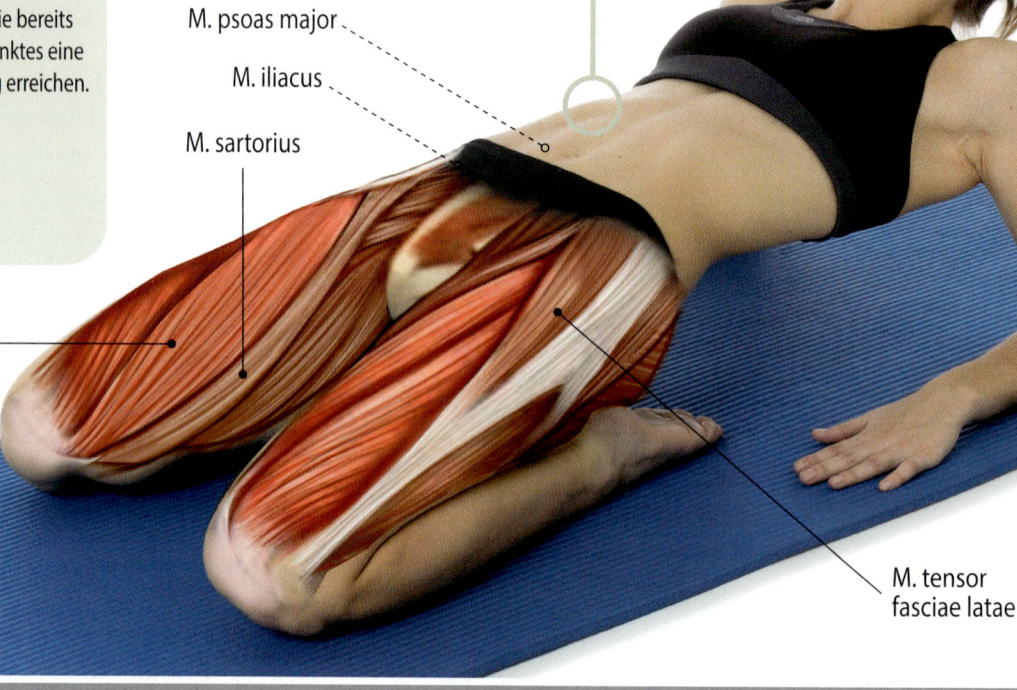

AUSGANGSPOSITION
Sie knien auf einer Matte. Halten Sie Ihre Arme gestreckt und senkrecht zum Boden, während Sie sich auf beiden Händen abstützen.

TECHNIK
Beugen Sie Ihre Beine und senken Sie Ihren Oberkörper langsam und allmählich ab, bis Sie die Spannung auf der Vorderseite Ihrer Oberschenkel spüren. Auch wenn Sie so weit gehen sollten, dass Sie den Boden mit Ihren Ellbogen berühren, sollten Sie daran denken, dass dies nicht erforderlich ist, wenn Sie bereits vor Erreichen dieses Punktes eine ausreichende Dehnung erreichen.

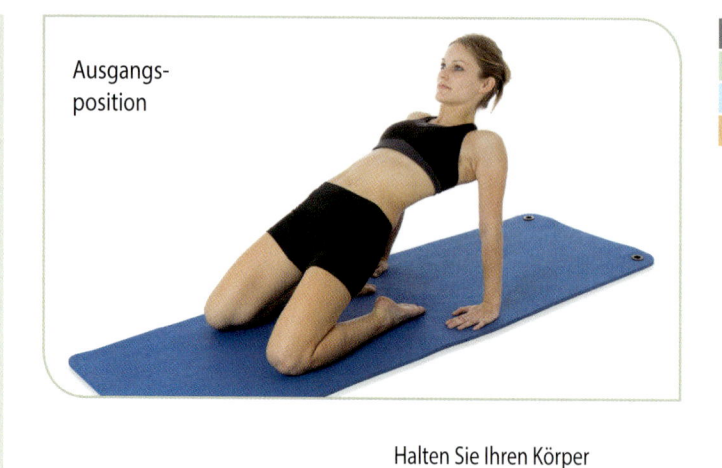

Halten Sie Ihren Körper auf einer Linie mit Ihren Oberschenkeln.

M. psoas major
M. iliacus
M. sartorius
M. quadriceps femoris
M. tensor fasciae latae

VORSICHT
Stützen Sie sich mit Ihren Händen gut ab und senken Sie sich sehr allmählich ab. Wenn Sie Muskel- oder Knieschmerzen verspüren, müssen Sie die Abwärtsbewegung sofort abbrechen.

WIRKUNG
Vergrößerung des Umfangs der Hüft- und Kniegelenkbewegung und Lösung von Verspannungen in den Muskeln der Oberschenkelvorderseite.

INDIKATION
Für Sportler im Allgemeinen, unabhängig von ihrem Leistungsniveau.

126 / Dehnübungen für die unteren Extremitäten

M. QUADRICEPS FEMORIS / DEHNÜBUNGEN FÜR DIE BEINE UND FÜSSE 80

Oberschenkeldehnung mit dem Gesicht nach oben

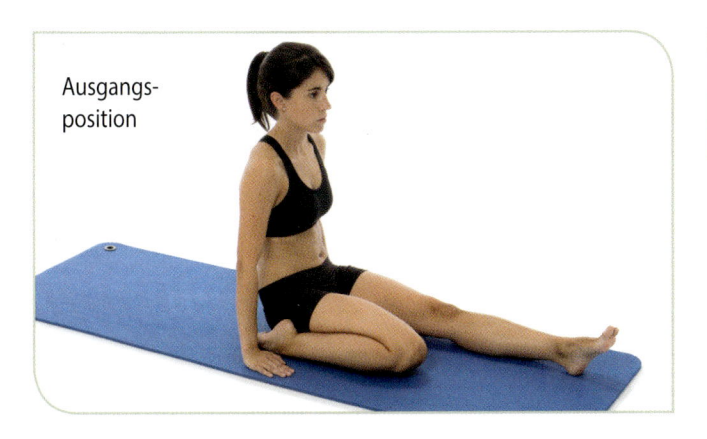

Ausgangsposition

LEISTUNGSSTUFE	WH	DAUER
ANFÄNGER	2	20 s
FORTGESCHRITTENE	3	30 s
ERFAHRENE	4	35 s

AUSGANGSPOSITION
Setzen Sie sich mit nach vorne ausgestreckten Beinen auf eine Matte und beugen Sie das Knie des Beins, das Sie dehnen wollen, sodass Ihr Oberschenkel und Ihre Waden einander berühren.

TECHNIK
Neigen Sie Ihren Oberkörper langsam nach hinten, bis Sie flach auf der Matte liegen. Sie werden die Dehnung auf der Oberschenkelvorderseite spüren, wenn Ihr Oberkörper sich dem Boden nähert.

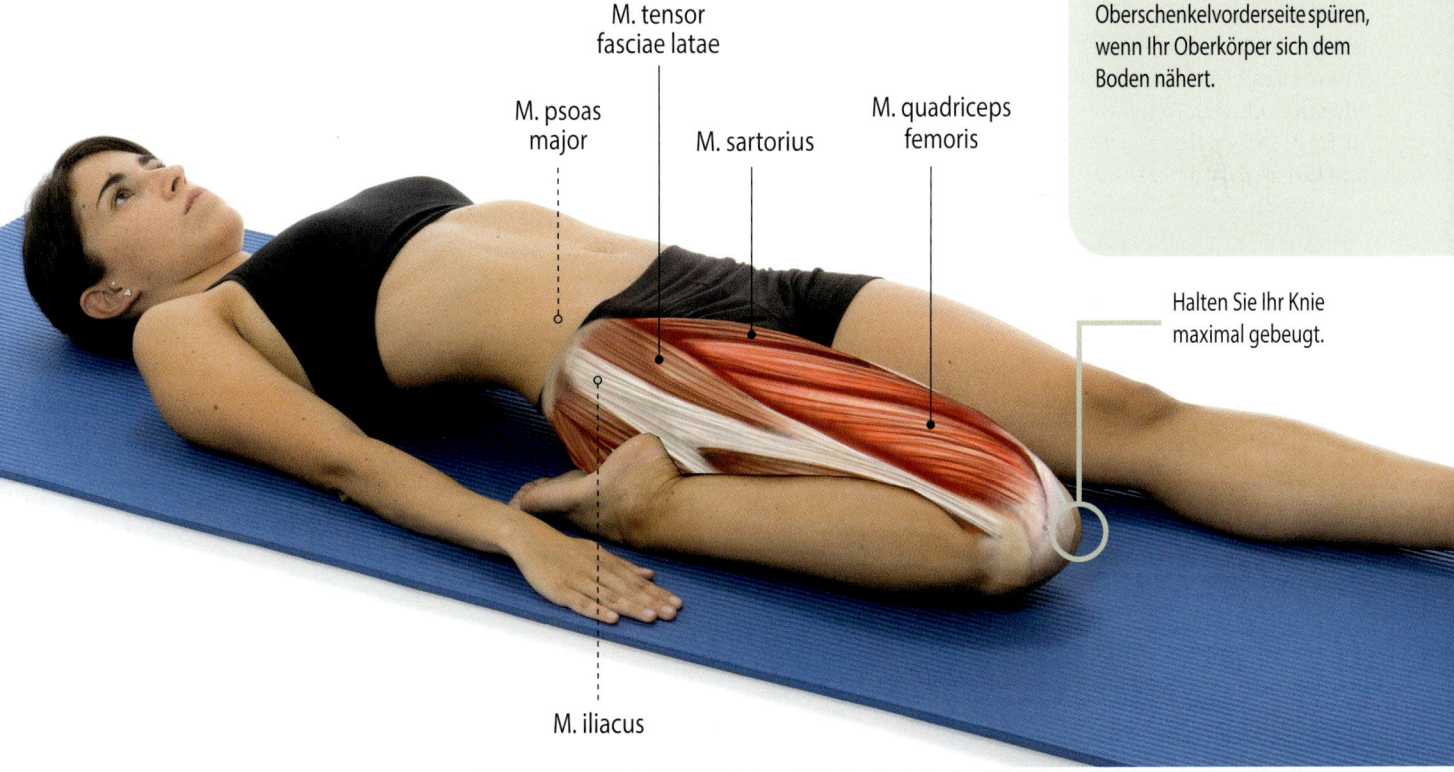

M. tensor fasciae latae
M. psoas major
M. sartorius
M. quadriceps femoris

Halten Sie Ihr Knie maximal gebeugt.

M. iliacus

VORSICHT
Wenn Sie vor Erreichen des Bodens eine ausreichende Spannung in Ihrer Oberschenkelvorderseite verspüren, sollten Sie die Bewegung abbrechen und die erreichte Position halten. Jede Person reagiert anders und kann einen unterschiedlichen Dehnungsgrad an verschiedenen Punkten der Bewegungsbahn erreichen. Es kann sein, dass Sie sich eine Verletzung zuziehen, wenn Sie die Dehnung weiter treiben als erforderlich.

WIRKUNG
Vergrößerung des Umfangs der Hüft- und Kniegelenkbewegung und Lösung von Verspannungen in den Muskeln der Oberschenkelvorderseite.

INDIKATION
Für Menschen, die sich regelmäßig körperlich betätigen oder die an bestimmten Hüft- und Kniegelenkbeschwerden leiden, wie z. B. Chondropathie oder Tendinitis.

Dehnübungen für die unteren Extremitäten / 127

81 DEHNÜBUNGEN FÜR DIE BEINE UND FÜSSE / M. QUADRICEPS FEMORIS

Oberschenkeldehnung in Seitlage

AUSGANGSPOSITION
Legen Sie sich auf die Seite, beugen Sie das Knie des oberen Beins und halten Sie Ihren Fuß mit der Hand auf derselben Körperseite. Das untere Bein und der untere Arm befinden sich auf einer Linie mit Ihrem Oberkörper.

TECHNIK
Ziehen Sie an dem Fuß, den Sie mit Ihrer Hand gefasst haben, sodass Ihr Knie seine maximale Beugung erreicht und Ihre Hüfte gestreckt ist. Während Sie ziehen, wird die Spannung auf der Vorderseite Ihrer Oberschenkel zunehmen und Sie werden Ihren M. quadriceps femoris dehnen.

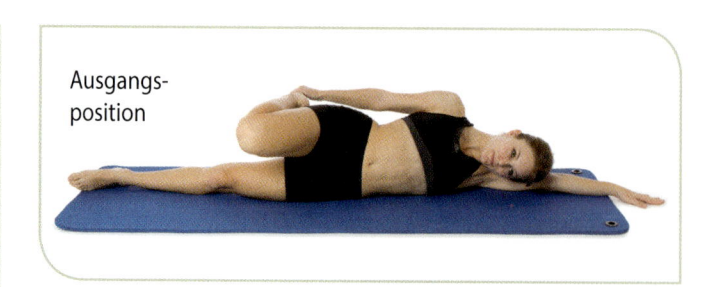

Ausgangsposition

LEISTUNGSSTUFE	WH	DAUER
ANFÄNGER	2	25 s
FORTGESCHRITTENE	3	35 s
ERFAHRENE	4	50 s

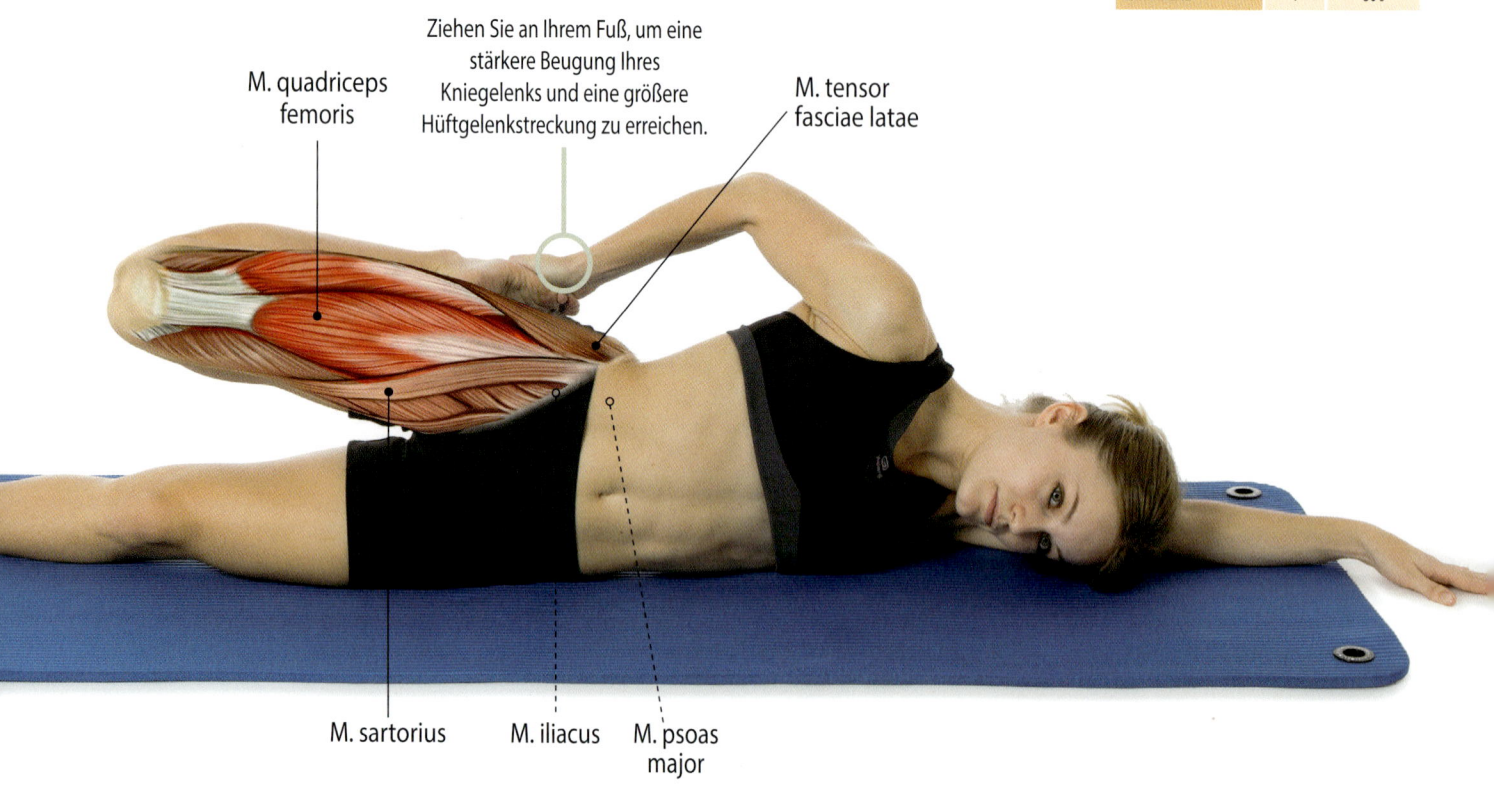

M. quadriceps femoris

Ziehen Sie an Ihrem Fuß, um eine stärkere Beugung Ihres Kniegelenks und eine größere Hüftgelenkstreckung zu erreichen.

M. tensor fasciae latae

M. sartorius   M. iliacus   M. psoas major

VORSICHT
Sie absolvieren diese Dehnübung einfach auf ganz normale Weise, d. h. mit langsamen, kontrollierten Bewegungen, da sie keine großen Risiken beinhaltet.

WIRKUNG
Vergrößerung des Umfangs der Knie- und Hüftgelenkbewegung und Lösung von Verspannungen in den Muskeln der Oberschenkelvorderseite.

INDIKATION
Für Sportler im Allgemeinen und für Personen mit Chondropathie oder Tendinitis im Kniegelenk.

ISCHIOTIBIALMUSKELN / DEHNÜBUNGEN FÜR DIE BEINE UND FÜSSE 82

Stehen mit einem Bein vorne

Ausgangsposition

AUSGANGSPOSITION
Sie stehen auf beiden Füßen mit einem Fuß vorne und legen Ihre Hände auf den Oberschenkel des hinteren Beins.

TECHNIK
Beugen Sie das Hüft- und Kniegelenk des hinteren Beins, während Sie Ihren Oberkörper nach vorne beugen. Stützen Sie Ihre Hände gegen das gebeugte Bein, halten Sie Ihren Rücken gerade und drücken Sie Ihr Gesäß mit einem leichten Nachvornekippen Ihres Beckens nach hinten, um die Wirkung der Dehnung zu steigern.

M. semimembranosus

M. semitendinosus

M. biceps femoris

Halten Sie das Kniegelenk des vorderen Beins gestreckt.

LEISTUNGSSTUFE	WH	DAUER
ANFÄNGER	2	20 s
FORTGESCHRITTENE	3	25 s
ERFAHRENE	4	35 s

VORSICHT

Absolvieren Sie diese Übung langsam und progressiv. Denken Sie daran, dass ein unangenehmes Spannungsgefühl wichtig ist, um sich zu verbessern, dass Schmerz jedoch ein Signal dafür ist, dass Sie Ihre Muskeln zu stark belasten.

WIRKUNG

Reduktion von Einschränkungen der Hüft- und Kniebeweglichkeit und von Spannungen auf der Oberschenkelrückseite und im Lendenbereich. Die Übung trägt zur Beibehaltung einer korrekten Haltung bei.

INDIKATION

Für Personen mit einer Retroversion des Beckens und einer mangelnden Krümmung der Lendenwirbelsäule aufgrund einer Verkürzung der Ischiotibialmuskeln. Auch für Sportler im Allgemeinen.

Dehnübungen für die unteren Extremitäten / 129

83 DEHNÜBUNGEN FÜR DIE BEINE UND FÜSSE / ISCHIOTIBIALMUSKELN

Stehen mit angehobenem Bein

AUSGANGSPOSITION
Sie stehen neben einer erhöhten Oberfläche. Dabei kann es sich um einen Stuhl, einen Hocker oder irgendeinen anderen Gegenstand handeln, auf den Sie Ihren Fuß legen können.

TECHNIK
Legen Sie Ihre Hände auf das angehobene Bein und beugen Sie Ihren Oberkörper nach vorne. Gleiten Sie mit Ihren Händen an Ihrem Bein entlang zu Ihrem Fußgelenk hin. Absolvieren Sie diese Bewegung langsam, bis Sie eine Spannung auf der Rückseite Ihres Oberschenkels empfinden.

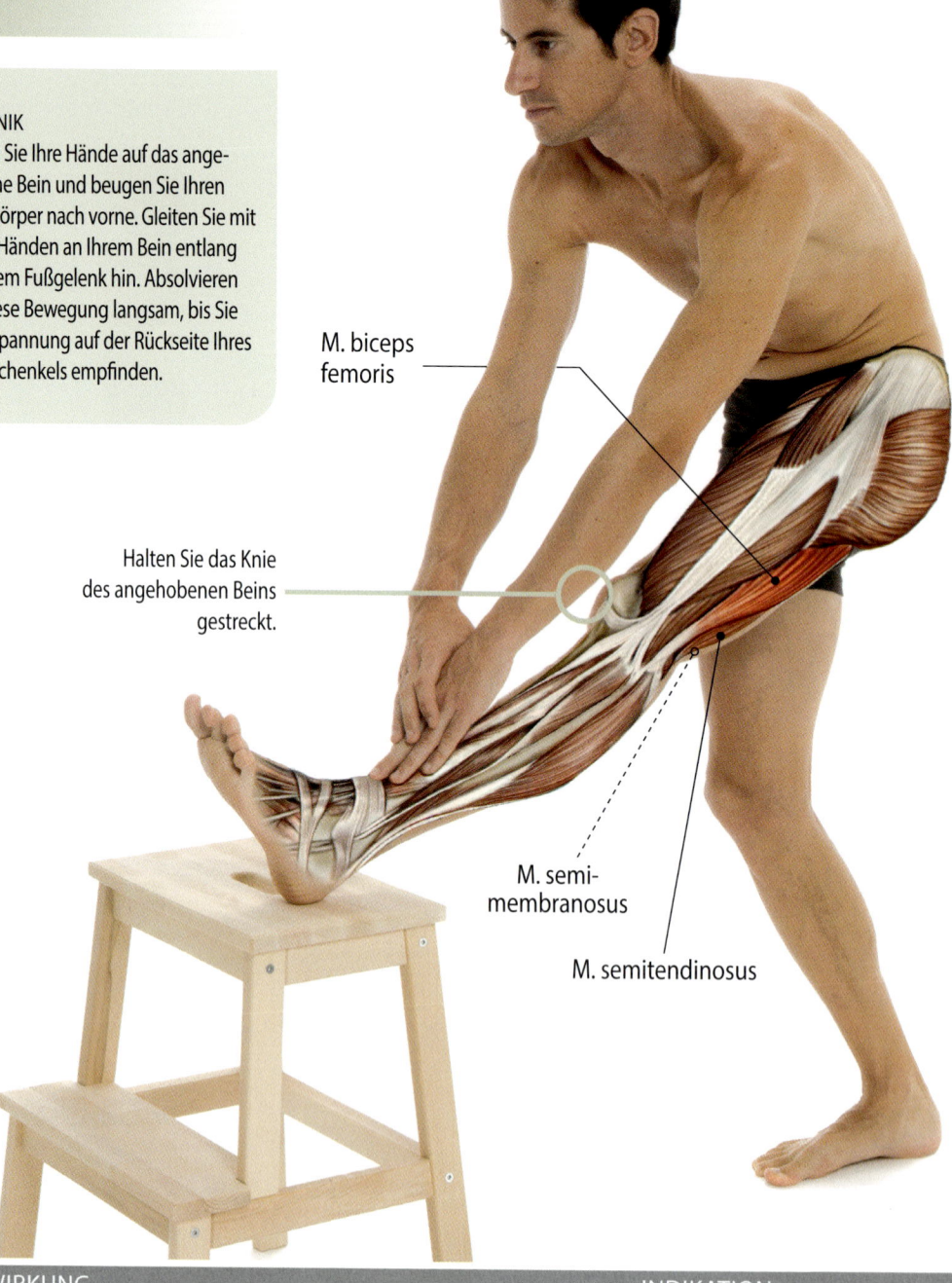

M. biceps femoris

Ausgangsposition

Halten Sie das Knie des angehobenen Beins gestreckt.

M. semimembranosus

M. semitendinosus

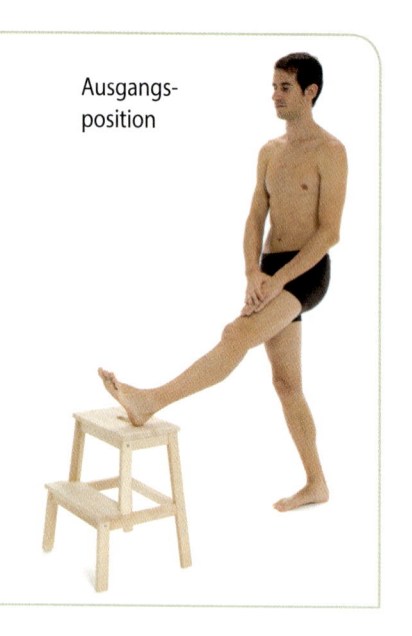

LEISTUNGSSTUFE	WH	DAUER
ANFÄNGER	2	20 s
FORTGESCHRITTENE	3	25 s
ERFAHRENE	4	35 s

VORSICHT
Denken Sie daran, dass Sie bei der Beugung nach unten Ihre Wirbelsäule nicht krümmen, sodass Sie weniger Spannung in Ihrem Lendenbereich erzeugen und die Wirksamkeit der Dehnung steigern.

WIRKUNG
Beibehaltung eines ausreichenden Bewegungsumfangs in der unteren Körperhälfte und Auflösung von Verspannungen im Bereich der Oberschenkelrückseite und der Lendenwirbelsäule. Die Übung trägt zur Beibehaltung einer korrekten Haltung bei.

INDIKATION
Für Personen mit verkürzten Ischiotibialmuskeln oder Haltungsproblemen aufgrund einer Retroversion des Beckens und für Sportler im Allgemeinen, aber besonders für diejenigen, die Kraft in den unteren Extremitäten benötigen.

ISCHIOTIBIALMUSKELN / DEHNÜBUNGEN FÜR DIE BEINE UND FÜSSE 84

Kniestand

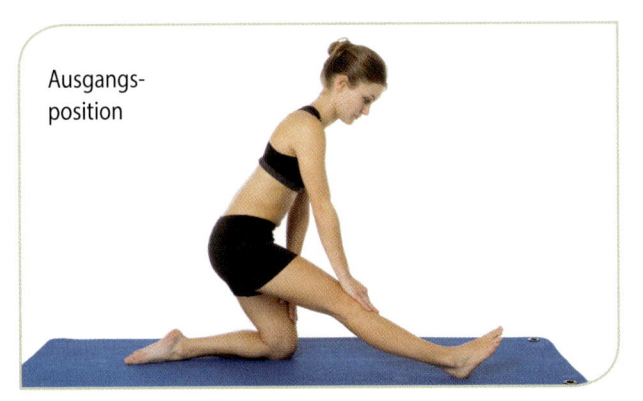

Ausgangsposition

AUSGANGSPOSITION
Knien Sie auf einer Matte und strecken Sie das zu dehnende Bein vor Ihrem Körper aus. Legen Sie eine Hand auf den Oberschenkel des vorderen Beins, während Sie Ihren Oberkörper nach vorne beugen.

TECHNIK
Bewegen Sie die auf dem Oberschenkel ruhende Hand nach vorne und versuchen Sie, Ihre Fußspitze zu erreichen, während Sie das Knie des vorderen Beins gestreckt halten. Die Spannung auf der Rückseite Ihres Oberschenkels und Knies zeigt an, dass die Dehnung stattfindet.

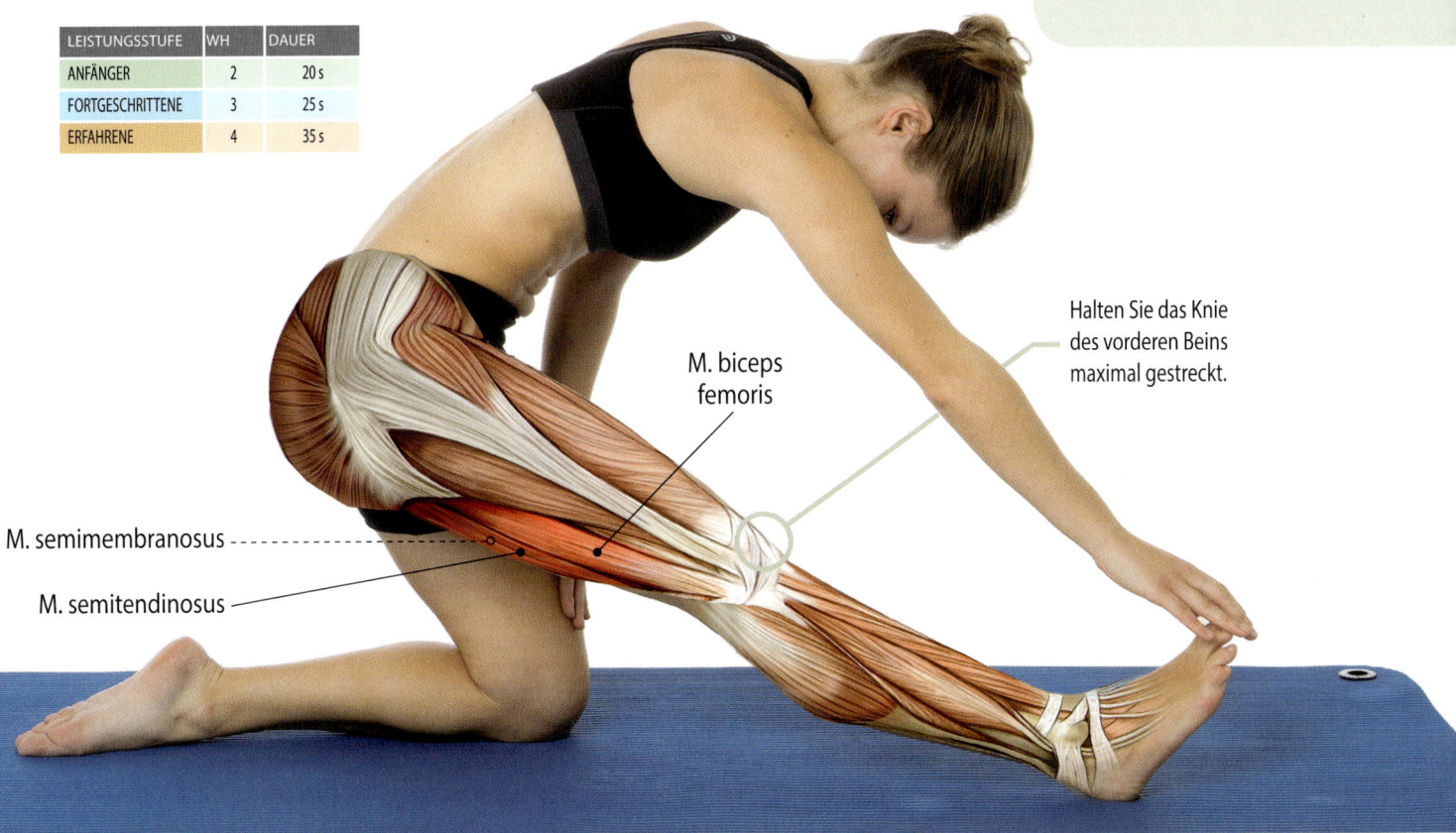

LEISTUNGSSTUFE	WH	DAUER
ANFÄNGER	2	20 s
FORTGESCHRITTENE	3	25 s
ERFAHRENE	4	35 s

M. semimembranosus
M. semitendinosus
M. biceps femoris

Halten Sie das Knie des vorderen Beins maximal gestreckt.

VORSICHT
Wenn diese Position instabil ist, legen Sie Ihre freie Hand auf den Boden.

WIRKUNG
Beibehaltung der normalen Funktion der unteren Körperhälfte durch Verbesserung des Bewegungsumfangs, besonders der Hüftbeugung und Kniestreckung.

INDIKATION
Für Personen mit verkürzten Ischiotibialmuskeln, Hüftgelenkretroversion und für Sportler im Allgemeinen.

Dehnübungen für die unteren Extremitäten / 131

85 DEHNÜBUNGEN FÜR DIE BEINE UND FÜSSE / ISCHIOTIBIALMUSKELN

Beidseitig umgedrehte V-Stellung

AUSGANGSPOSITION
Stehen Sie mit weiter als schulterbreit auseinandergestellten Füßen und geradem Rücken.

TECHNIK
Beugen Sie Ihren Oberkörper nach vorne, strecken Sie Ihre Arme und versuchen Sie, mit Ihren Fingern den Boden zu berühren. Wenn Ihnen dies zu leicht fällt, können Sie Ihre Füße enger zusammenstellen und die Übung wiederholen oder Sie können versuchen, den Boden mit Ihren Fingerknöcheln oder sogar Ihren Handinnenflächen zu berühren.

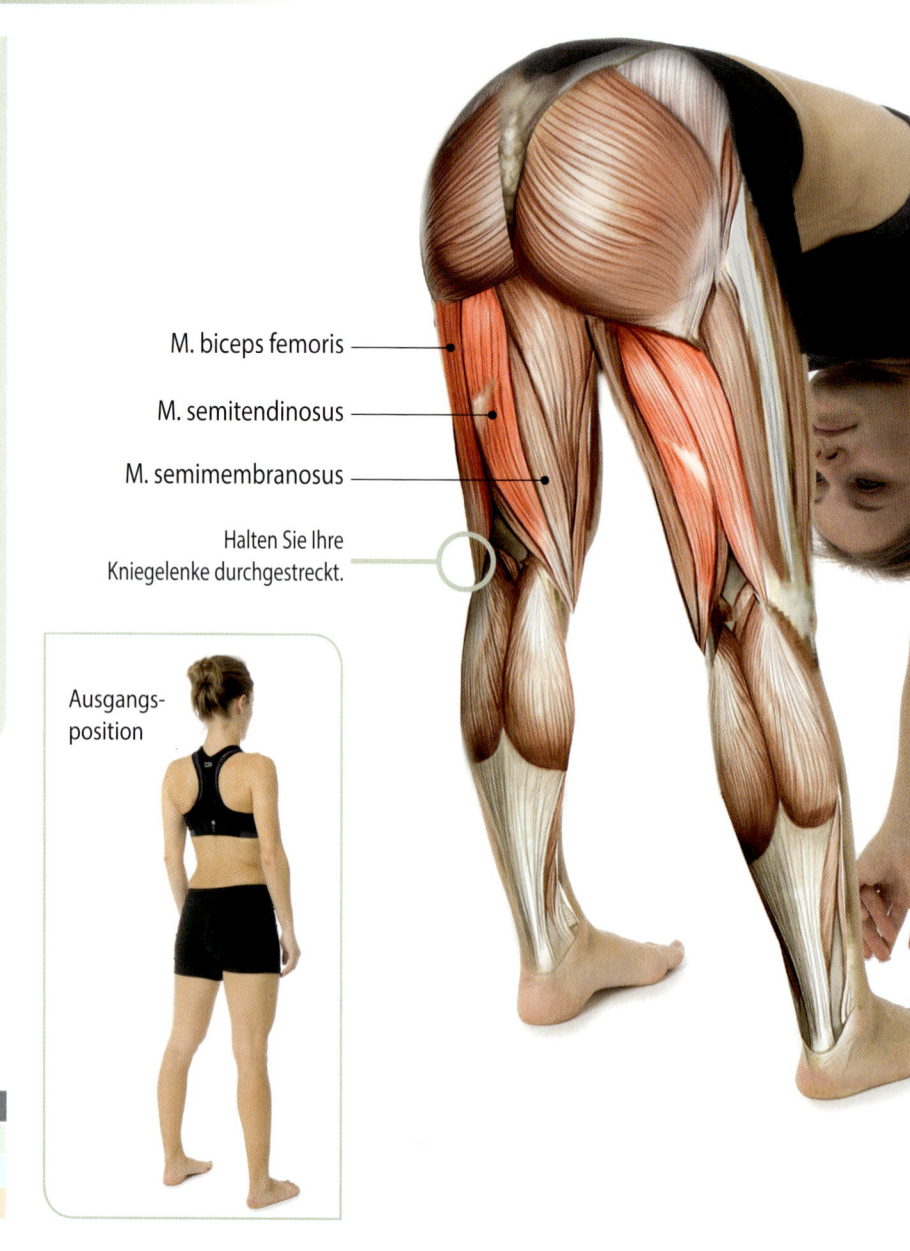

M. biceps femoris
M. semitendinosus
M. semimembranosus

Halten Sie Ihre Kniegelenke durchgestreckt.

Ausgangsposition

LEISTUNGSSTUFE	WH	DAUER
ANFÄNGER	2	20 s
FORTGESCHRITTENE	3	25 s
ERFAHRENE	4	35 s

VORSICHT	WIRKUNG	INDIKATION
Beginnen Sie aus einer ausbalancierten Position und absolvieren Sie die Bewegung langsam, vermeiden Sie plötzliche, ruckartige Bewegungen und Bewegungsunterbrechungen, die zu Verletzungen führen könnten.	Vergrößerung des Bewegungsumfangs bei der Streckung des Kniegelenks und der Beugung des Hüftgelenks sowie Lösung von Verspannungen in den entsprechenden Muskelgruppen.	Für Menschen, die an Verspannungen auf der Beinrückseite oder an Problemen im Lendenbereich aufgrund von verkürzten Ischiotibialmuskeln leiden. Auch für Sportler im Allgemeinen und besonders für diejenigen, die Kraft in der unteren Körperhälfte benötigen.

ISCHIOTIBIALMUSKELN / DEHNÜBUNGEN FÜR DIE BEINE UND FÜSSE | 86

Beidseitig im Sitzen

Ausgangsposition

LEISTUNGSSTUFE	WH	DAUER
ANFÄNGER	2	20 s
FORTGESCHRITTENE	3	25 s
ERFAHRENE	4	35 s

AUSGANGSPOSITION
Sie sitzen auf einer Matte mit zusammenliegenden, gestreckten Beinen. Halten Sie Ihren Rücken gerade und senkrecht zum Boden. Legen Sie Ihre Hände auf Ihre Oberschenkel und schauen Sie geradeaus nach vorne.

TECHNIK
Beugen Sie sich nach vorne, während Sie Ihre Hände zu Ihren Füßen hin bewegen. Während Sie sich nach vorne bewegen, werden Sie die Spannung auf der Oberschenkel- und Knierückseite spüren.

M. semitendinosus
M. semimembranosus
M. biceps femoris

Halten Sie Ihre Kniegelenke durchgestreckt.

VORSICHT
Halten Sie Ihre Kniegelenke durchgestreckt, um eine Dehnung in Ihren Ischiotibialmuskeln zu erreichen. Bereits eine geringe Beugung in den Kniegelenken verringert die Effektivität der Übung.

WIRKUNG
Vergrößerung des Bewegungsumfangs bei der Streckung der Kniegelenke und Beugung der Hüfte sowie Lösung von Verspannungen auf der Oberschenkelrückseite.

INDIKATION
Für Menschen, die an Verspannungen auf der Beinrückseite oder an Problemen im Lendenbereich aufgrund von verkürzten Ischiotibialmuskeln leiden. Auch für Sportler im Allgemeinen.

Dehnübungen für die unteren Extremitäten / 133

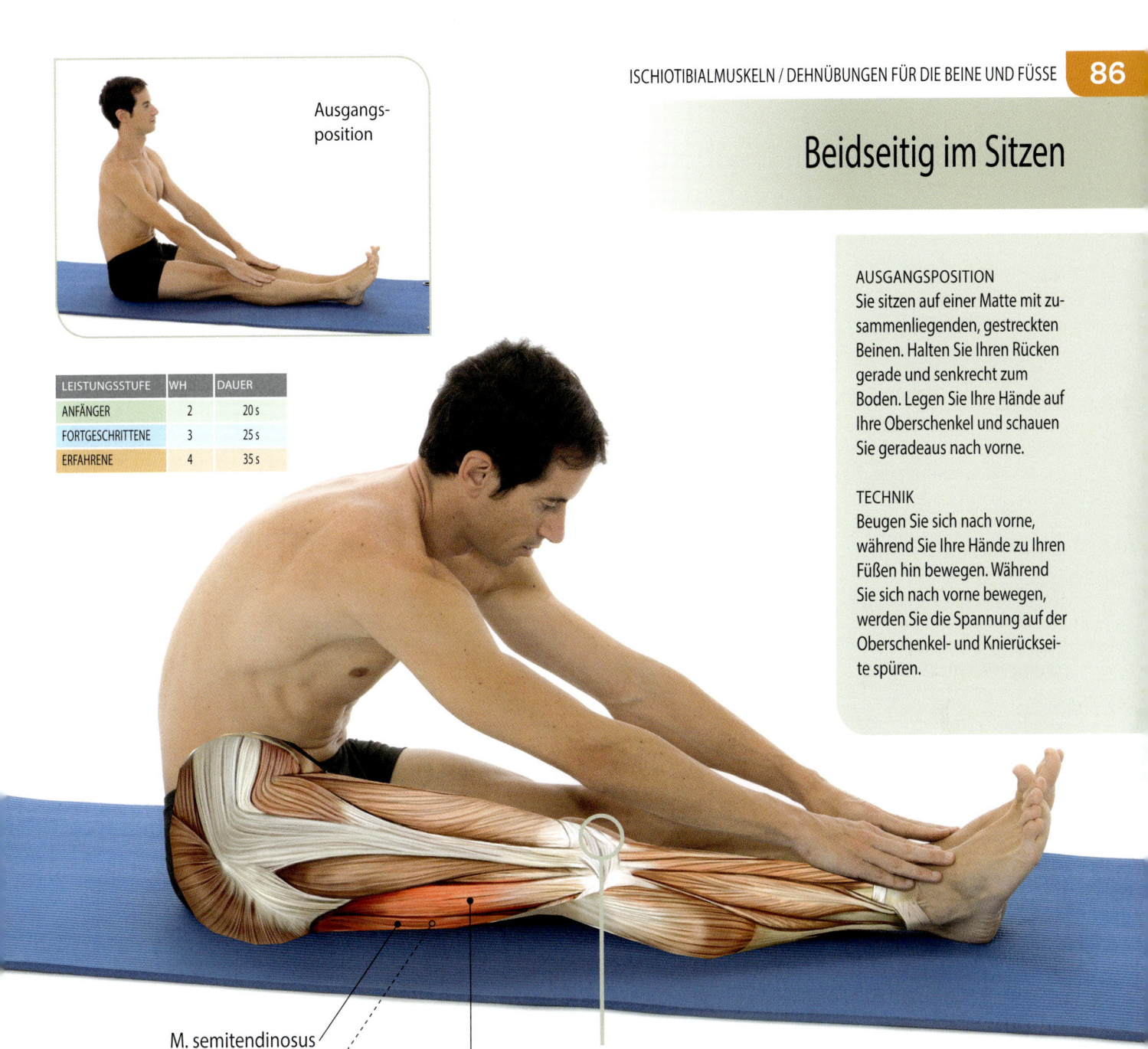

87 DEHNÜBUNGEN FÜR DIE BEINE UND FÜSSE / ISCHIOTIBIALMUSKELN

In Rückenlage mit angehobenem Bein

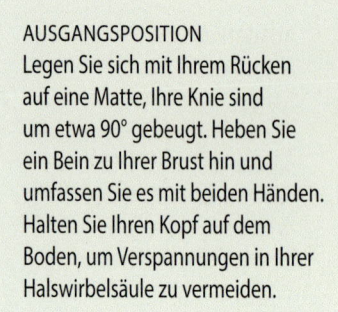

AUSGANGSPOSITION
Legen Sie sich mit Ihrem Rücken auf eine Matte, Ihre Knie sind um etwa 90° gebeugt. Heben Sie ein Bein zu Ihrer Brust hin und umfassen Sie es mit beiden Händen. Halten Sie Ihren Kopf auf dem Boden, um Verspannungen in Ihrer Halswirbelsäule zu vermeiden.

TECHNIK
Strecken Sie das Knie des angehobenen Beins, während Sie es mit Ihren Händen zur Brust hin ziehen. Die Spannung auf Ihrer Oberschenkel- und Knierückseite ist der beste Indikator dafür, dass Sie die Dehnübung korrekt absolvieren.

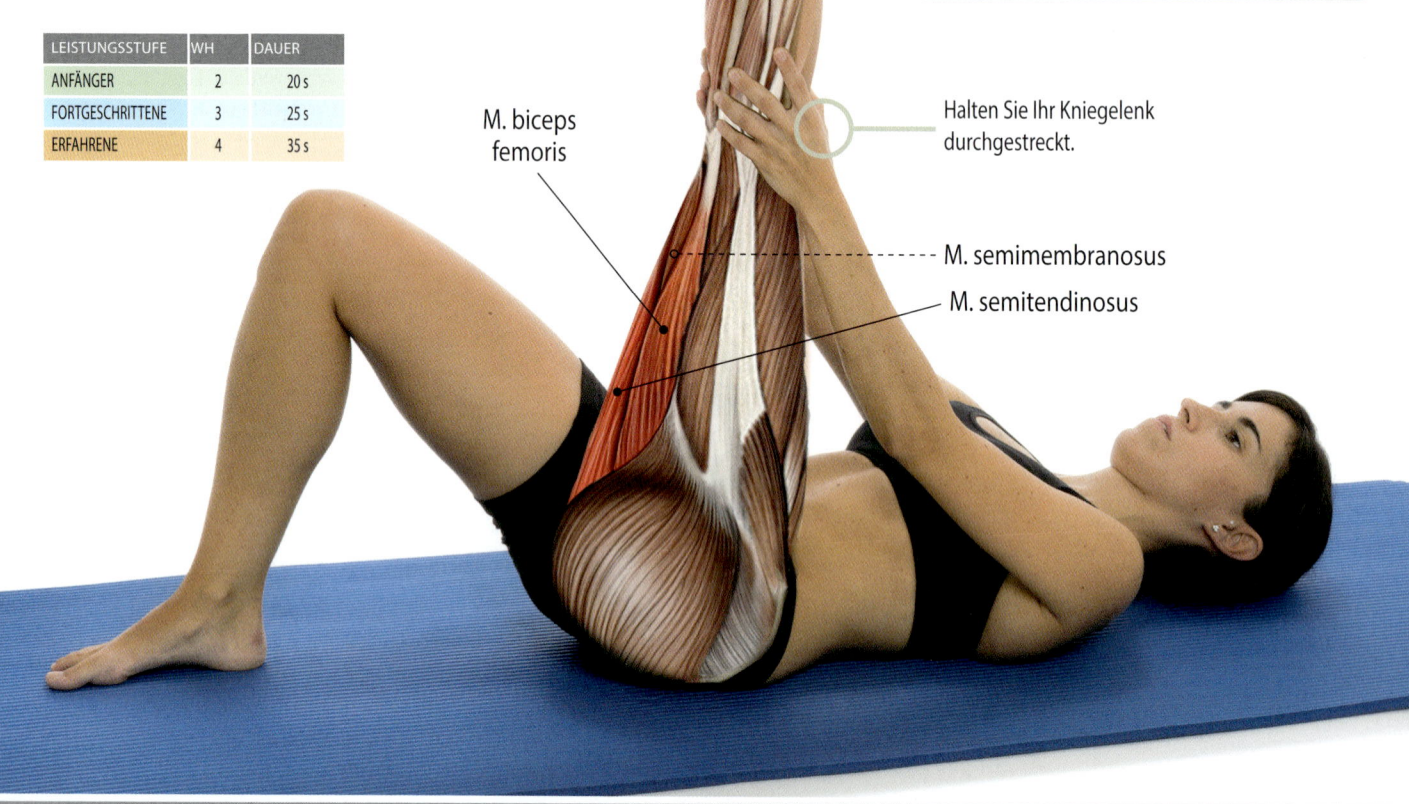

Ausgangsposition

LEISTUNGSSTUFE	WH	DAUER
ANFÄNGER	2	20 s
FORTGESCHRITTENE	3	25 s
ERFAHRENE	4	35 s

M. biceps femoris

Halten Sie Ihr Kniegelenk durchgestreckt.

M. semimembranosus
M. semitendinosus

VORSICHT
Überschreiten Sie nicht die Schmerzschwelle. Denken Sie daran, dass ein Spannungsgefühl wichtig für eine korrekte Dehnung ist und dass die Ischiotibialmuskeln durch ruckartige Bewegungen oder übermäßige Spannungen verletzt werden können.

WIRKUNG
Vergrößerung des Bewegungsumfangs bei der Kniegelenkstreckung und Hüftbeugung und Lösung von Verspannungen auf der Oberschenkelrückseite.

INDIKATION
Für Personen mit Verspannungen auf der Oberschenkelrückseite oder mit einer Hüftgelenkretroversion aufgrund von Verspannungen der Ischiotibialmuskeln. Auch für Sportler im Allgemeinen, besonders für diejenigen, die viel Kraft in ihrer unter Körperhälfte benötigen.

M. GASTROCNEMIUS / DEHNÜBUNGEN FÜR DIE BEINE UND FÜSSE   88

Dorsalflexion mit Abstützen an der Wand

Ausgangsposition

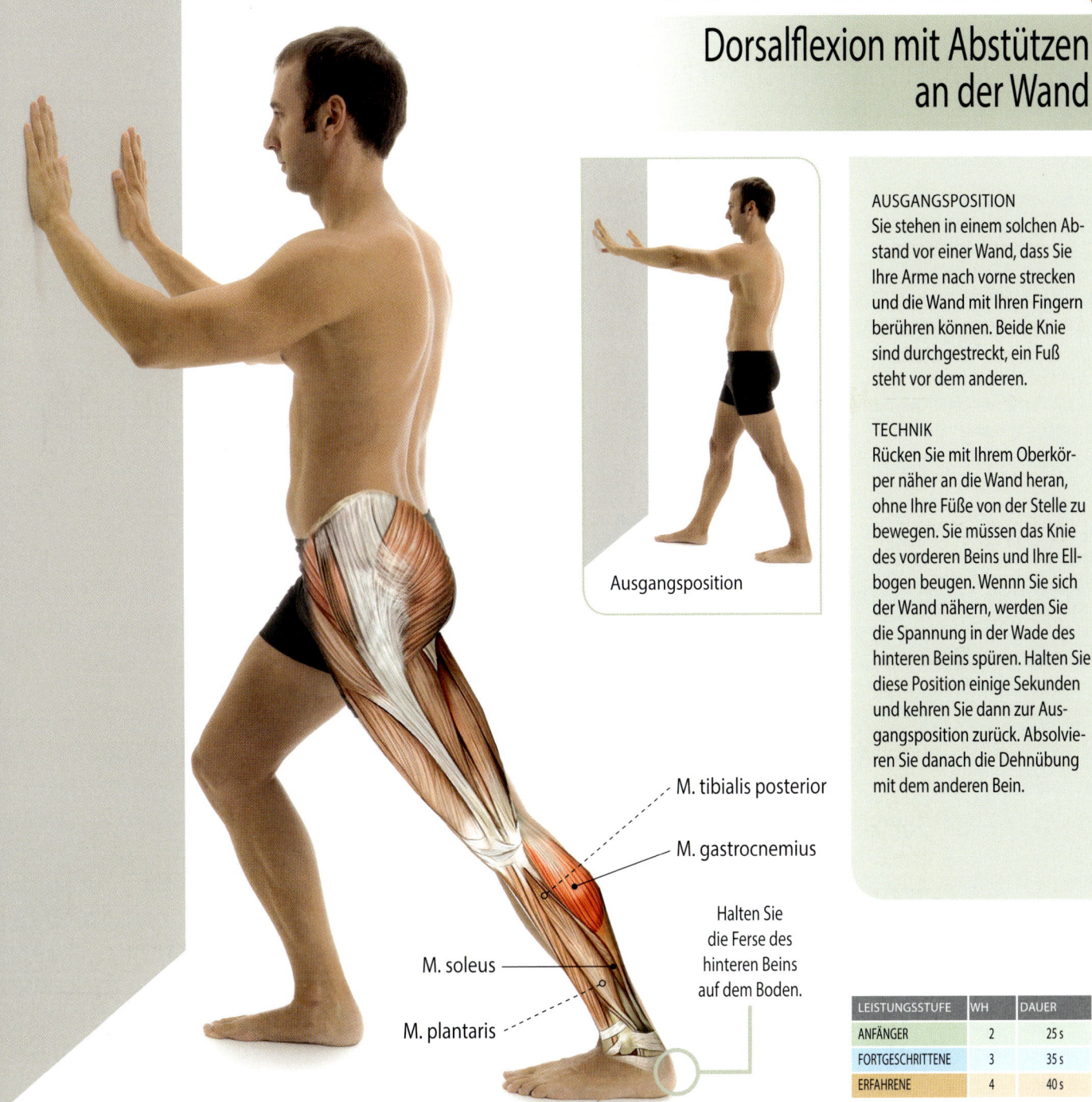

AUSGANGSPOSITION
Sie stehen in einem solchen Abstand vor einer Wand, dass Sie Ihre Arme nach vorne strecken und die Wand mit Ihren Fingern berühren können. Beide Knie sind durchgestreckt, ein Fuß steht vor dem anderen.

TECHNIK
Rücken Sie mit Ihrem Oberkörper näher an die Wand heran, ohne Ihre Füße von der Stelle zu bewegen. Sie müssen das Knie des vorderen Beins und Ihre Ellbogen beugen. Wennn Sie sich der Wand nähern, werden Sie die Spannung in der Wade des hinteren Beins spüren. Halten Sie diese Position einige Sekunden und kehren Sie dann zur Ausgangsposition zurück. Absolvieren Sie danach die Dehnübung mit dem anderen Bein.

M. tibialis posterior
M. gastrocnemius
M. soleus
M. plantaris

Halten Sie die Ferse des hinteren Beins auf dem Boden.

LEISTUNGSSTUFE	WH	DAUER
ANFÄNGER	2	25 s
FORTGESCHRITTENE	3	35 s
ERFAHRENE	4	40 s

VORSICHT
Vermeiden Sie eine Beugung des Kniegelenks des hinteren Beins oder ein Anheben Ihrer Ferse, da die Dehnübung dadurch ihre gesamte Wirksamkeit verlieren würde.

WIRKUNG
Auflösung von Verspannungen in der Wade und Vergrößerung des Bewegungsumfangs des Sprunggelenks.

INDIKATION
Für Menschen, die häufig Schuhe mit hohen Absätzen tragen und die viel Zeit stehend oder gehend verbringen; für Sportler im Allgemeinen und besonders für Schwimmer, Läufer und Radfahrer. Auch für Personen mit speziellen Beschwerden im Bereich des Sprunggelenks, mit Achillessehnenentzündung oder mit Schmerzen im Bereich der Fußsohle.

89 DEHNÜBUNGEN FÜR DIE BEINE UND FÜSSE / M. GASTROCNEMIUS

Dorsalflexion mit einem Hocker

AUSGANGSPOSITION
Sie stehen vor einem Tritthocker oder einem anderen niedrigen Gegenstand, den Sie zum Abstützen verwenden können. Stellen Sie einen Fuß nach vorne, setzen Sie Ihre Ferse auf dem Boden auf und stützen Sie Ihre Zehen gegen die Stufe. Der hintere Fuß dient als Hauptstütze und Ihr Knie muss leicht gebeugt sein, wodurch es Ihnen möglich wird, sich etwas nach hinten zu neigen.

TECHNIK
Strecken Sie das Knie des hinteren Beins und bewegen Sie Ihren Körper etwas nach vorne, ohne Ihre Füße von den Stützpunkten fortzubewegen. Dies bewirkt eine Dorsalflexion des Fußgelenks und eine Spannung in Ihrer Wade aufgrund der Dehnung des M. gastrocnemius.

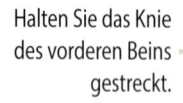

Ausgangsposition

Halten Sie das Knie des vorderen Beins gestreckt.

- M. tibialis posterior
- M. gastrocnemius
- M. soleus

LEISTUNGSSTUFE	WH	DAUER
ANFÄNGER	2	25 s
FORTGESCHRITTENE	3	35 s
ERFAHRENE	4	40 s

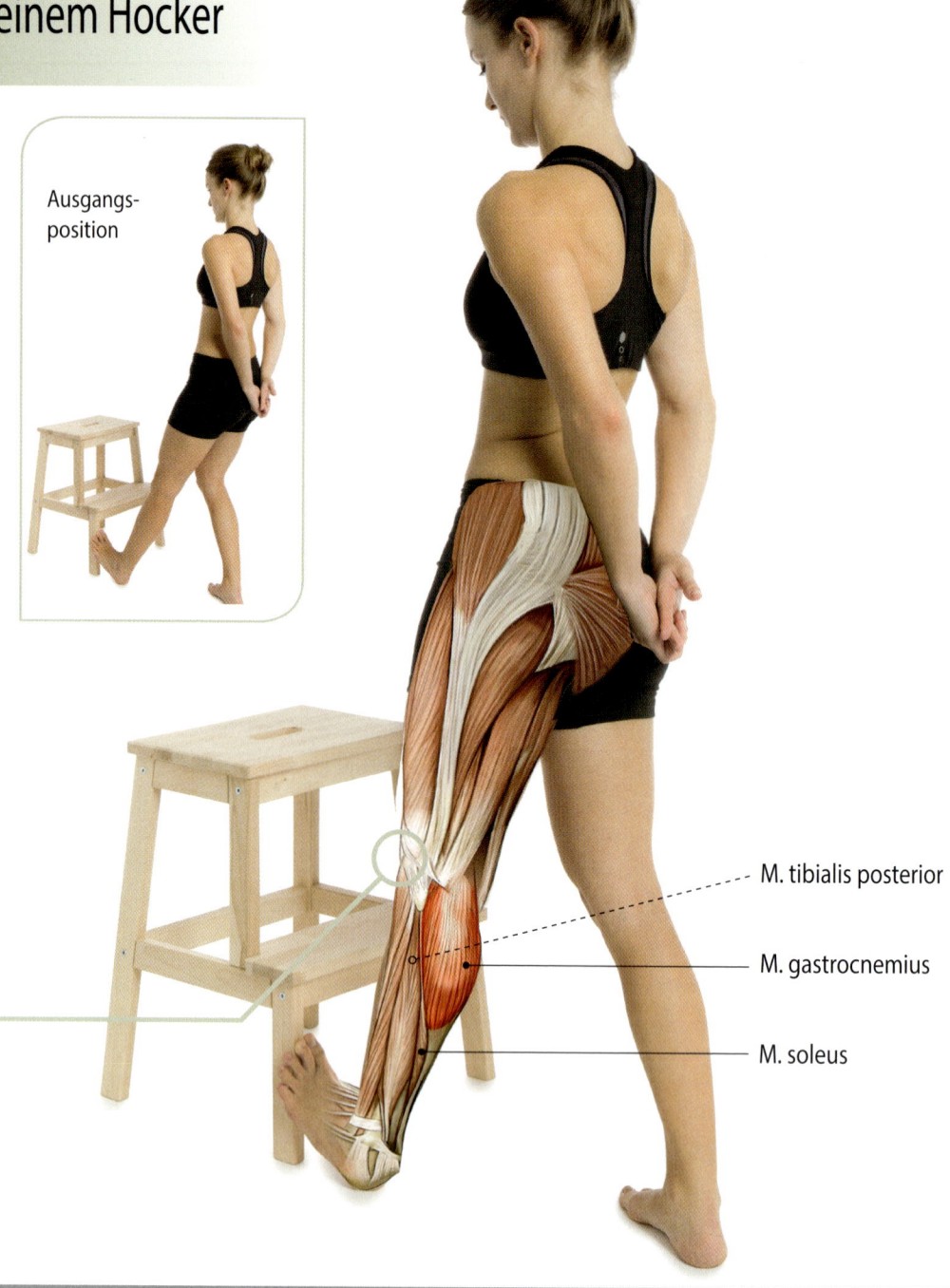

VORSICHT
Stellen Sie sicher, dass der vordere Fuß auf einem festen Punkt abgestützt ist, sodass er sich nicht aufgrund des durch die Übung erzeugten Stoßes fortbewegt.

WIRKUNG
Entspannung der Muskeln auf der Beinrückseite und Beibehaltung eines maximalen Bewegungsumfangs im Fußgelenk.

INDIKATION
Für Sportler, vor allem für Schwimmer, Läufer und Radfahrer. Auch für Menschen, die Schuhe mit hohen Absätzen tragen, viel Zeit stehend oder gehend verbringen, die an Überlastungserscheinungen und Krämpfen in ihren Waden oder Fußsohlen leiden, und für Personen mit spezifischen Sprunggelenkbeschwerden, Achillessehnenentzündung oder Schmerzen im Bereich der Fußsohle.

M. GASTROCNEMIUS / DEHNÜBUNGEN FÜR DIE BEINE UND FÜSSE 90

Zug im Sitzen

Ausgangsposition

AUSGANGSPOSITION
Sie sitzen auf einer Matte, ein Bein ist angezogen und das andere ausgestreckt. Die Zehen des Fußes des gestreckten Beins zeigen nach hinten. Legen Sie Ihre Hände auf das gestreckte Bein.

TECHNIK
Neigen Sie sich nach vorne und halten Sie die Spitze Ihres Fußes mit einer Hand. Ziehen Sie sie, während Sie sie halten, nach hinten, bis Sie die durch die Dehnung verursachte Spannung auf der Rückseite Ihres Beins spüren. Halten Sie diese Position einige Sekunden, kehren Sie dann zum Ausgangspunkt zurück und absolvieren Sie die Dehnübung mit dem anderen Bein.

Halten Sie Ihr Bein gerade.

M. soleus

LEISTUNGSSTUFE	WH	DAUER
ANFÄNGER	2	25 s
FORTGESCHRITTENE	3	35 s
ERFAHRENE	4	40 s

M. plantaris
M. tibialis posterior
M. gastrocnemius

VORSICHT
Verwenden Sie die Hand auf derselben Seite des gedehnten Beins, um den Fuß nach hinten zu ziehen, denn sie besitzt einen größeren Bewegungsspielraum. Wenn Sie die andere Hand verwenden, werden Sie wahrscheinlich eine Spannung in Ihren Ischiotibialmuskeln spüren, bevor Sie Ihren Fuß erreichen. Wenn es noch immer schwierig für Sie ist, Ihren Fuß zu erreichen, können Sie ein Handtuch verwenden.

WIRKUNG
Lösung von Verspannungen in den Waden und Verbesserung des Umfangs der Fußgelenkbewegung.

INDIKATION
Für Menschen, die Sport treiben, vor allem für Läufer, Schwimmer und Radfahrer. Auch für Personen, die viel stehen oder gehen, häufig Schuhe mit hohen Absätzen tragen oder an spezifischen Sprunggelenkbeschwerden, einer Achillessehnenentzündung oder Schmerzen im Bereich der Fußsohle leiden.

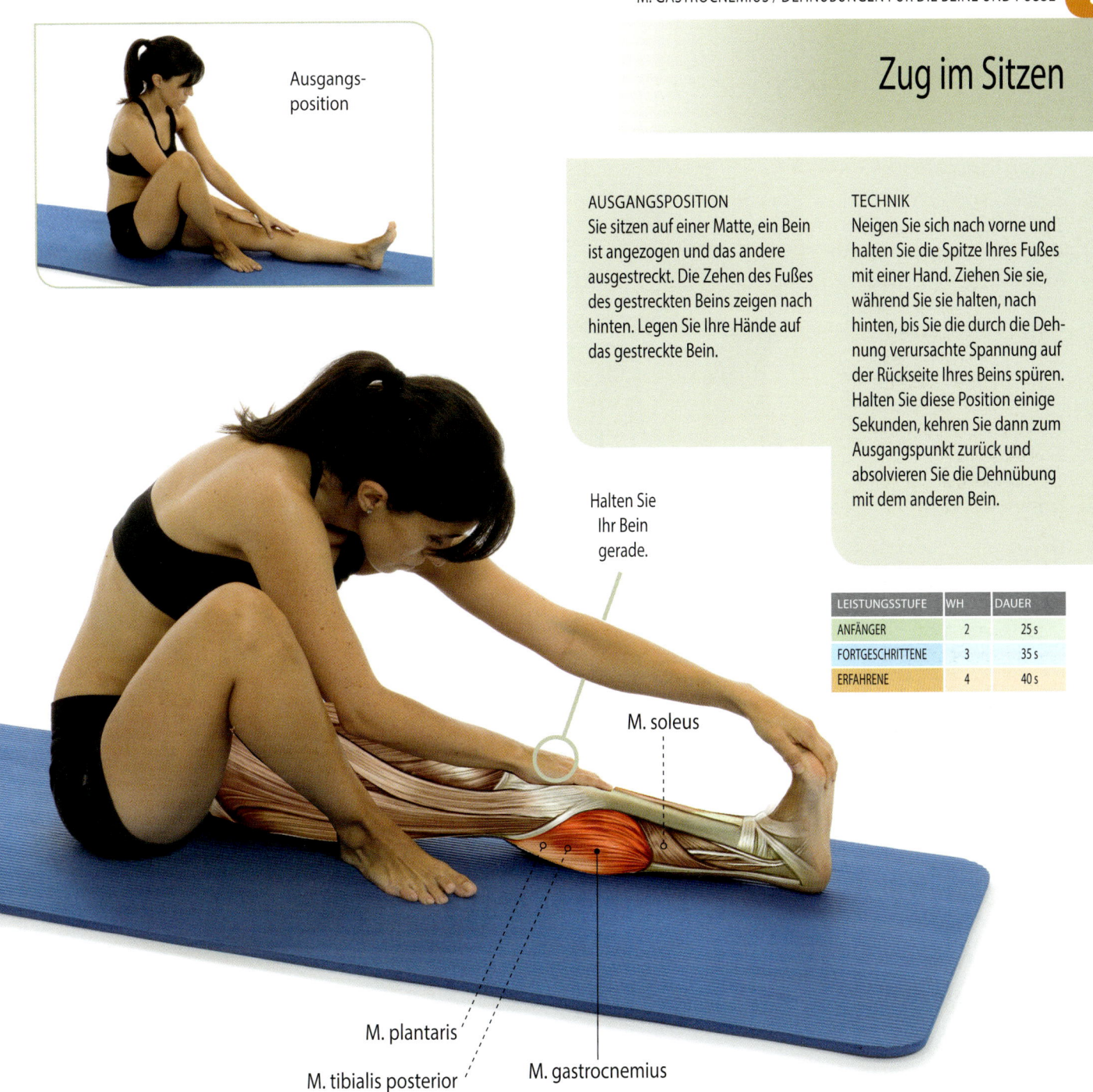

DEHNÜBUNGEN FÜR DIE BEINE UND FÜSSE / M. SOLEUS

Frontalunterstützung

AUSGANGSPOSITION
Sie stehen vor einem Gegenstand, den Sie als Stütze verwenden können, wie z. B. einen hohen Hocker, einen Stuhl oder etwas Ähnliches. Stellen Sie einen Fuß nach vorne und stemmen Sie seine Zehen gegen die Beine des Möbelstücks, sodass Ihre Ferse auf dem Boden aufgesetzt und Ihr Knie gestreckt ist. Ihr Oberkörper ist leicht nach vorne geneigt und Ihre Hände halten die Stützfläche fest.

TECHNIK
Bewegen Sie Ihren Oberkörper nach vorne, während Sie beide Knie leicht beugen und sich der Stützfläche nähern. Die Dorsalflexion des Fußgelenks nimmt zu und Sie spüren die durch die Dehnung erzeugte Spannung in den Muskeln der Beinrückseite.

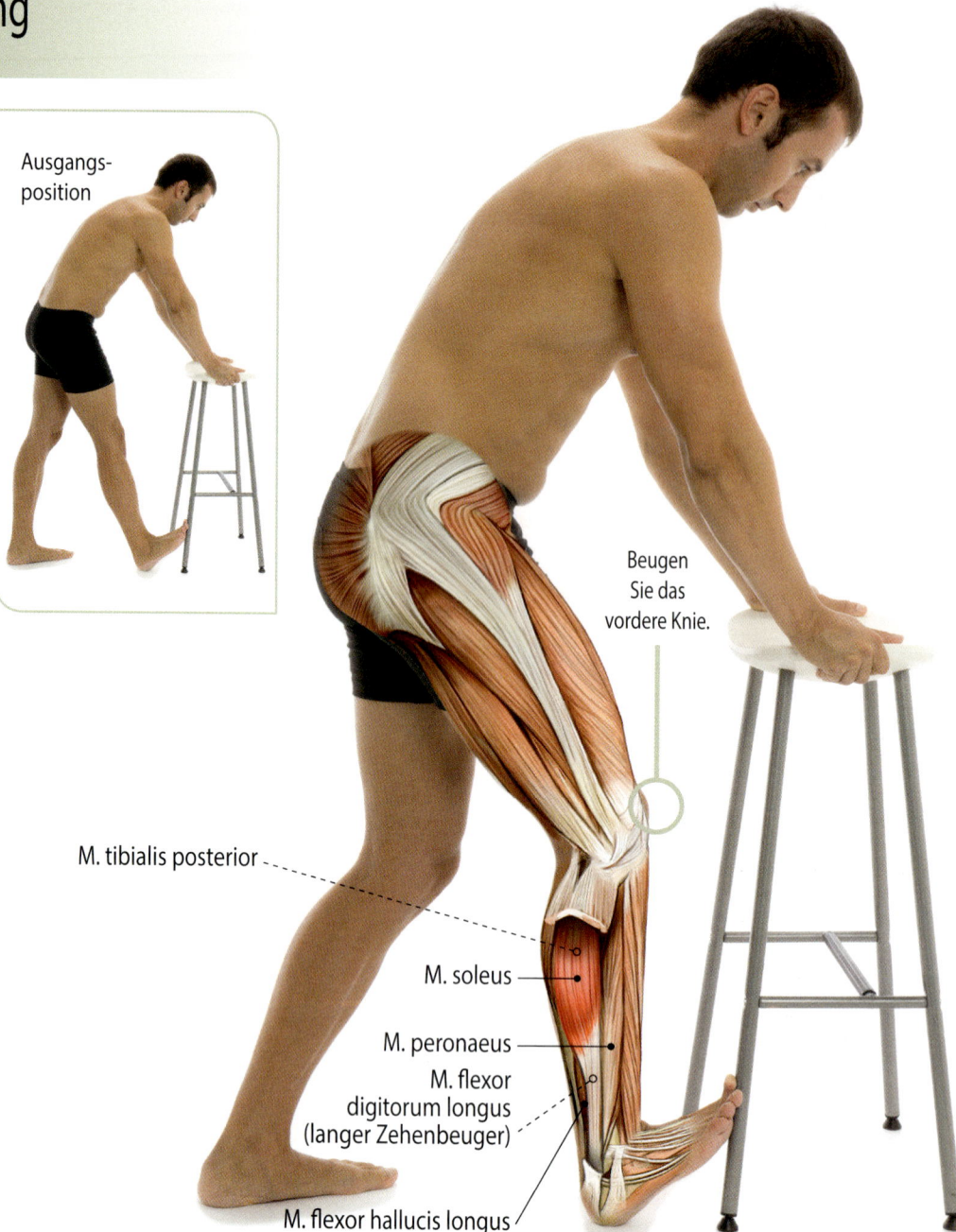

Ausgangsposition

Beugen Sie das vordere Knie.

M. tibialis posterior
M. soleus
M. peronaeus
M. flexor digitorum longus (langer Zehenbeuger)
M. flexor hallucis longus (langer Großzehenbeuger)

LEISTUNGSSTUFE	WH	DAUER
ANFÄNGER	2	25 s
FORTGESCHRITTENE	3	35 s
ERFAHRENE	4	45 s

VORSICHT
Stützen Sie die Vorderseite des vorderen Fußes gegen einen stabilen Gegenstand, der sich durch den bei der Übung erzeugten Stoß nicht von der Stelle bewegt.

WIRKUNG
Entspannung der Muskeln auf der Beinrückseite und Optimierung des Umfangs der Fußgelenkbewegung.

INDIKATION
Für Menschen, die viel stehen oder gehen, und für Sportler, besonders für Läufer, Radfahrer und Schwimmer. Auch für Menschen mit speziellen Fußgelenkbeschwerden, Achillessehnenentzündung, Schmerzen im Bereich der Fußsohle oder für Personen, die regelmäßig Schuhe mit hohen Absätzen tragen.

138 / Dehnübungen für die unteren Extremitäten

M. SOLEUS / DEHNÜBUNGEN FÜR DIE BEINE UND FÜSSE   92

Beidseitig auf einem Hocker

Ausgangsposition

AUSGANGSPOSITION
Stellen Sie sich auf die untere Stufe eines Tritthockers, sodass Sie nur mit dem vorderen Teil Ihrer Füße Kontakt mit der Stufe haben. Da diese Übung zu einer sehr instabilen Position führt, ist es empfehlenswert, dass Sie sich mit den Händen an einem Griff oder einem Geländer oder an einem ähnlichen Gegenstand festhalten, sodass Sie während der Durchführung der Übung nicht das Gleichgewicht verlieren.

TECHNIK
Beugen Sie Ihr Fußgelenk dorsal, sodass Ihre Fersen sich tiefer befinden als der vordere Teil Ihrer Füße und Ihr gesamter Körper sich leicht absenkt.

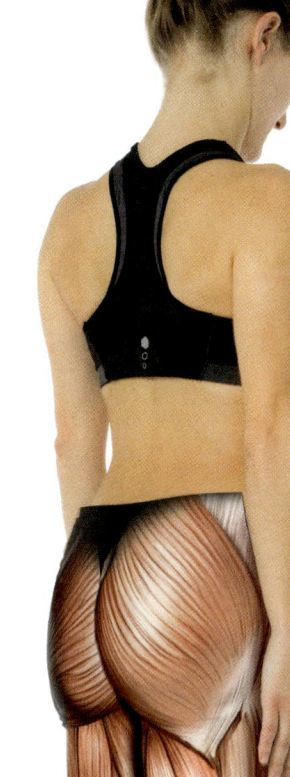

Halten Sie beide Knie leicht gebeugt.

- M. tibialis posterior
- M. soleus
- M. flexor hallucis longus (Großzehenbeuger)
- M. flexor digitorum longus (langer Zehenbeuger)
- M. peronaeus

LEISTUNGSSTUFE	WH	DAUER
ANFÄNGER	2	20 s
FORTGESCHRITTENE	3	25 s
ERFAHRENE	3	30 s

VORSICHT
Stellen Sie sicher, dass Ihre Fußballen und Zehen sicher auf der Stufe stehen, und halten Sie sich, falls möglich, an einer Stütze fest.

WIRKUNG
Verbesserung des Bewegungsumfangs des Fußgelenks und Lösung von Verspannungen in den Wadenmuskeln.

INDIKATION
Für Läufer und Radfahrer, Personen, die viel stehen und gehen oder die häufig Schuhe mit hohen Absätzen tragen, und für Personen mit speziellen Problemen des Sprunggelenks und der Achillessehne sowie mit Schmerzen im Bereich der Fußsohle.

Dehnübungen für die unteren Extremitäten / 139

Zug mit beiden Händen im Sitzen

DEHNÜBUNGEN FÜR DIE BEINE UND FÜSSE / M. SOLEUS

AUSGANGSPOSITION
Sie sitzen auf einer Matte, ein Bein ist gestreckt und das andere angezogen. Platzieren Sie beide Hände in die Nähe des Fußgelenks des angezogenen Beins.

TECHNIK
Greifen Sie den Fuß des angezogenen Beins und ziehen Sie an ihm, während Sie Ihre Ferse am Boden lassen. Dieser Zug bewirkt ein durch die Dehnung des M. soleus erzeugtes Spannungsgefühl in Ihrer Wade.

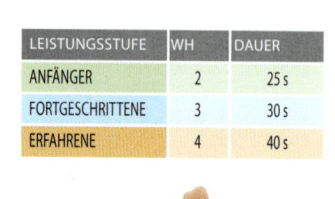

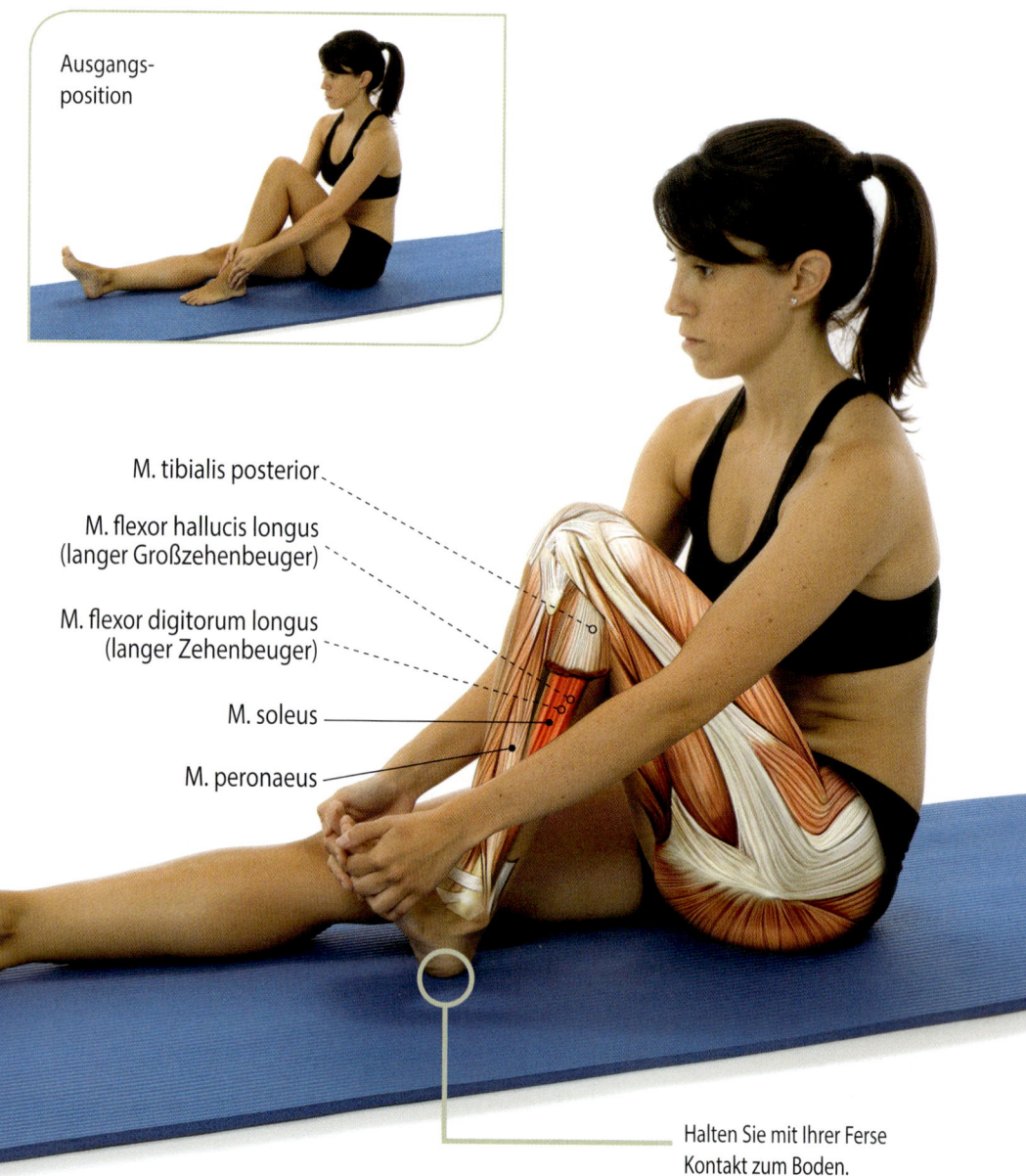

Ausgangsposition

M. tibialis posterior
M. flexor hallucis longus (langer Großzehenbeuger)
M. flexor digitorum longus (langer Zehenbeuger)
M. soleus
M. peronaeus

LEISTUNGSSTUFE	WH	DAUER
ANFÄNGER	2	25 s
FORTGESCHRITTENE	3	30 s
ERFAHRENE	4	40 s

Halten Sie mit Ihrer Ferse Kontakt zum Boden.

VORSICHT
Sie sollten nicht an Ihren Zehen ziehen, sondern der Zug sollte an den Zehengrundgelenken ansetzen.

WIRKUNG
Lösung von Verspannungen in den Wadenmuskeln und Beibehaltung eines optimalen Bewegungsumfangs des Fußgelenks.

INDIKATION
Für Personen mit Problemen des Sprunggelenks und der Achillessehne und für Läufer, Radfahrer und Schwimmer sowie für Personen, die häufig Schuhe mit hohen Absätzen tragen oder viel stehen oder gehen.

M. SOLEUS / DEHNÜBUNGEN FÜR DIE BEINE UND FÜSSE 94

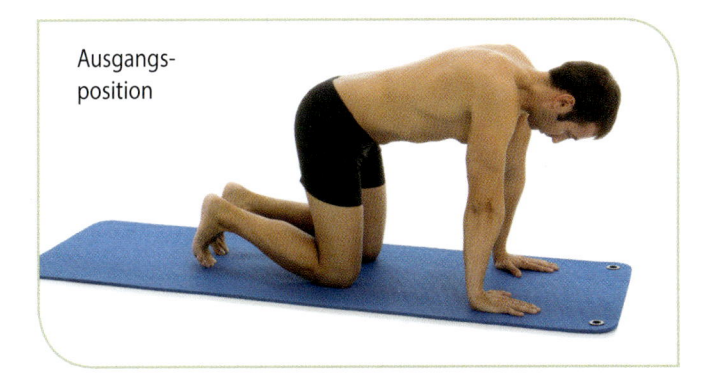

Beidseitig auf allen vieren

Ausgangsposition

AUSGANGSPOSITION
Nehmen Sie eine Vierfüßlerstellung auf einer Matte ein, Ihre Hände befinden sich schulterbreit auseinander und Ihre Knie bilden mit Ihren Hüften eine Linie. Ihre Füße berühren die Matte mit den Zehenspitzen.

TECHNIK
Bewegen Sie Ihren Körper nach hinten, ohne einen Ihrer Stützpunkte zu verändern, sodass die Beugung in Ihren Knien zunimmt und Sie nahezu in einer sitzenden Stellung auf Ihren Waden enden. Sie werden die Spannung in Ihren Fußsohlen und in der Rückseite Ihrer Beine spüren.

M. soleus

Berühren Sie die Matte mit Ihren Fußspitzen.

M. flexor digitorum longus (langer Zehenbeuger)

M. flexor hallucis longus (langer Großzehenbeuger)

M. tibialis posterior

LEISTUNGSSTUFE	WH	DAUER
ANFÄNGER	2	20 s
FORTGESCHRITTENE	3	25 s
ERFAHRENE	4	35 s

VORSICHT
In diesem Fall ist der Kontakt mit den Zehen unvermeidlich, daher werden die Beugemuskeln auch gestreckt und Sie müssen mit der Spannung, die sie erzeugen, vorsichtig umgehen.

WIRKUNG
Lösung von Verspannungen in der Wade und der Fußsohle und Beibehaltung eines optimalen Bewegungsumfangs des Fußgelenks.

INDIKATION
Für Schwimmer, Läufer und Menschen, die viel stehen, gehen oder oft Schuhe mit hohen Absätzen tragen, und für Personen mit Sprunggelenk- oder Achillessehnenbeschwerden oder Krämpfen in der Fußsohle.

Dehnübungen für die unteren Extremitäten / 141

95 DEHNÜBUNGEN FÜR DIE BEINE UND FÜSSE / M. TIBIALIS ANTERIOR

Beidseitig mit Abstützen auf dem Spann

AUSGANGSPOSITION
Sie knien auf einer Matte und beugen Ihre Knie, bis Sie auf Ihren Waden sitzen. Stützen Sie sich mit Ihren Händen seitlich vorne ab.

TECHNIK
Heben Sie Ihre Knie vom Boden ab, während Sie mit dem Spann weiterhin Bodenkontakt behalten. Ihre Arme tragen einen Teil Ihres Körpergewichts. Die Plantarbeugung Ihres Fußgelenks erzeugt eine Spannung auf Ihrer Beinvorderseite und eine Dehnung des M. tibialis anterior.

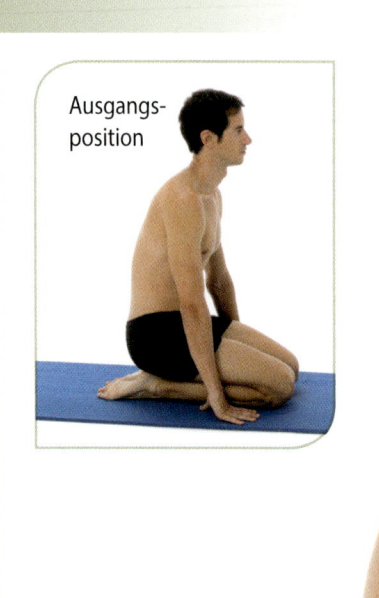

Ausgangsposition

M. extensor hallucis longus (Großzehenstrecker)

Behalten Sie mit dem Spann Ihrer Füße stützenden Bodenkontakt.

M. peronaeus anterior

M. extensor digitorum communis (gemeinsamer Zehenstrecker)

M. tibialis anterior

LEISTUNGSSTUFE	WH	DAUER
ANFÄNGER	2	20 s
FORTGESCHRITTENE	3	25 s
ERFAHRENE	4	35 s

VORSICHT
Achten Sie darauf, dass die Matte, auf der Sie knien, etwas gepolstert ist, sodass Ihre Fußgelenke und Ihr Fußspann nicht schmerzen.

WIRKUNG
Lösung von Verspannungen auf der Beinvorderseite und Beibehaltung eines optimalen Bewegungsumfangs im Bereich der Fußgelenke.

INDIKATION
Für Sportler im Allgemeinen und besonders für Eis- und Skiläufer.

M. TIBIALIS ANTERIOR / DEHNÜBUNGEN FÜR DIE BEINE UND FÜSSE **96**

Ein Bein nach hinten und Abstützen auf dem Spann

Ausgangsposition

AUSGANGSPOSITION
Stehen Sie so, dass ein Fuß nach hinten versetzt und mit der Zehenrückseite Bodenkontakt hat. Halten Sie sich, falls vorhanden, an einem Geländer oder einem anderen Gegenstand fest, um während der Übungsdurchführung das Gleichgewicht zu halten.

TECHNIK
Beugen Sie das vordere Knie leicht und senken Sie Ihren Körper ab, sodass der hintere Fuß mit dem Spann auf dem Boden aufliegt und die Plantarbeugung des Fußgelenks betont wird.

- M. tibialis anterior
- M. extensor digitorum communis (gemeinsamer Zehenstrecker)
- M. extensor hallucis (Großzehenstrecker)
- M. peronaeus anterior

Halten Sie mit dem Spann Bodenkontakt und betonen Sie die Plantarbeugung des Fußgelenks.

LEISTUNGSSTUFE	WH	DAUER
ANFÄNGER	2	20 s
FORTGESCHRITTENE	3	25 s
ERFAHRENE	4	35 s

VORSICHT
Benutzen Sie während der Dehnübung eine Stütze, um Ihre Stabilität zu bewahren.

WIRKUNG
Entspannung der Muskeln auf der Beinvorderseite und Beibehaltung eines optimalen Bewegungsumfangs im Fußgelenk.

INDIKATION
Für Sportler im Allgemeinen und besonders für Eis- und Skiläufer.

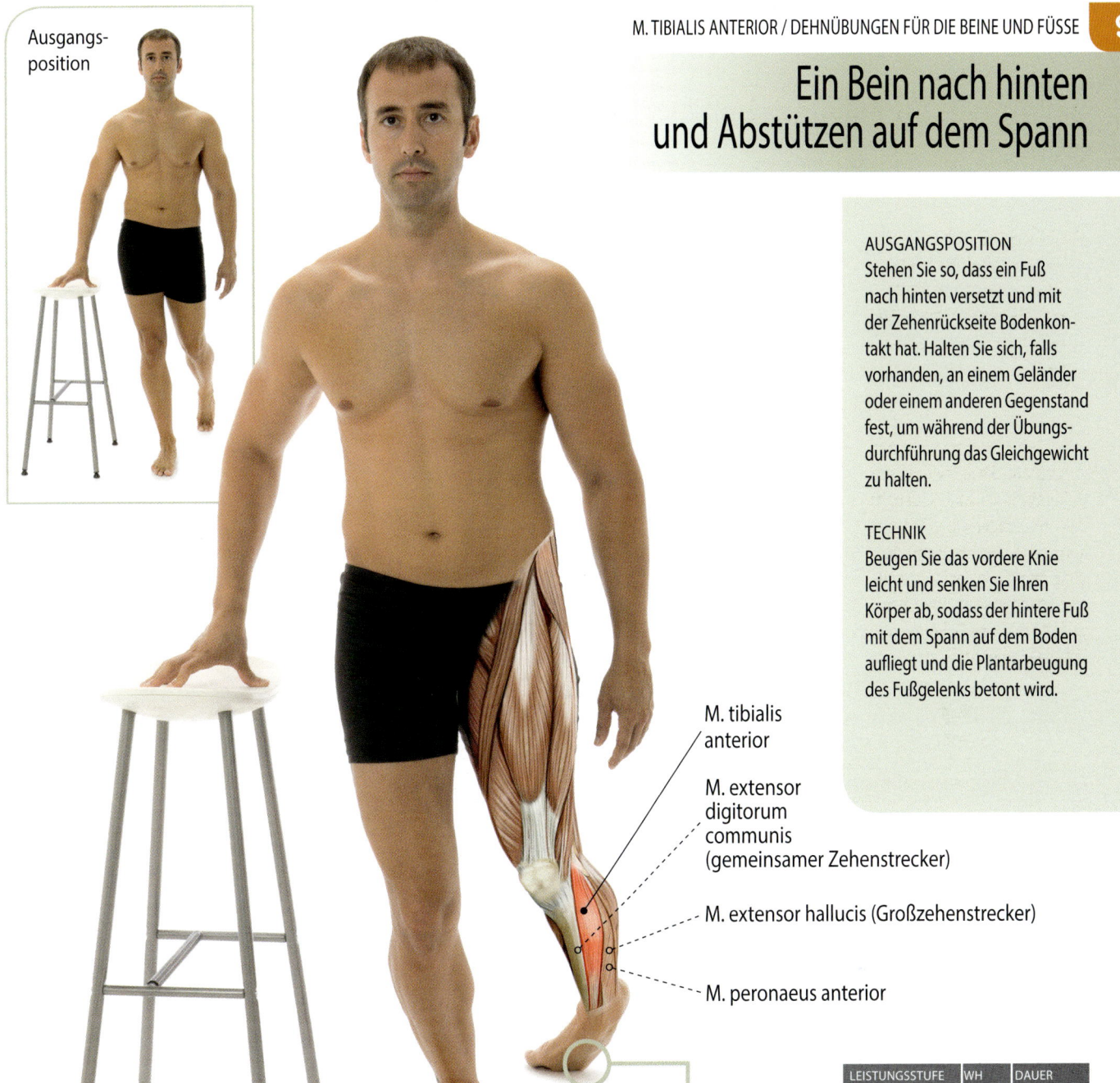

Dehnübungen für die unteren Extremitäten / 143

Seitzug im Sitzen

DEHNÜBUNGEN FÜR DIE BEINE UND FÜSSE / M. PERONAEUS

AUSGANGSPOSITION
Sie sitzen auf einer Matte, sodass ein Bein angezogen und das andere nach vorne ausgestreckt ist. Neigen Sie Ihren Oberkörper nach vorne und berühren Sie Ihren Fuß mit der rechten Hand, sodass Ihre Finger auf dem Spann liegen.

TECHNIK
Ziehen Sie Ihren Fuß nach hinten, um eine Spannung im M. peronaeus zu erzeugen. Halten Sie die Dehnung einige Sekunden, bevor Sie zum Ausgangspunkt zurückkehren.

Ausgangsposition

LEISTUNGSSTUFE	WH	DAUER
ANFÄNGER	2	20 s
FORTGESCHRITTENE	3	25 s
ERFAHRENE	4	35 s

Halten Sie Ihren Fuß, indem Sie Ihre Finger auf Ihren Spann legen.

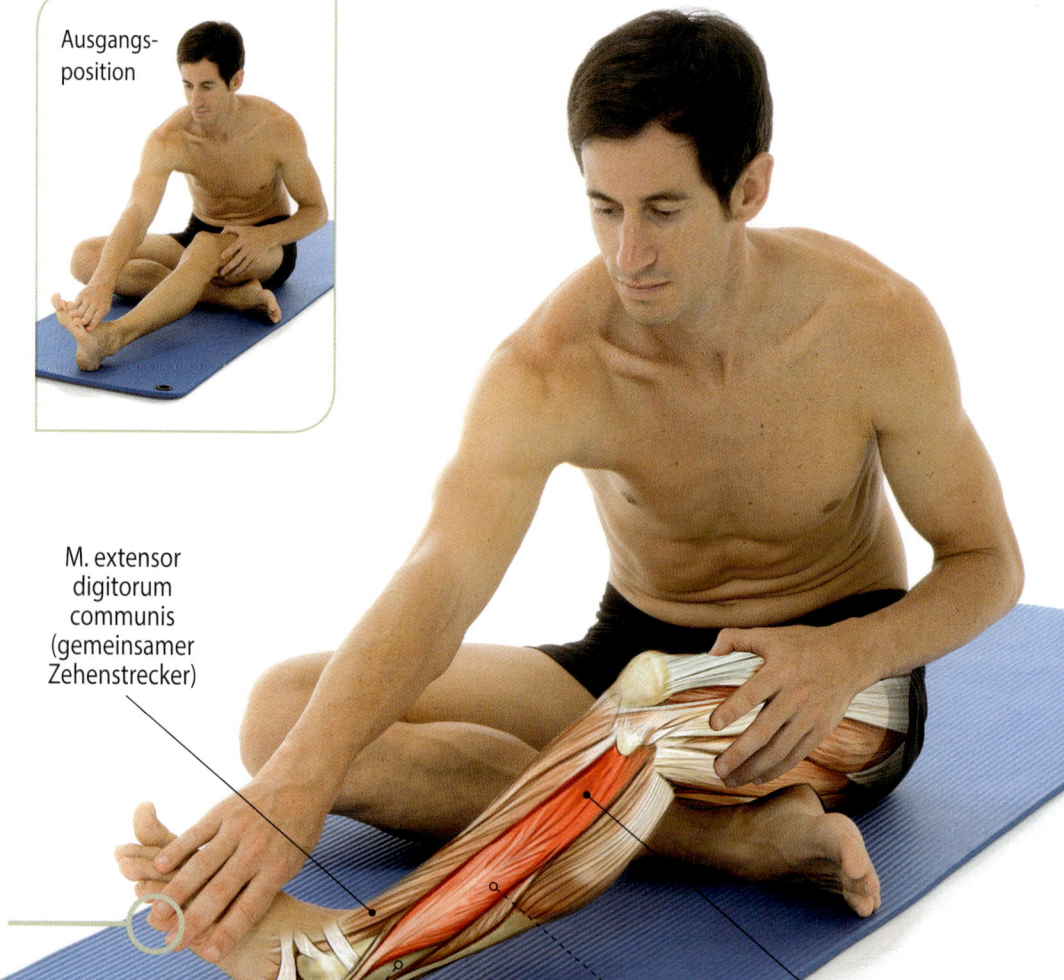

M. extensor digitorum communis (gemeinsamer Zehenstrecker)

M. peronaeus longus

M. peronaeus brevis

M. peronaeus anterior

VORSICHT
Vermeiden Sie gewaltsame Bewegungen im Lendenbereich, wenn Sie sich nach vorne beugen. Wenn Sie Schmerzen verspüren, sollten Sie eine andere Übung für dieselbe Muskelgruppe wählen.

WIRKUNG
Lösung von Verspannungen auf der Beinaußenseite und Beibehaltung eines großen Bewegungsumfangs im Fußgelenk.

INDIKATION
Für Sportler im Allgemeinen und für Personen, die sich eine Sprunggelenkverletzung zugezogen haben, denn die Peronaeusmuskeln neigen nach einer derartigen Verletzung zu Überlastungen.

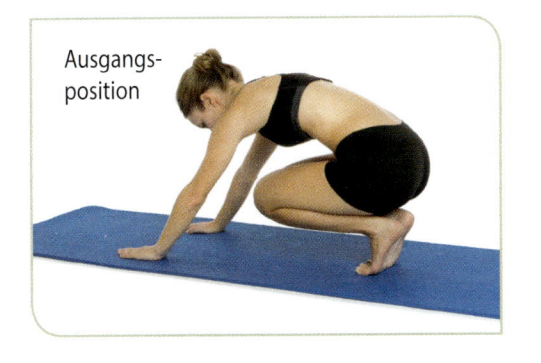

PLANTARFASZIE / DEHNÜBUNGEN FÜR DIE BEINE UND FÜSSE   98

Beidseitig auf den Knien

Ausgangsposition

AUSGANGSPOSITION
Begeben Sie auf einer Matte in den Vierfüßlerstand, sodass Sie sich auf beiden Händen und Ihren Zehen abstützen. Ihre Oberschenkel und Waden müssen eng zusammenliegen und Sie sitzen praktisch auf Ihren Fersen.

TECHNIK
Senken Sie Ihre Knie ab, bis sie den Boden berühren, sodass die Streckung Ihrer Zehen betont wird und die Spannung in den Beugemuskeln der Zehen zunimmt.

M. flexor digitorum brevis (kurzer Zehenbeuger)

M. flexor hallucis brevis (kurzer Großzehenbeuger)

Mm. lumbricales

Halten Sie mit gestreckten Zehen Kontakt mit der Matte.

LEISTUNGSSTUFE	WH	DAUER
ANFÄNGER	2	20 s
FORTGESCHRITTENE	3	25 s
ERFAHRENE	3	35 s

VORSICHT
Wenn Sie an irgendeinem Punkt während der Bewegung Schmerzen in Ihren Zehen verspüren, sollten Sie die Bewegung nicht zu Ende führen, sondern abbrechen.

WIRKUNG
Entspannung der Muskeln im Bereich der Fußsohle und der Wade.

INDIKATION
Für Menschen, die an Überlastungen und Krämpfen in der Fußsohle leiden, für Sportler im Allgemeinen, besonders für Schwimmer und Sportler in Laufsportarten.

Dehnübungen für die unteren Extremitäten / 145

DEHNÜBUNGEN FÜR DIE BEINE UND FÜSSE / PLANTARFASZIE

Zug am Fuß im Sitzen

AUSGANGSPOSITION
Sitzen Sie so, dass ein Bein gestreckt und das andere Bein angezogen ist. Halten Sie den Fuß des angezogenen Beins mit beiden Händen. Greifen Sie die Zehen mit einer Hand und Ihre Ferse mit der anderen Hand.

TECHNIK
Ziehen Sie Ihre Zehen nach hinten, um eine maximale Streckung der Plantarfaszie zu erreichen, während Sie Ihre Ferse am Ort halten.

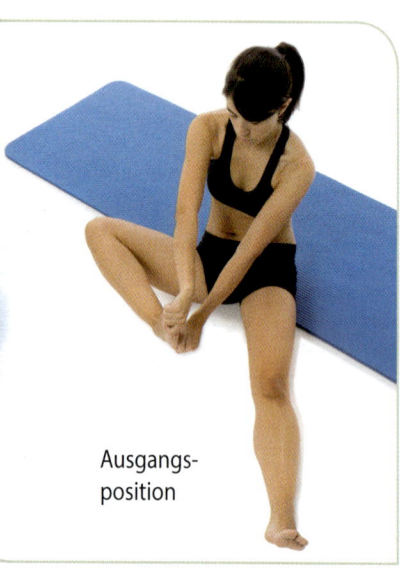

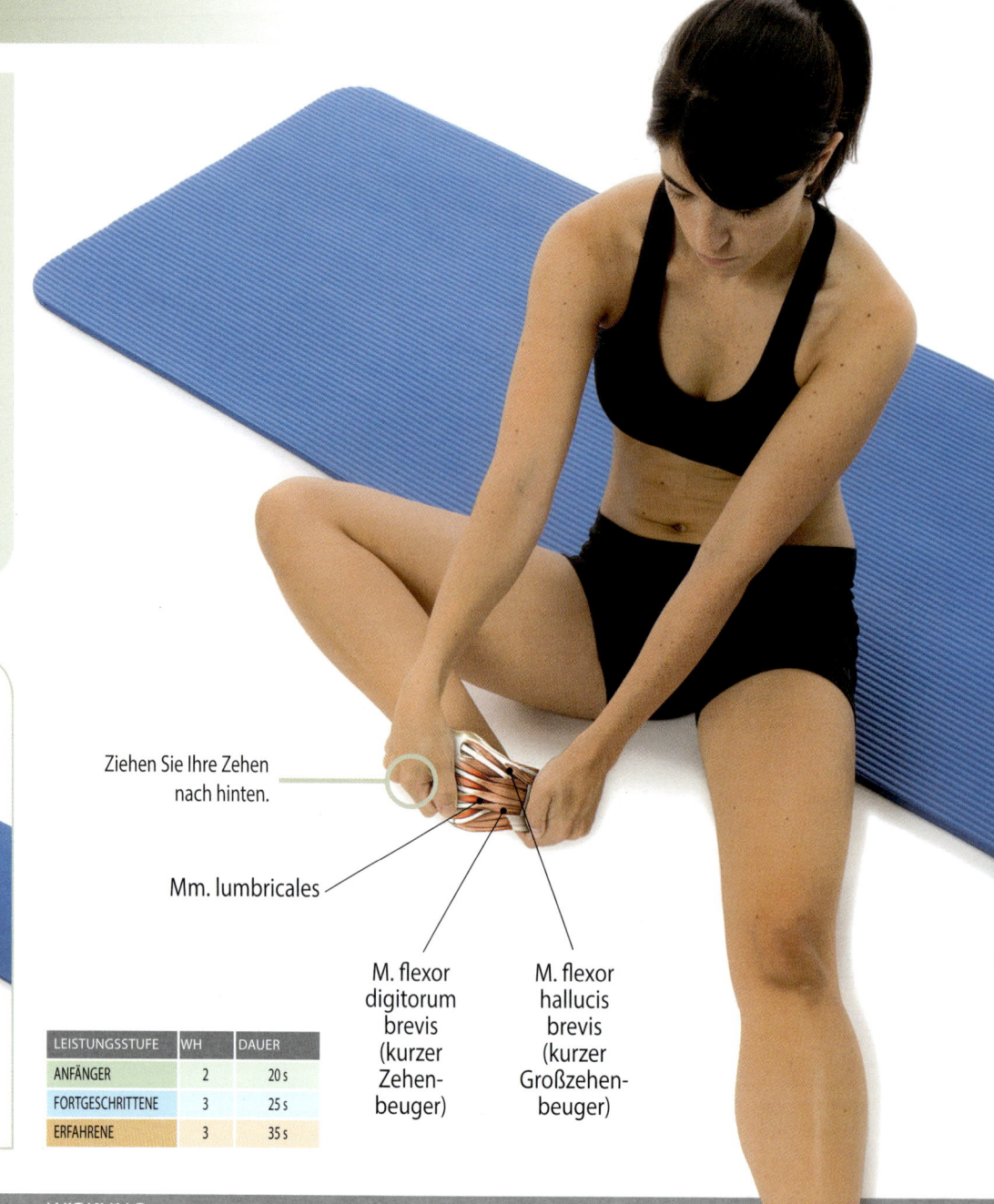

Ziehen Sie Ihre Zehen nach hinten.

Mm. lumbricales

M. flexor digitorum brevis (kurzer Zehenbeuger)

M. flexor hallucis brevis (kurzer Großzehenbeuger)

Ausgangsposition

LEISTUNGSSTUFE	WH	DAUER
ANFÄNGER	2	20 s
FORTGESCHRITTENE	3	25 s
ERFAHRENE	3	35 s

VORSICHT	WIRKUNG	INDIKATION
Denken Sie daran, dass Sie bei dieser Übung kleine Körperteile einer großen Spannung aussetzen; daher muss der Zug stets mäßig und kontrolliert erfolgen.	Lösung von Verspannungen in der Fußsohle.	Für Sportler im Allgemeinen, besonders für diejenigen, die Schwimmdisziplinen betreiben. Auch für Menschen, die zu Krämpfen in der Fußsohle neigen.

PLANTARFASZIE / DEHNÜBUNGEN FÜR DIE BEINE UND FÜSSE **100**

Zug an den Zehen

Ausgangs-position

Ziehen Sie Ihre Zehen nach hinten, ohne Ihre Fußsohle anzuheben.

M. flexor hallucis brevis (kurzer Groß-zehenbeuger)

Mm. lumbricales

M. flexor digitorum brevis (kurzer Zehenbeuger)

AUSGANGSPOSITION
Sie sitzen auf einer Matte, sodass beide Beine vor Ihrem Körper gebeugt oder gekreuzt sind, wie in der Abbildung gezeigt. Halten Sie die Sohle des zu dehnenden Fußes in Kontakt mit dem Boden und halten Sie die Zehen dieses Fußes mit Ihrer Hand.

TECHNIK
Ziehen Sie mit der Hand, mit der Sie Ihre Zehen halten, die Zehen sanft nach hinten, bis sie maximal gestreckt sind. Halten Sie diese Position einige Sekunden, während Sie Ihre Fußsohle am Boden halten.

LEISTUNGSSTUFE	WH	DAUER
ANFÄNGER	2	20 s
FORTGESCHRITTENE	3	25 s
ERFAHRENE	3	35 s

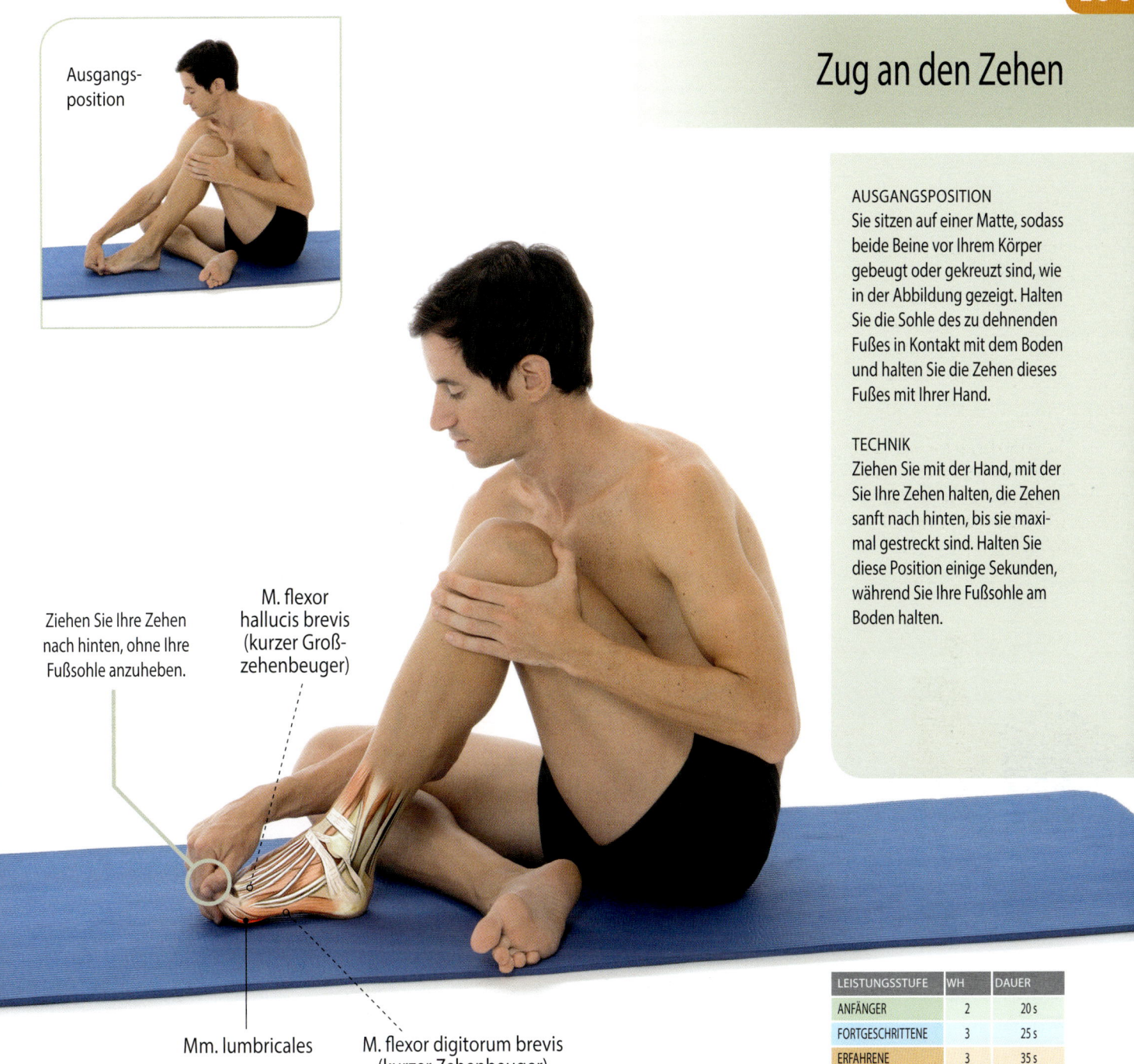

VORSICHT
Überschreiten Sie nicht die Schmerzschwelle, da kleine Gelenke sowie andere Gelenke, die besonders instabil sind, wie z. B. das Schultergelenk, verletzungsanfällig sind, wenn sie enormen Zugbelastungen ausgesetzt werden.

WIRKUNG
Lösung von Verspannungen in der Fußsohle und in den Zehen, wodurch Schmerzen oder Krämpfen vorgebeugt wird und im Falle ihres Auftretens Abhilfe geschaffen werden kann.

INDIKATION
Für Schwimmer und andere Wassersportler, wie z. B. Wasser-ballspieler, Gerätetaucher usw. Auch für Menschen, die regelmäßig tanzen.

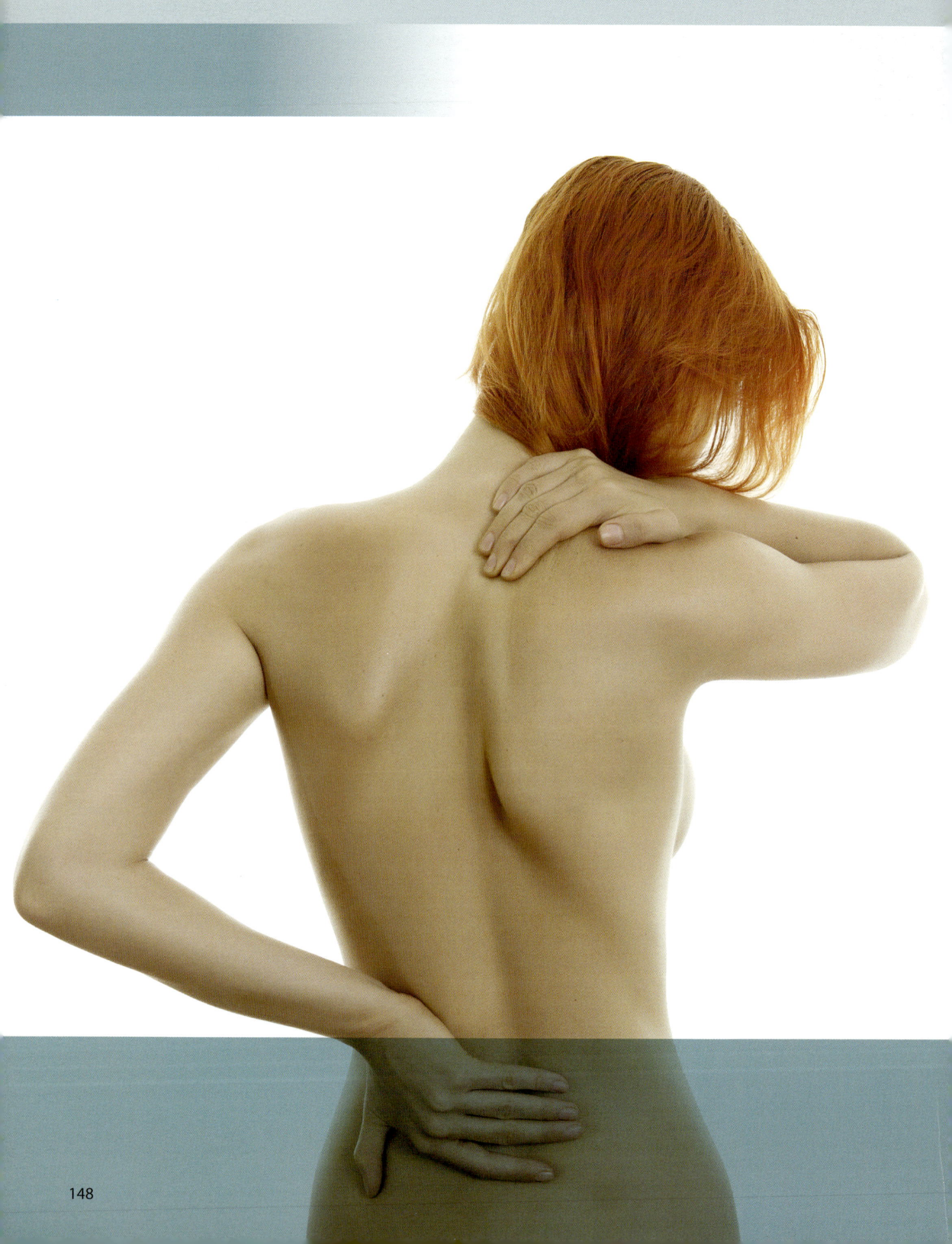

ANLEITUNG ZUM STRETCHING
BEI BESTIMMTEN BESCHWERDEN

- Nackenschmerzen
- Rückenschmerzen
- Schmerzen im Bereich der Lendenwirbelsäule
- Schulterschmerzen
- Ellbogenschmerzen
- Handschmerzen
- Becken- und Hüftschmerzen
- Schmerzen im Gesäßbereich
- Knieschmerzen
- Schmerzen in den Beinen
- Schmerzen im Fußgelenk
- Schmerzen im Bereich der Fußsohle

WIRBELSÄULENBESCHWERDEN

Nackenschmerzen

Schmerzen im Bereich des Nackens werden Zervikalgie genannt. Es handelt sich hierbei nicht um eine spezifische Erkrankung, sondern vielmehr um ein Symptom verschiedener Störungen im Bereich des Nackens. Eine Zervikalgie kann durch eine schlechte Haltung, stundenlanges Sitzen hinter dem Steuer oder vor einem Computer oder durch eine abrupte Bewegung der Halswirbelsäule, wie z. B. bei einem Auffahrunfall, entstehen. In den meisten Fällen treten die Schmerzen im hinteren und seitlichen Nackenbereich auf und haben ihren Ursprung in den Muskeln und Gelenken.

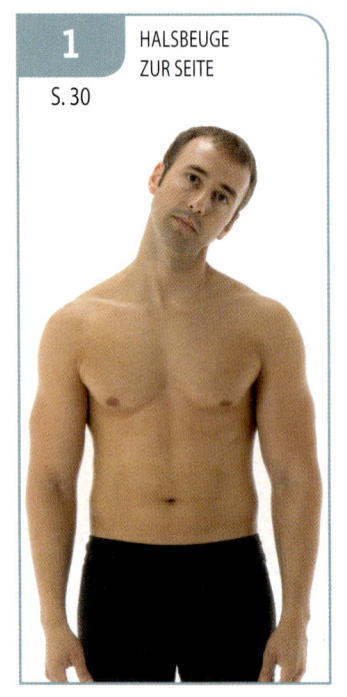

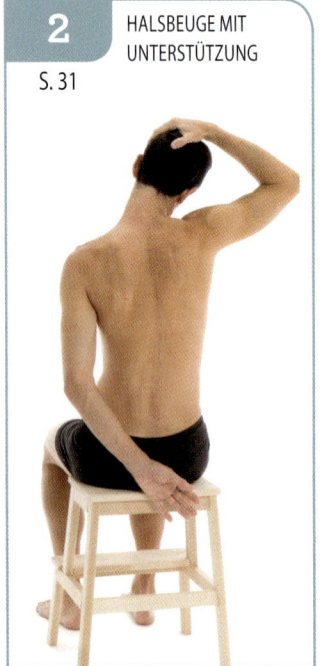

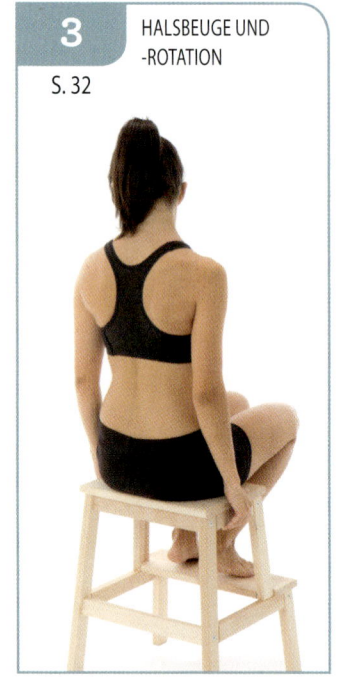

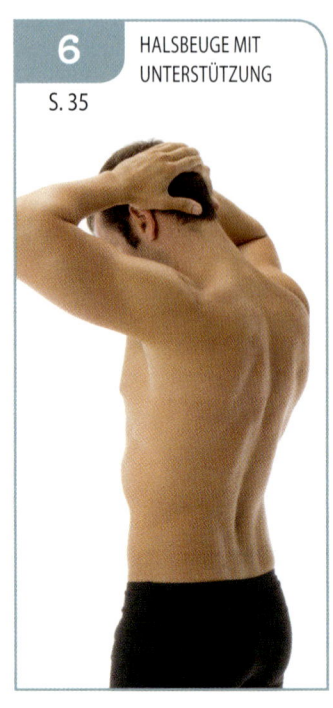

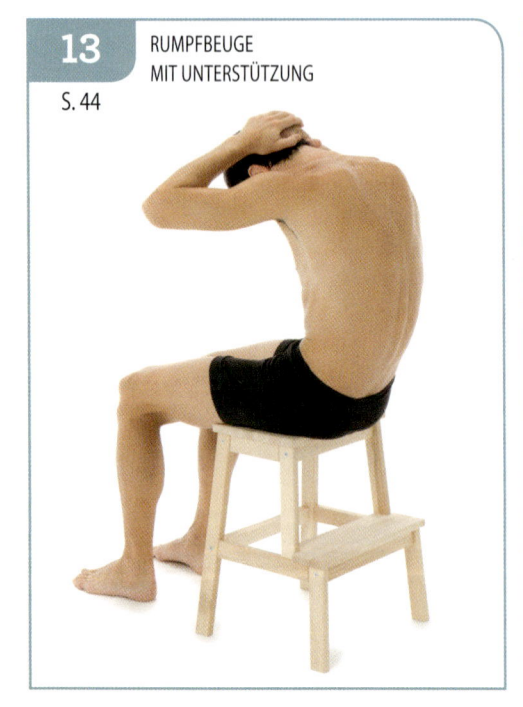

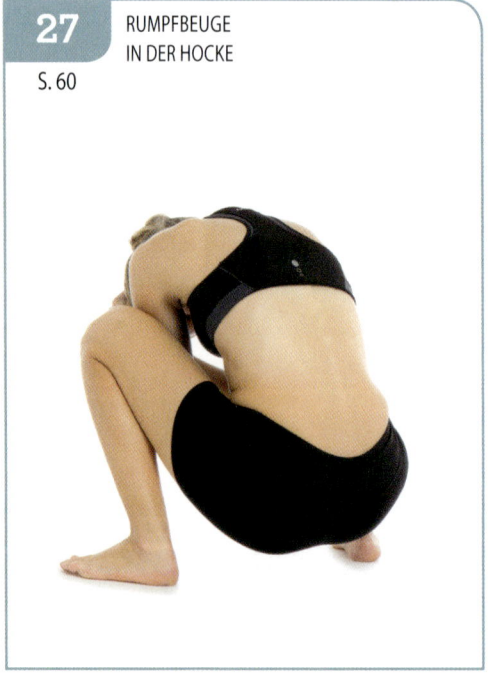

1 HALSBEUGE ZUR SEITE
S. 30

2 HALSBEUGE MIT UNTERSTÜTZUNG
S. 31

3 HALSBEUGE UND -ROTATION
S. 32

6 HALSBEUGE MIT UNTERSTÜTZUNG
S. 35

13 RUMPFBEUGE MIT UNTERSTÜTZUNG
S. 44

27 RUMPFBEUGE IN DER HOCKE
S. 60

150 / Anleitung zum Stretching bei bestimmten Beschwerden

WIRBELSÄULENBESCHWERDEN

Nacken-/Schulter-Armschmerzen

Die Schmerzen, die sich vom Nackenbereich durch die Schulter und den Arm und manchmal sogar bis in die Hand oder den Brustkorb erstrecken, nennt man Zervikobrachialgie. Einer Zervikobrachialgie wird oft durch eine eingeklemmte Nervenwurzel hervorgerufen. Eine derartige Einklemmung kann durch eine Muskelkontraktion bewirkt werden. In diesen Fällen kann die Zervikobrachialgie durch Stretching nachlassen oder ganz verschwinden.

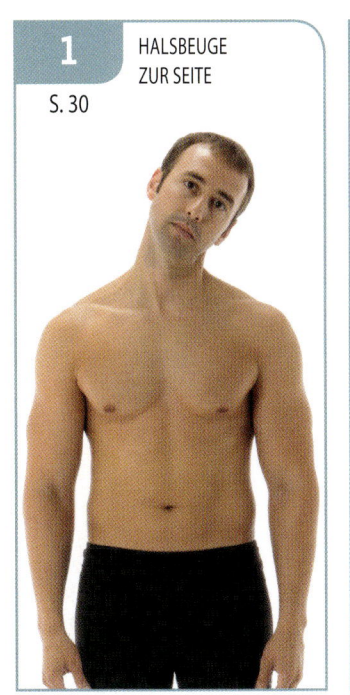

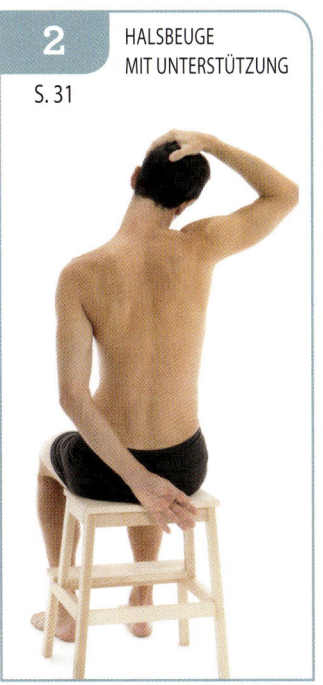

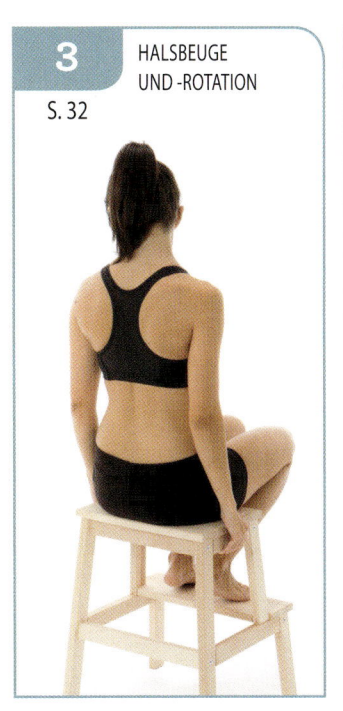

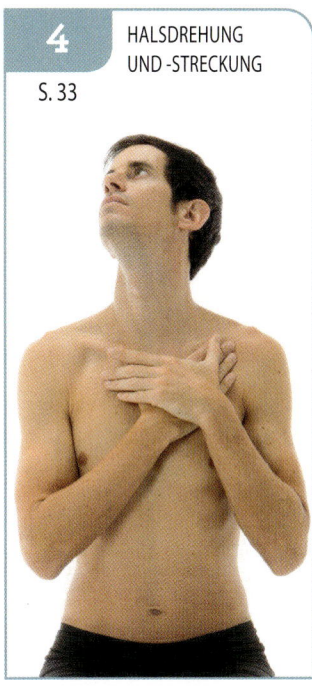

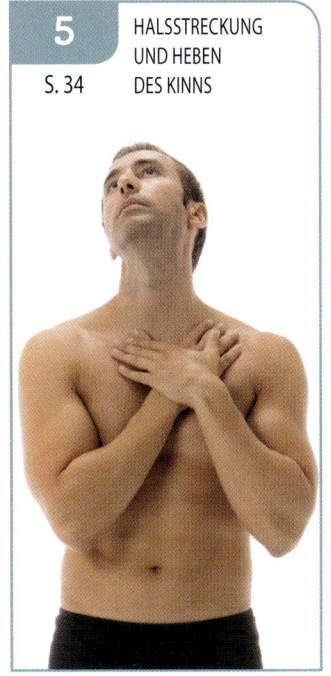

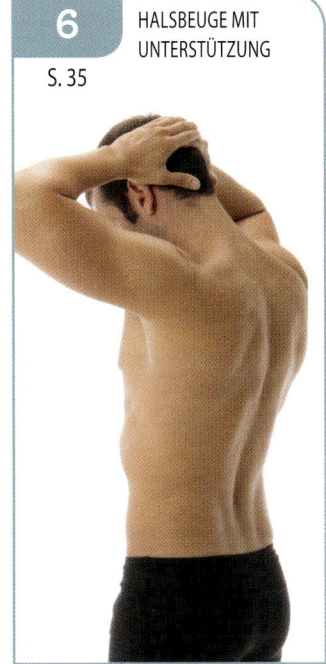

1 HALSBEUGE ZUR SEITE
S. 30

2 HALSBEUGE MIT UNTERSTÜTZUNG
S. 31

3 HALSBEUGE UND -ROTATION
S. 32

4 HALSDREHUNG UND -STRECKUNG
S. 33

5 HALSSTRECKUNG UND HEBEN DES KINNS
S. 34

6 HALSBEUGE MIT UNTERSTÜTZUNG
S. 35

Anleitung zum Stretching bei bestimmten Beschwerden / 151

WIRBELSÄULENBESCHWERDEN

Rückenschmerzen

Bei einer Dorsalgie handelt es sich um Schmerzen im dorsalen Bereich der Wirbelsäule, zwischen dem Nacken- und Lendenbereich. Eine Dorsalgie kann verschiedene Ursachen haben, z. B. Haltungsprobleme, lange beibehaltene Arbeitspositionen, Skoliose, Hyperkyphose, muskuläre Dysbalancen, ein Trauma oder andere organische Ursachen. In den Fällen, in denen die Dorsalgie auf Haltungsprobleme oder muskuläre Dysbalancen zurückgeht, kann Stretching Abhilfe schaffen.

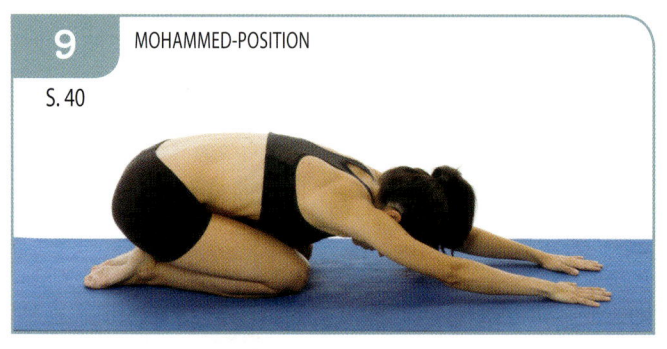

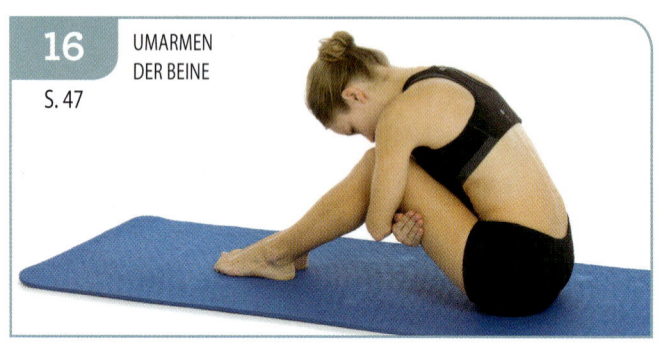

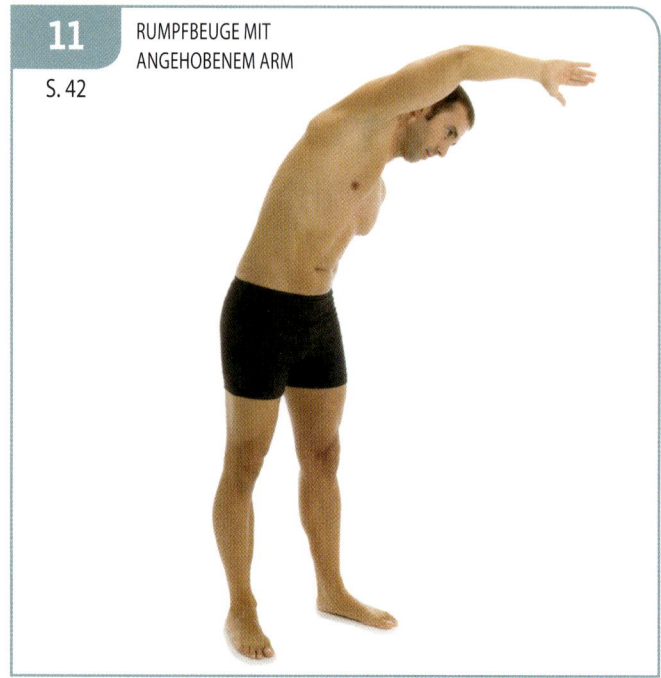

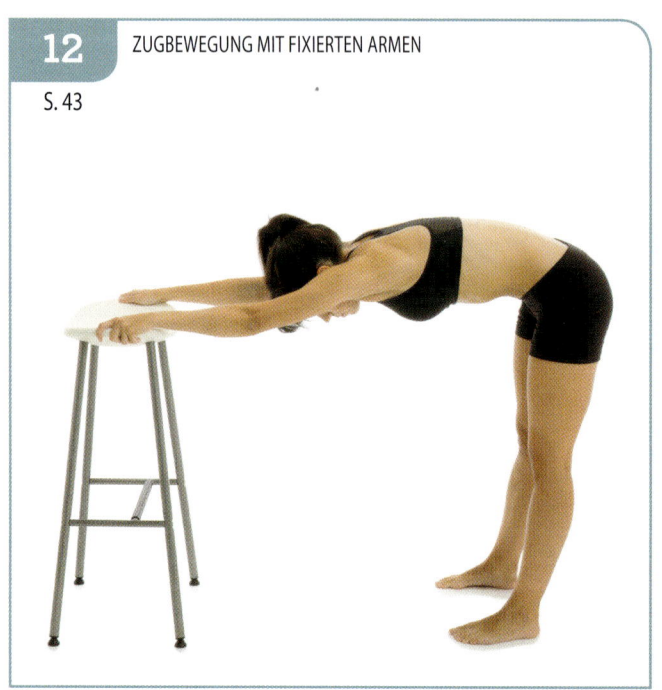

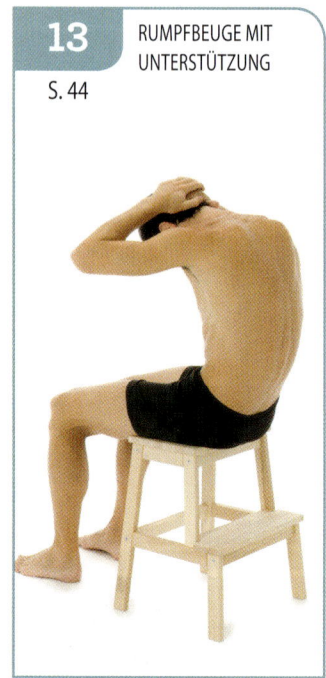

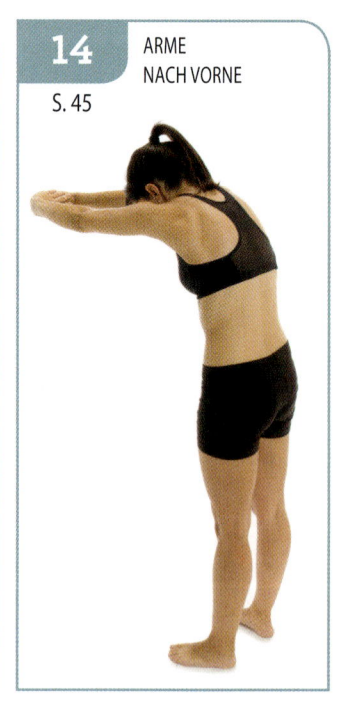

9 MOHAMMED-POSITION
S. 40

16 UMARMEN DER BEINE
S. 47

11 RUMPFBEUGE MIT ANGEHOBENEM ARM
S. 42

12 ZUGBEWEGUNG MIT FIXIERTEN ARMEN
S. 43

13 RUMPFBEUGE MIT UNTERSTÜTZUNG
S. 44

14 ARME NACH VORNE
S. 45

152 / Anleitung zum Stretching bei bestimmten Beschwerden

WIRBELSÄULENBESCHWERDEN

Schmerzen im unteren Rückenbereich

Schmerzen im unteren Rückenbereich entstehen aufgrund einer schlechten Körperhaltung, die ihrerseits durch eine Ante- oder Retroversion des Beckens, falsches Heben von schweren Gewichten, das lange Beibehalten einer schädlichen Position (in der Regel während der Arbeit) und weniger häufig durch andere, ernsthaftere Probleme einschließlich eines Bandscheibenvorfalls oder einer Wirbelarthrose oder -stenose verursacht sein können. In diesen zuletzt genannten Fällen sollten Sie ärztlichen Rat einholen, bevor Sie mit einem Stretchingprogramm, das Sie alleine durchführen, beginnen sollten.

Die akute Phase bezieht sich auf den Moment des maximalen Schmerzes, der sehr intensiv und einschränkend ist und einige Tage anhalten kann.

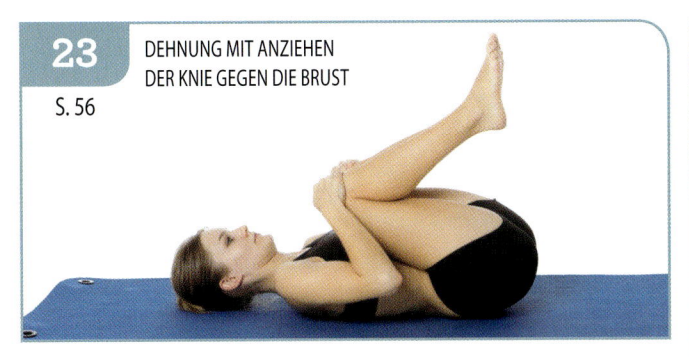

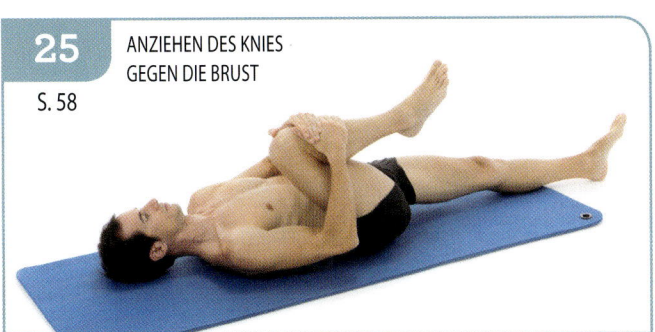

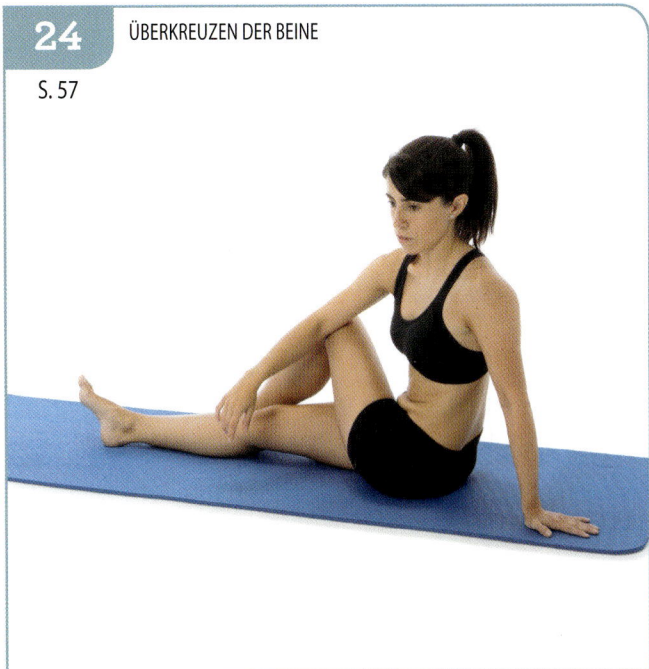

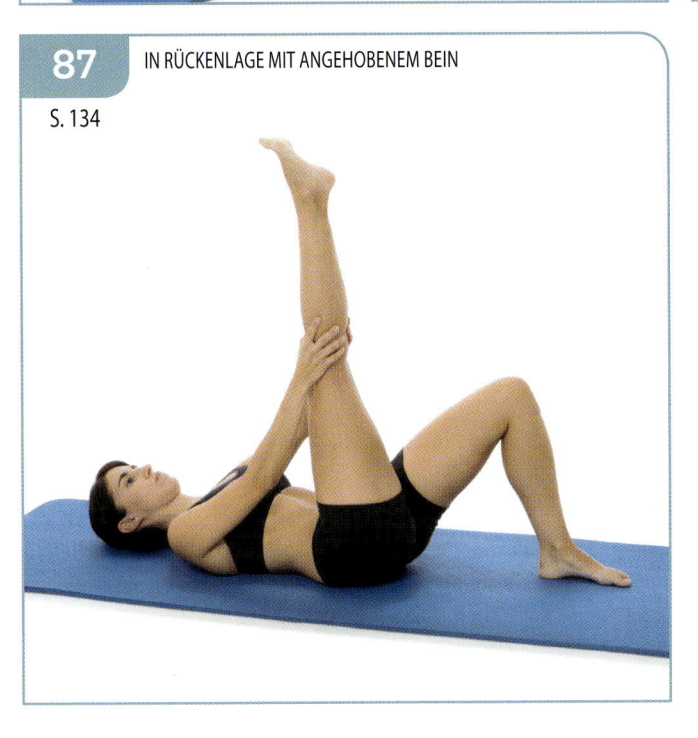

23 DEHNUNG MIT ANZIEHEN DER KNIE GEGEN DIE BRUST
S. 56

24 ÜBERKREUZEN DER BEINE
S. 57

25 ANZIEHEN DES KNIES GEGEN DIE BRUST
S. 58

87 IN RÜCKENLAGE MIT ANGEHOBENEM BEIN
S. 134

Anleitung zum Stretching bei bestimmten Beschwerden / 153

WIRBELSÄULENBESCHWERDEN

Schmerzen im unteren Rückenbereich

Plateauphase: Dies ist die Phase, in der der Schmerz nachlässt, nur kurz auftaucht oder sogar ganz verschwindet. In dieser Phase ist es angebracht, Dehnübungen durchzuführen, um den Schmerz zu vertreiben und das Risiko seines erneuten Auftauchens zu verringern.

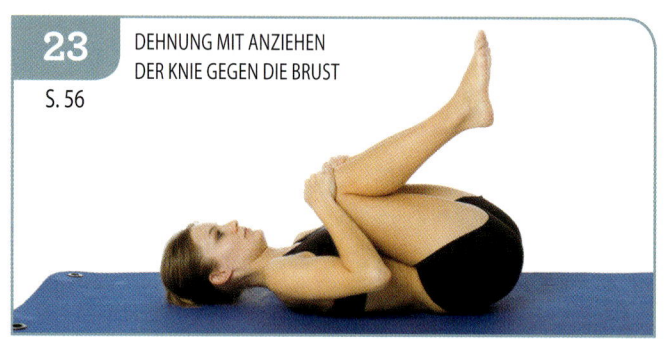

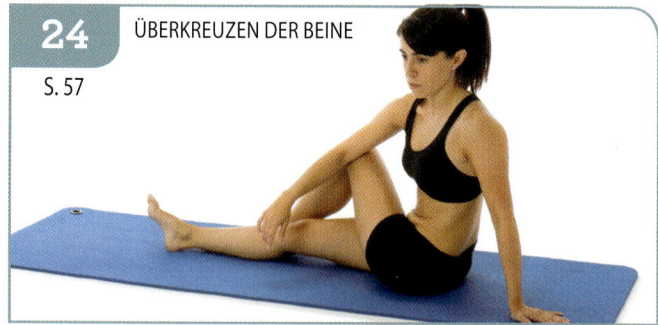

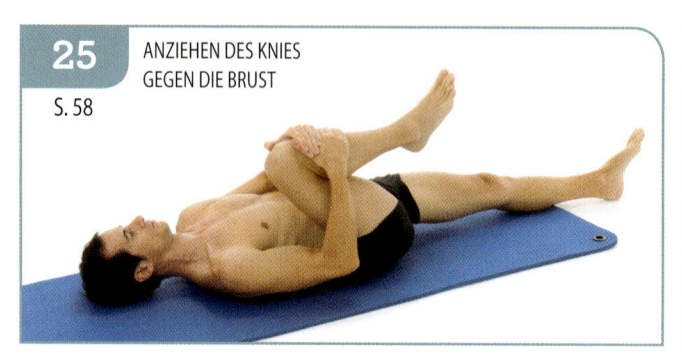

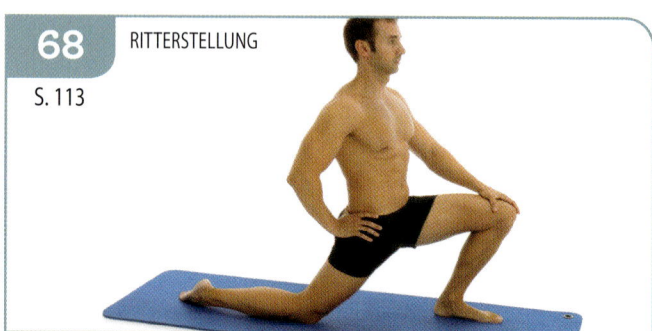

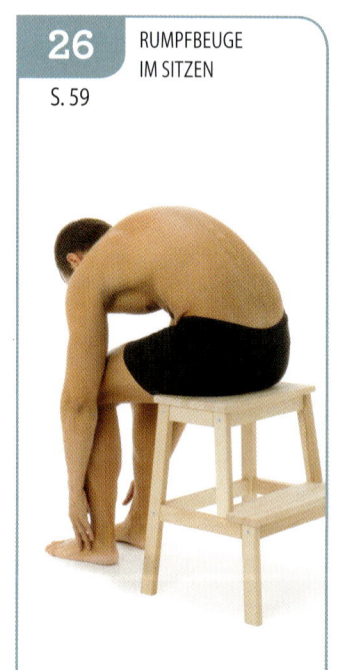

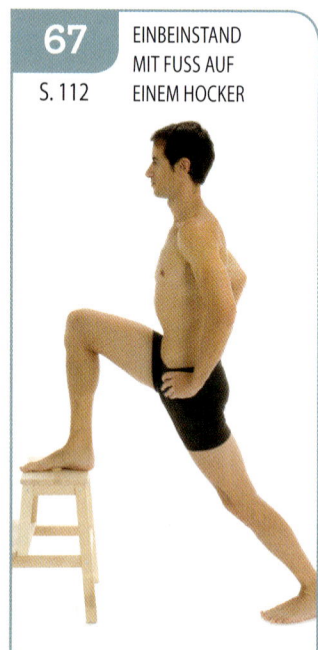

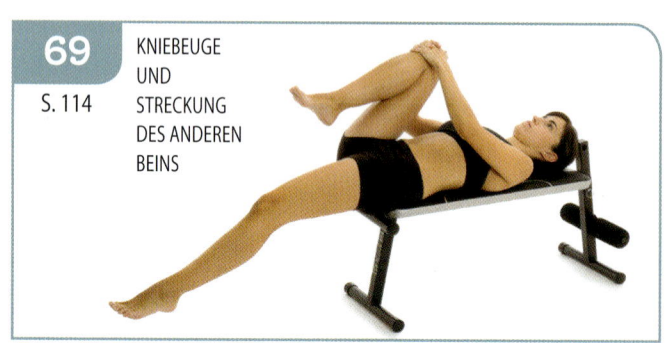

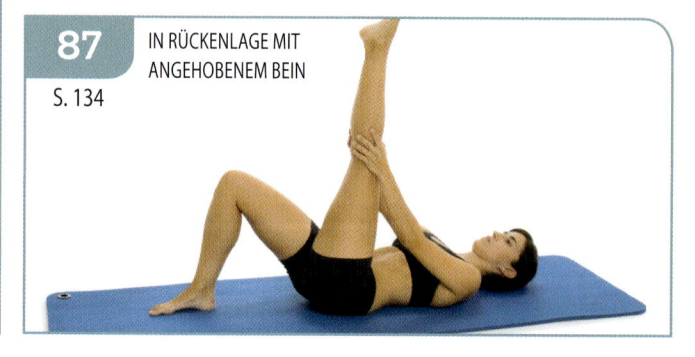

23 S. 56 — DEHNUNG MIT ANZIEHEN DER KNIE GEGEN DIE BRUST

24 S. 57 — ÜBERKREUZEN DER BEINE

25 S. 58 — ANZIEHEN DES KNIES GEGEN DIE BRUST

68 S. 113 — RITTERSTELLUNG

26 S. 59 — RUMPFBEUGE IM SITZEN

67 S. 112 — EINBEINSTAND MIT FUSS AUF EINEM HOCKER

69 S. 114 — KNIEBEUGE UND STRECKUNG DES ANDEREN BEINS

87 S. 134 — IN RÜCKENLAGE MIT ANGEHOBENEM BEIN

154 / Anleitung zum Stretching bei bestimmten Beschwerden

BESCHWERDEN IM BEREICH DER SCHULTERN UND OBEREN EXTREMITÄTEN

Schulterschmerzen

Im Allgemeinen haben Schmerzen im Schultergelenk ihren Ursprung in den Muskeln, Sehnen oder im Gelenk selbst. Sie können durch sportliche Aktivität, intensive körperliche Arbeit oder durch gewaltsame Bewegungen entstehen.

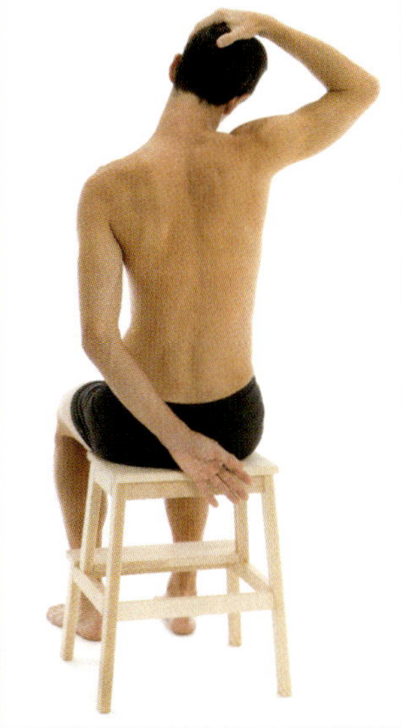

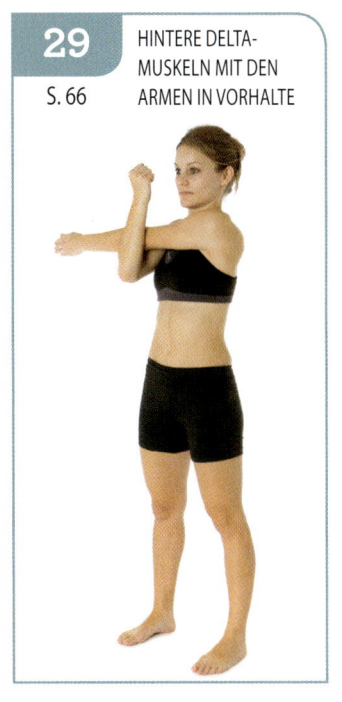

Schäden der Rotatorennmanschette: Das Schultergelenk ist ausgesprochen beweglich, wodurch es instabiler und verletzungsanfälliger wird. Sehr häufig treten Schäden im Bereich der Rotatorenmanschette auf, die dem Gelenk Stabilität verleiht. Im Allgemeinen wird dieser Schaden durch eine Entzündung der Sehne einer der Rotatorenmuskeln aufgrund von Reibung, Überlastung oder Trauma erzeugt. Davon sind vor allem Personen betroffen, die Aktivitäten durchführen, bei denen die Ellbogen regelmäßig höher als die Schultern angehoben werden.

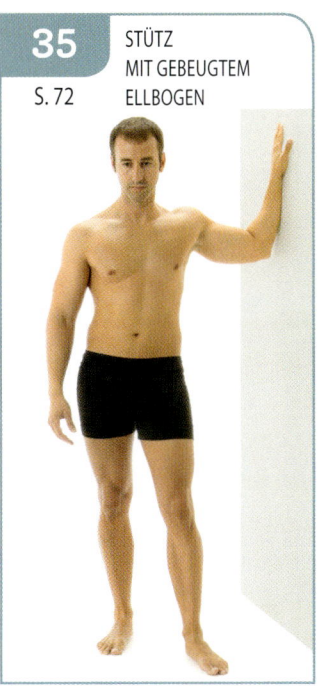

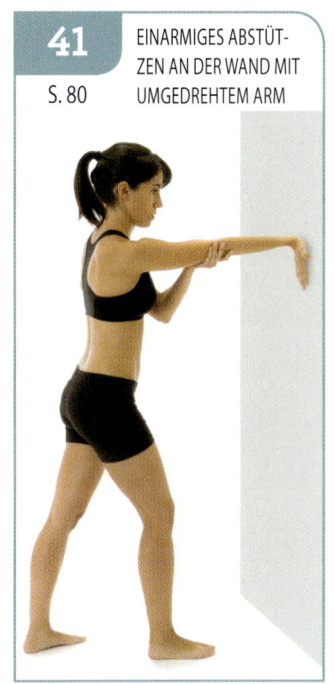

2 HALSBEUGE MIT UNTERSTÜTZUNG
S. 31

29 HINTERE DELTAMUSKELN MIT DEN ARMEN IN VORHALTE
S. 66

34 EINARMIGER STÜTZ AN DER WAND
S. 71

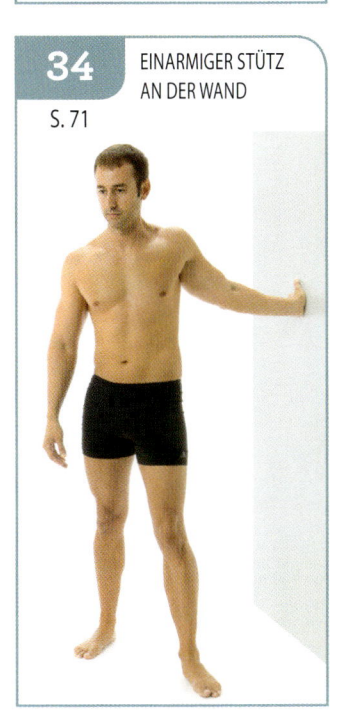

35 STÜTZ MIT GEBEUGTEM ELLBOGEN
S. 72

39 NACH-VORNE-ZIEHEN DES ELLBOGENS
S. 76

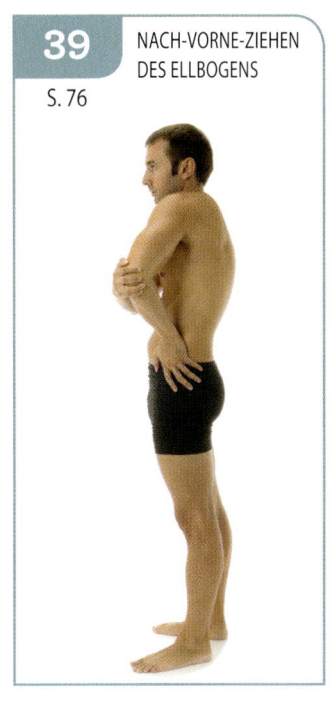

41 EINARMIGES ABSTÜTZEN AN DER WAND MIT UMGEDREHTEM ARM
S. 80

Anleitung zum Stretching bei bestimmten Beschwerden / 155

BESCHWERDEN IM BEREICH DER SCHULTERN UND OBEREN EXTREMITÄTEN

Ellbogenschmerzen

Hierbei handelt es sich um Schmerzen in den Sehnen, die im Allgemeinen durch intensive sportliche Aktivitäten mit repetitiven Bewegungen hervorgerufen werden.

Epikondylitis/Tennisellbogen: Hierbei handelt es sich um Schmerzen auf der Ellbogenaußenseite aufgrund von repetitiven Handgelenkbewegungen, die die Muskeln und Sehnen, die zur Streckung des Handgelenks und zur Supination des Unterarms benötigt werden, belasten. Diese Verletzung betrifft Sportler in Rückschlagsportarten, vor allem aufgrund der repetitiven Rückhandschläge, aber sie kommt auch häufig bei Straßenkehrern, Reinigungsarbeitern, Illustratoren und Menschen vor, die mit den Händen arbeiten.

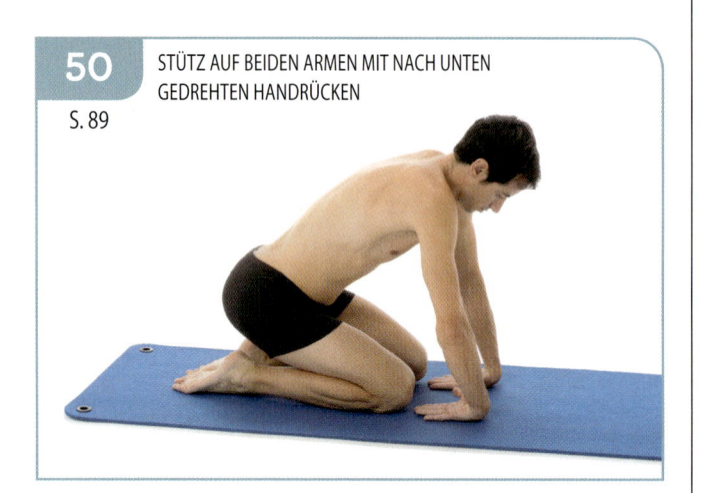

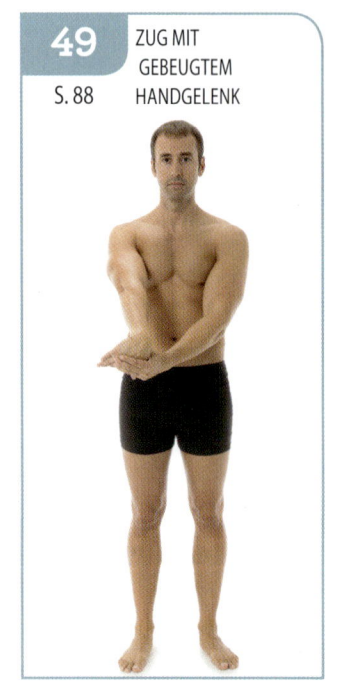

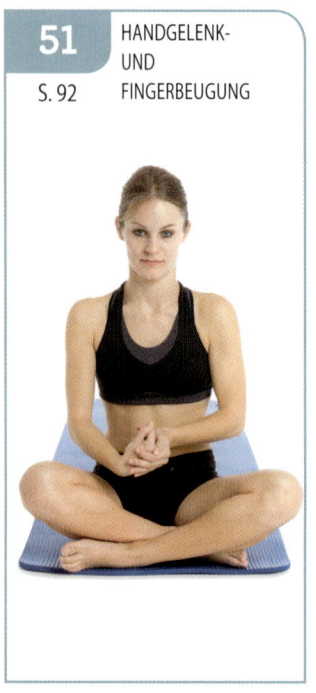

Epitrochleitis/Golferellbogen: Hierbei handelt es sich um Schmerzen auf der Ellbogeninnenseite aufgrund repetitiver Beugungsbewegungen des Handgelenks und Pronationsbewegungen des Unterarms, was zu kleinen Verletzungen und Entzündungen in den Sehnen der betreffenden Muskeln führt. Diese Verletzung betrifft Golfspieler und Personen, die mit den Händen arbeiten.

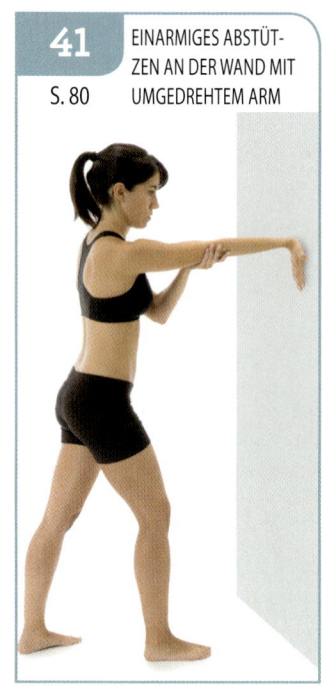

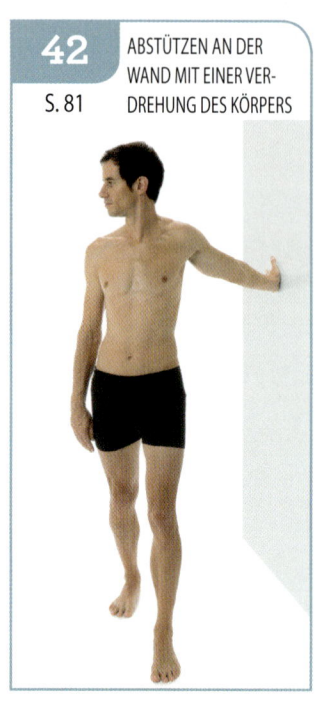

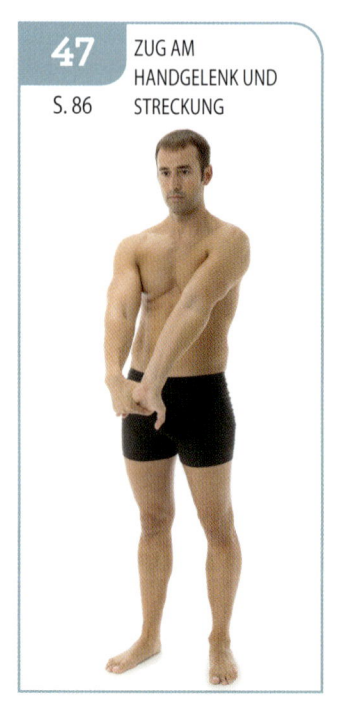

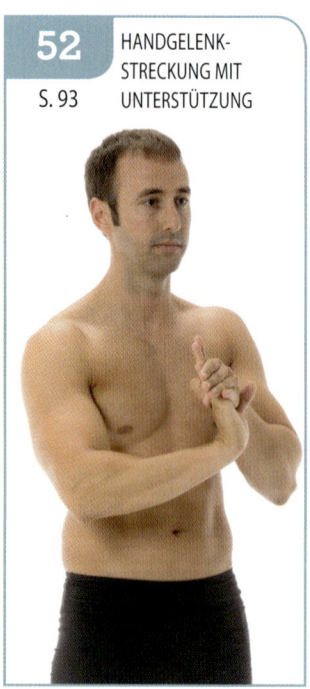

41 S. 80 — EINARMIGES ABSTÜTZEN AN DER WAND MIT UMGEDREHTEM ARM

42 S. 81 — ABSTÜTZEN AN DER WAND MIT EINER VERDREHUNG DES KÖRPERS

50 S. 89 — STÜTZ AUF BEIDEN ARMEN MIT NACH UNTEN GEDREHTEN HANDRÜCKEN

49 S. 88 — ZUG MIT GEBEUGTEM HANDGELENK

51 S. 92 — HANDGELENK- UND FINGERBEUGUNG

47 S. 86 — ZUG AM HANDGELENK UND STRECKUNG

52 S. 93 — HANDGELENKSTRECKUNG MIT UNTERSTÜTZUNG

156 / Anleitung zum Stretching bei bestimmten Beschwerden

BESCHWERDEN IM BEREICH DER SCHULTERN UND OBEREN EXTREMITÄTEN

Handschmerzen

An diesen Beschwerden leiden häufig Menschen, die repetitive Arbeiten mit den Händen verrichten. Die Bewegung der Hände und Finger bei repetitiven, gezwungenermaßen durchgeführten Arbeiten kann zu unterschiedlichen Störungen führen.

Morbus Dupuytren (Dupuytren-Kontraktur): Hierbei handelt es sich um eine Erkrankung des Bindegewebes der Handinnenfläche (Palmaraponeurose). Das Bindegewebe zieht sich zusammen, sodass die Hand oder die Finger sich allmählich schließen. Diese Erkrankung betrifft häufig Personen, die regelmäßig schwere Gewichte bewegen.

De Quervain-Tenosynovitis: Diese Erkrankung betrifft die Sehnen des kurzen Daumenstreckers und des langen Daumenabduktors. Sie verursacht Schmerzen und führt zu einem Funktionsverlust. Davon betroffen sind vor allem Menschen, die mit Handwerkzeugen arbeiten, wie z. B. Metzger, Fischer, Schreiner und Maurer, sowie Menschen, die regelmäßig Sportarten betreiben, bei denen Geräte, wie z. B. Schläger, Stöcke und Golfschläger, zum Einsatz kommen. Die Erkrankung kommt auch bei Müttern von Neugeborenen vor, die ihr Baby bei dessen Versorgung häufig hin- und herbewegen.

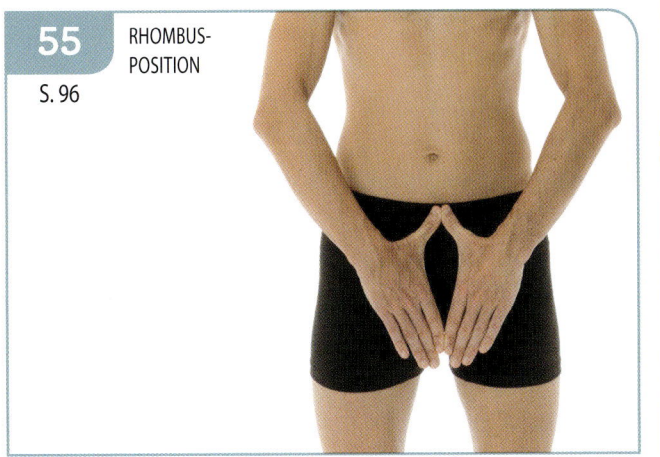

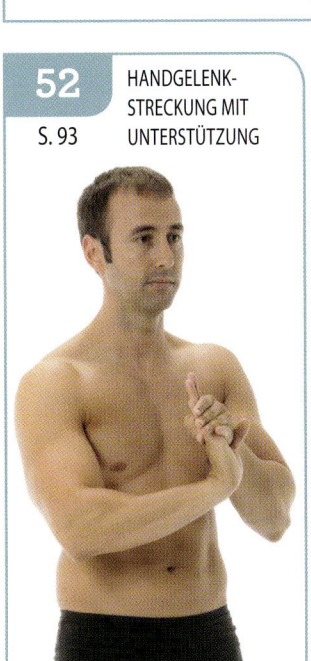

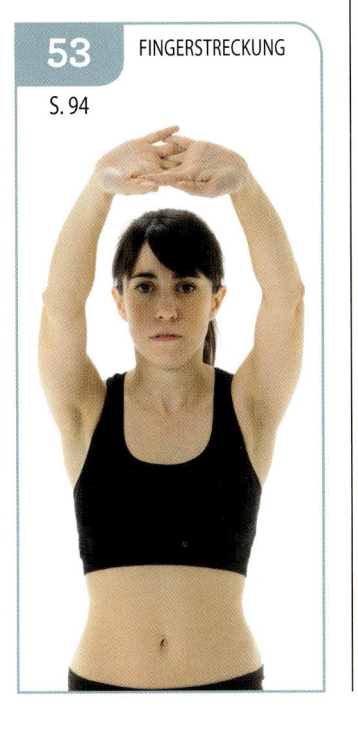

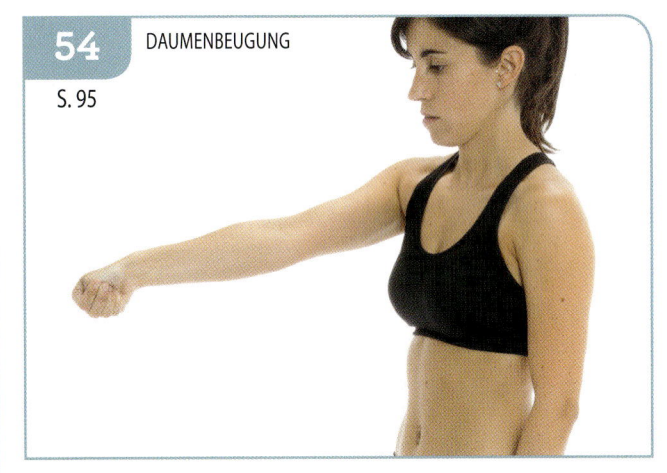

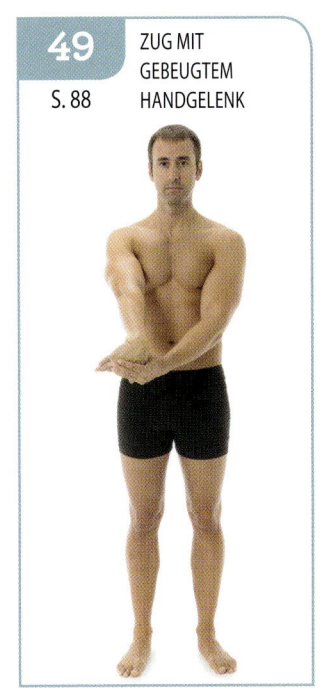

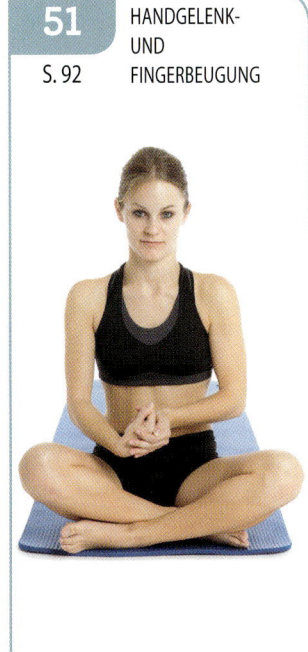

55 RHOMBUS-POSITION
S. 96

54 DAUMENBEUGUNG
S. 95

52 HANDGELENK-STRECKUNG MIT UNTERSTÜTZUNG
S. 93

53 FINGERSTRECKUNG
S. 94

49 ZUG MIT GEBEUGTEM HANDGELENK
S. 88

51 HANDGELENK- UND FINGERBEUGUNG
S. 92

Anleitung zum Stretching bei bestimmten Beschwerden / 157

BESCHWERDEN IM BEREICH DER HÜFTE UND UNTEREN EXTREMITÄTEN

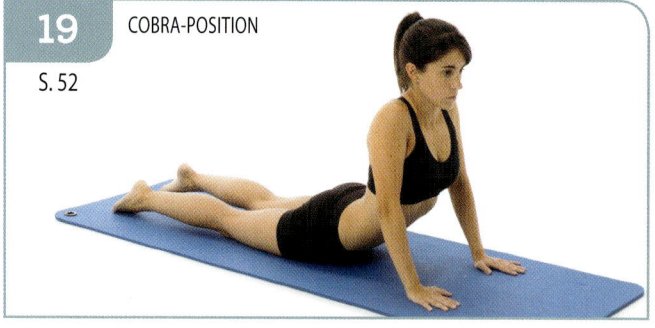

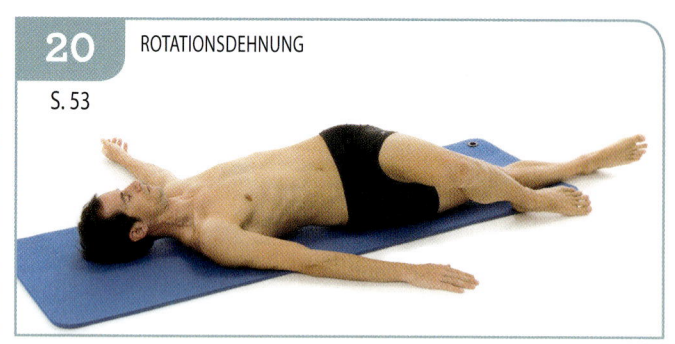

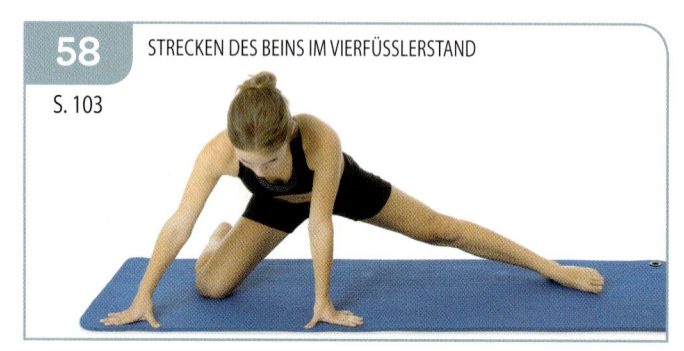

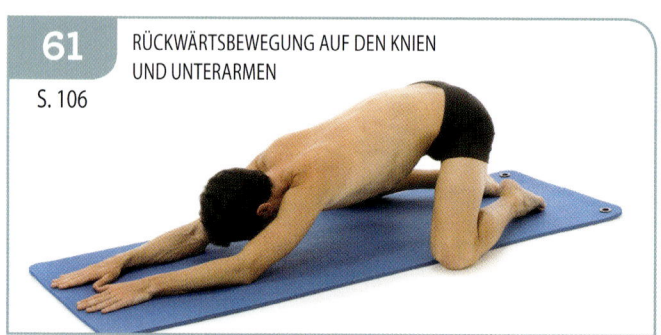

Becken- und Hüftschmerzen

Schmerzen oder Beschwerden im Beckenbereich treten häufig infolge von Sportaktivitäten auf, bei denen Lauf- und Sprungbelastungen im Vordergrund stehen.

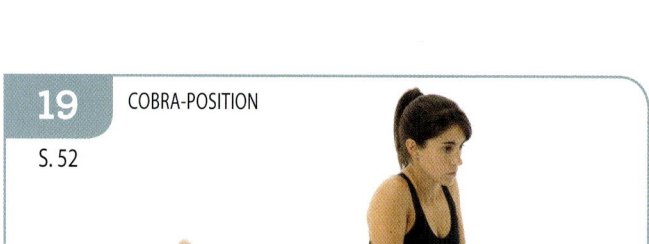

Dynamische Osteopathie des Schambeins/Pubalgie: Hierbei kommt es zu Schmerzen im Bereich des Schambeins, die im Allgemeinen aufgrund von Sportaktivitäten entstehen, die zu Problemen im Bereich der Sehnen der Adduktoren und der Bauchmuskeln führen. Eine Pubalgie kann manchmal durch ein Trauma und Knochenerkrankungen verursacht werden.

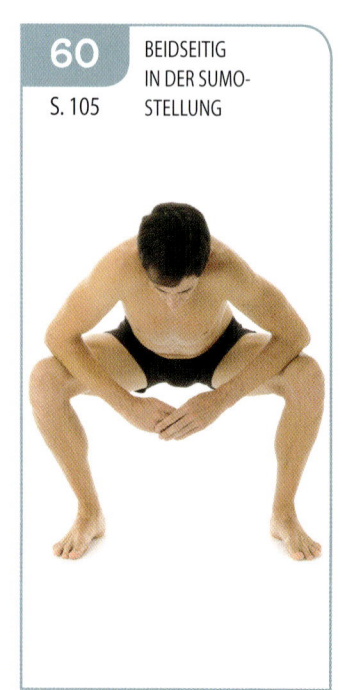

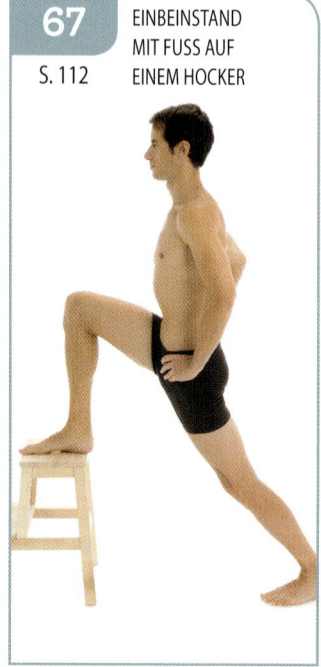

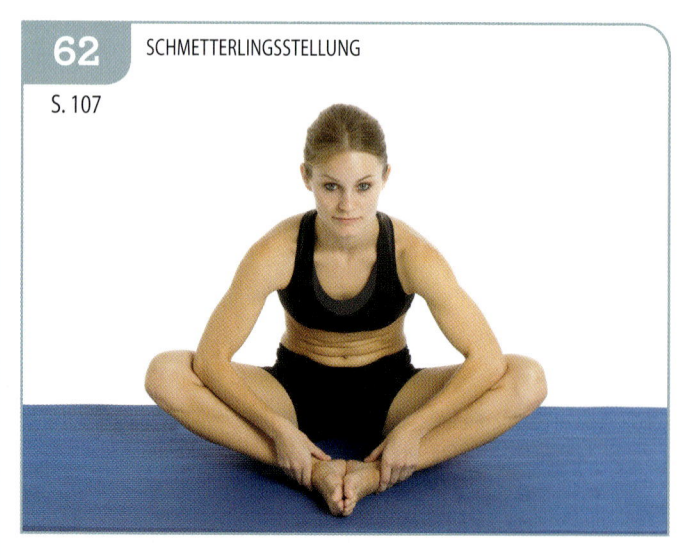

19 COBRA-POSITION
S. 52

20 ROTATIONSDEHNUNG
S. 53

58 STRECKEN DES BEINS IM VIERFÜSSLERSTAND
S. 103

61 RÜCKWÄRTSBEWEGUNG AUF DEN KNIEN UND UNTERARMEN
S. 106

60 BEIDSEITIG IN DER SUMO-STELLUNG
S. 105

67 EINBEINSTAND MIT FUSS AUF EINEM HOCKER
S. 112

62 SCHMETTERLINGSSTELLUNG
S. 107

158 / Anleitung zum Stretching bei bestimmten Beschwerden

BESCHWERDEN IM BEREICH DER HÜFTE UND UNTEREN EXTREMITÄTEN

Becken- und Hüftschmerzen

Bursitis Trochanter (Schleimbeutelentzündung der Hüfte): Hierbei handelt es sich um eine Entzündung des Schleimbeutels, der den großen Rollhügel (Trochanter major) des Oberschenkelknochens (Femur) bedeckt. Diese Entzündung wird häufig durch eine repetitive Reibung mit dem Iliotibialband bei Beuge- und Streckbewegungen der Hüfte verursacht und kommt besonders bei Frauen vor, die anatomisch dafür prädisponiert sind (Außenrotation der Hüfte), sowie bei Langstreckenläufern und -gehern. Diese Entzündung versursacht Schmerzen im Bereich der proximalen Femurepiphyse.

Impingementsyndrom der Hüfte: Zu einem Impingementsyndrom der Hüfte kommt es, wenn der Kopf oder Hals des Femur gegen eine Kante des Acetabulums (Hüftgelenkpfanne) aufgrund eines irregulären Wachstums eines dieser beiden Bereiche reibt. Zu Schmerzen kommt es im Allgemeinen, wenn das irreguläre Wachstum sehr ausgeprägt ist oder wenn das Hüftgelenk abrupten oder extremen Bewegungen ausgesetzt wird, wie z. B. im Turnen, in den Kampfsportarten und im Synchronschwimmen.

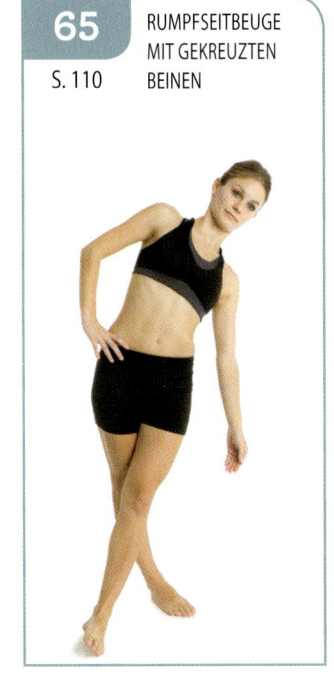

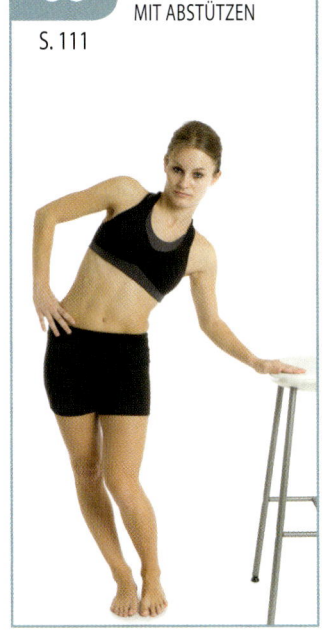

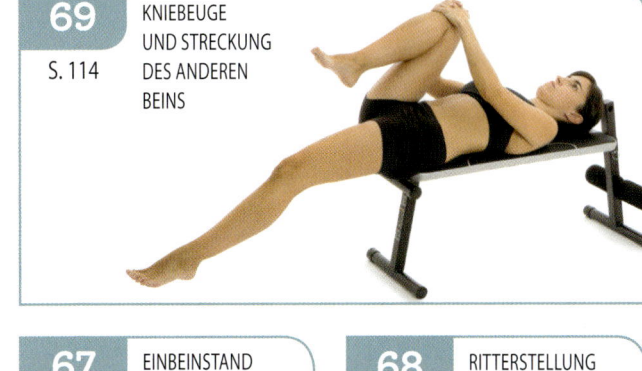

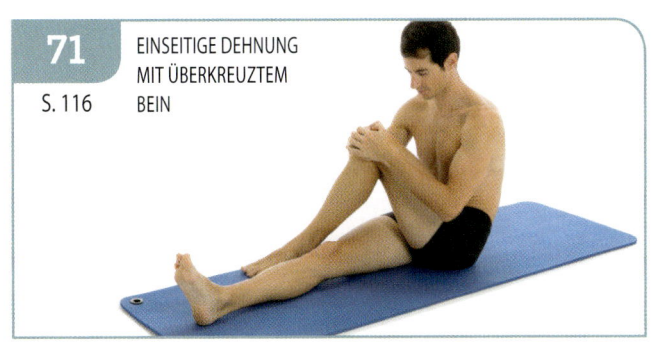

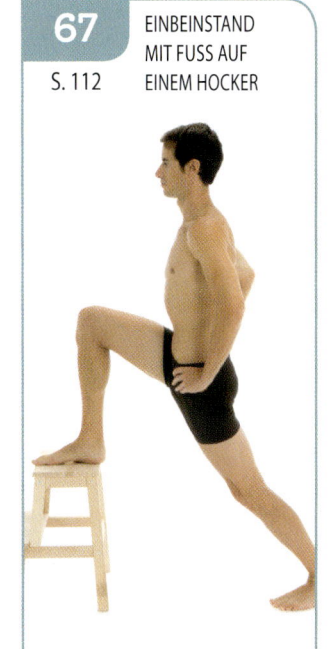

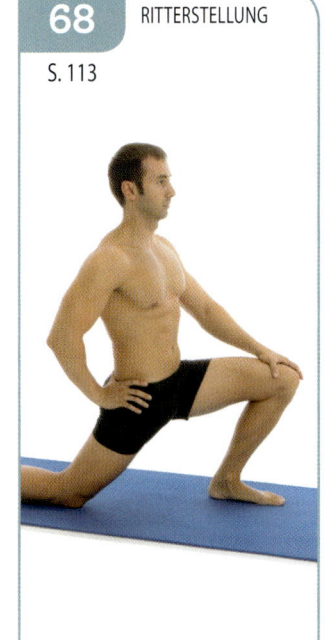

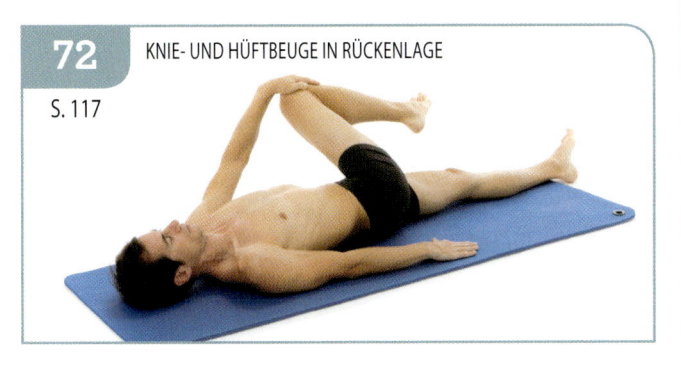

65 S. 110 — RUMPFSEITBEUGE MIT GEKREUZTEN BEINEN

66 S. 111 — EINBEINSTAND MIT ABSTÜTZEN

69 S. 114 — KNIEBEUGE UND STRECKUNG DES ANDEREN BEINS

71 S. 116 — EINSEITIGE DEHNUNG MIT ÜBERKREUZTEM BEIN

67 S. 112 — EINBEINSTAND MIT FUSS AUF EINEM HOCKER

68 S. 113 — RITTERSTELLUNG

72 S. 117 — KNIE- UND HÜFTBEUGE IN RÜCKENLAGE

Anleitung zum Stretching bei bestimmten Beschwerden / 159

BESCHWERDEN IM BEREICH DER HÜFTE UND UNTEREN EXTREMITÄTEN

Schmerzen im Gesäßbereich

Zu diesen Schmerzen kommt es häufig bei Läufern, Gehern und Radfahrern sowie bei Mannschaftssportlern. Diese Schmerzen werden häufig durch Muskelzerrungen und kleine Muskelverletzungen verursacht.

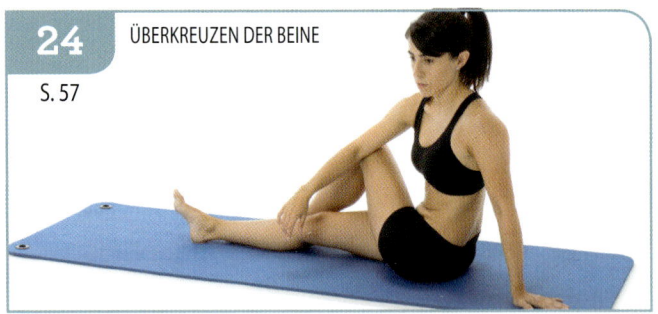

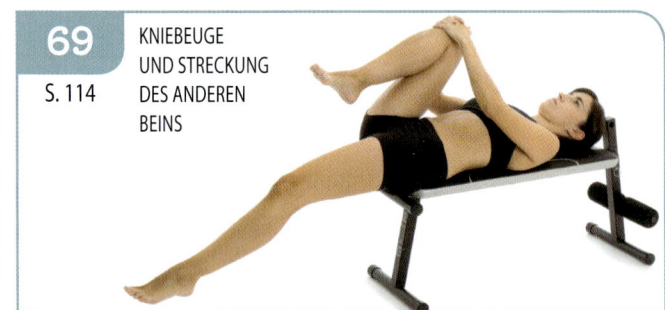

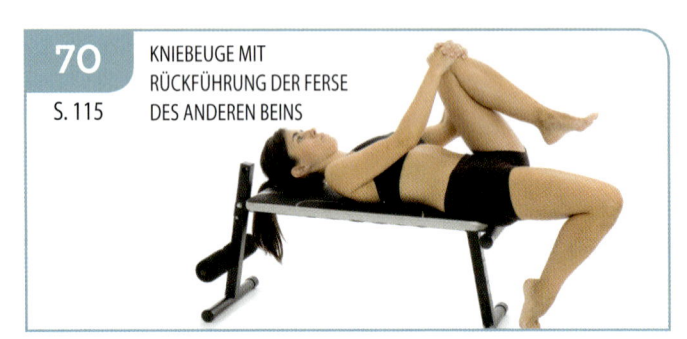

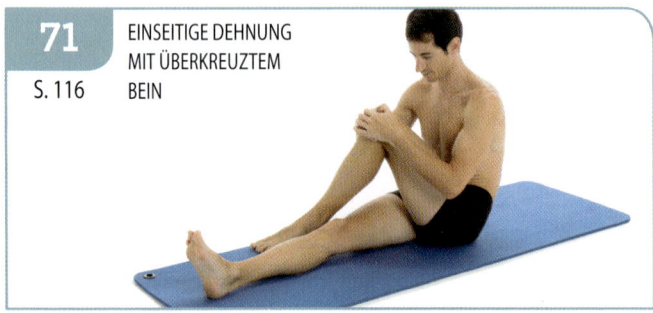

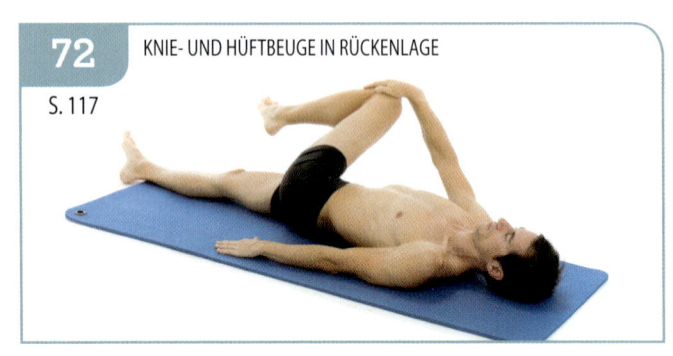

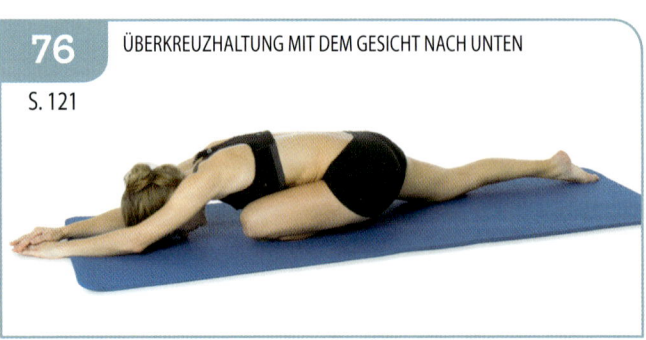

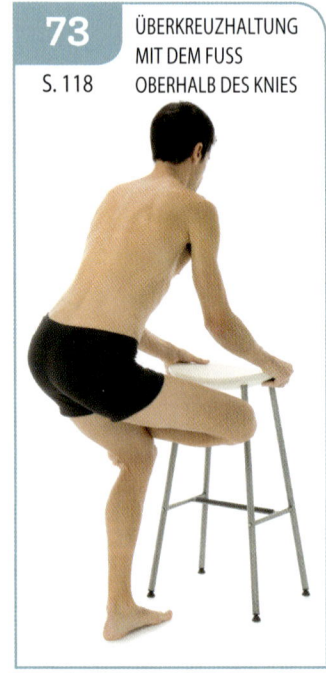

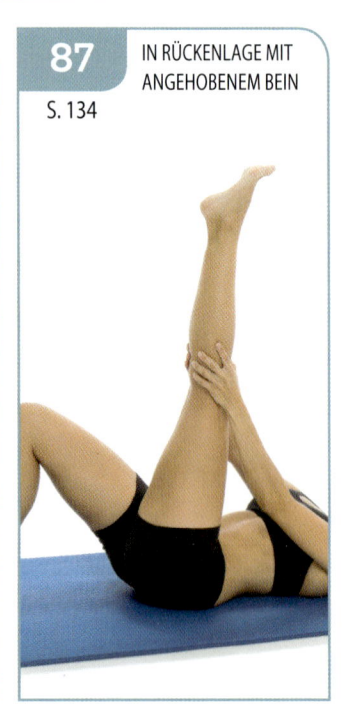

24 S. 57 — ÜBERKREUZEN DER BEINE

69 S. 114 — KNIEBEUGE UND STRECKUNG DES ANDEREN BEINS

70 S. 115 — KNIEBEUGE MIT RÜCKFÜHRUNG DER FERSE DES ANDEREN BEINS

71 S. 116 — EINSEITIGE DEHNUNG MIT ÜBERKREUZTEM BEIN

72 S. 117 — KNIE- UND HÜFTBEUGE IN RÜCKENLAGE

73 S. 118 — ÜBERKREUZHALTUNG MIT DEM FUSS OBERHALB DES KNIES

87 S. 134 — IN RÜCKENLAGE MIT ANGEHOBENEM BEIN

76 S. 121 — ÜBERKREUZHALTUNG MIT DEM GESICHT NACH UNTEN

160 / Anleitung zum Stretching bei bestimmten Beschwerden

BESCHWERDEN IM BEREICH DER HÜFTE UND UNTEREN EXTREMITÄTEN

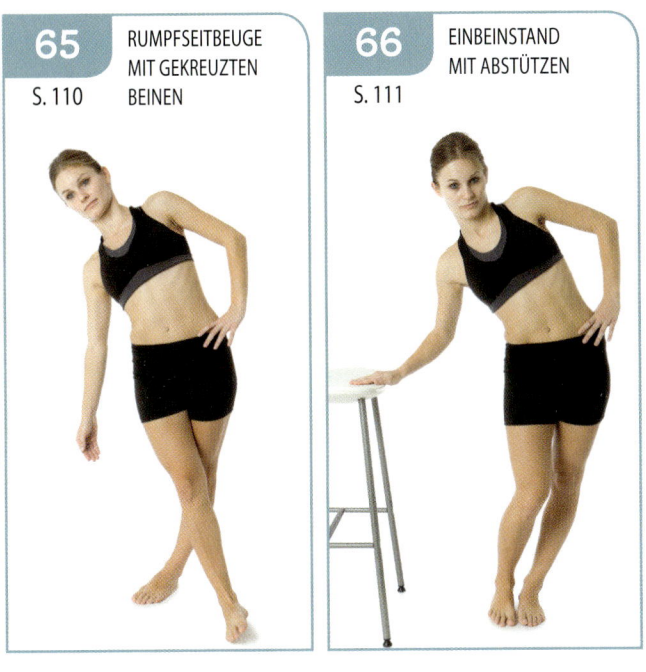

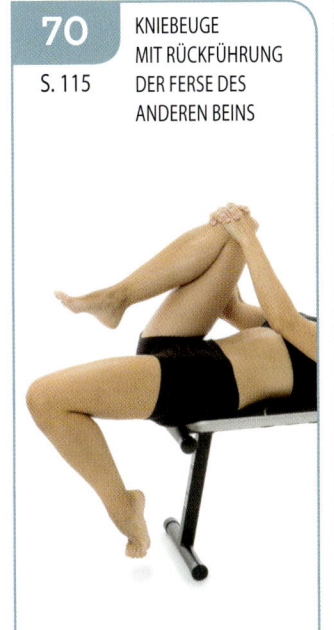

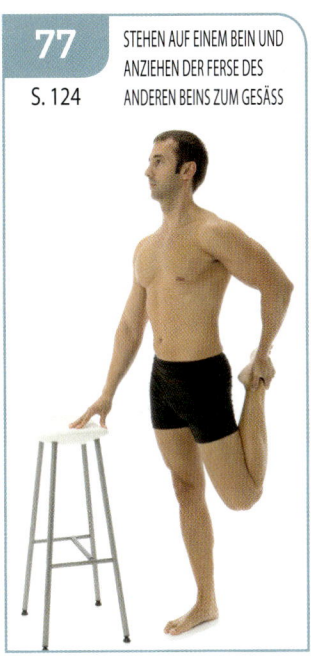

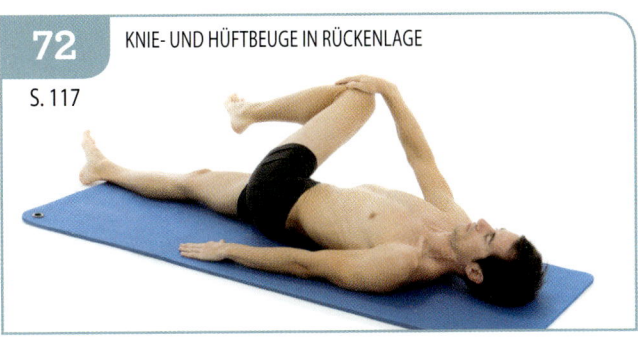

Knieschmerzen

Iliotibialbandsyndrom: Hiermit wird eine Entzündung des Iliotibialbands oder -gürtels an dem Punkt, an dem es neben der seitlichen Femurepikondyle verläuft, bezeichnet und sich an dieser wiederholt reibt. Das Iliotibialbandsyndrom tritt im Allgemeinen bei Langstreckenläufern auf, aber auch bei anderen Sportlern. Die Symptome sind Schmerzen an der Knieaußenseite.

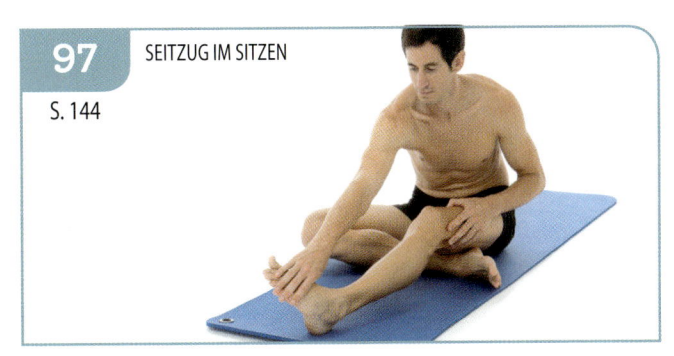

Patellaspitzensyndrom: Hierbei handelt es sich um eine in der Regel überlastungsbedingte Entzündung oder kleinere Verletzung der Kniescheibe oder der Quadrizepssehne, die von Schmerzen auf der Knievorderseite begleitet wird. Diese Verletzung tritt häufig bei Sportlern auf, die viele Sprünge absolvieren, wie z. B. bei Weit- und Dreispringern, Hindernisläufern und Volleyballspielern.

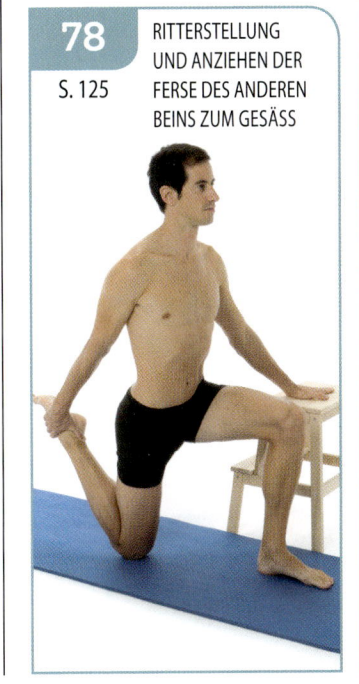

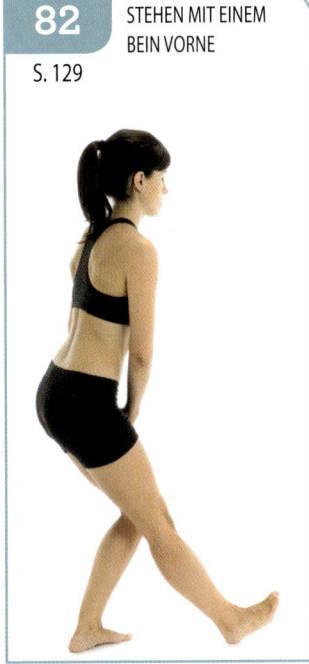

65 S. 110 — RUMPFSEITBEUGE MIT GEKREUZTEN BEINEN

66 S. 111 — EINBEINSTAND MIT ABSTÜTZEN

70 S. 115 — KNIEBEUGE MIT RÜCKFÜHRUNG DER FERSE DES ANDEREN BEINS

77 S. 124 — STEHEN AUF EINEM BEIN UND ANZIEHEN DER FERSE DES ANDEREN BEINS ZUM GESÄSS

72 S. 117 — KNIE- UND HÜFTBEUGE IN RÜCKENLAGE

78 S. 125 — RITTERSTELLUNG UND ANZIEHEN DER FERSE DES ANDEREN BEINS ZUM GESÄSS

82 S. 129 — STEHEN MIT EINEM BEIN VORNE

97 S. 144 — SEITZUG IM SITZEN

Anleitung zum Stretching bei bestimmten Beschwerden / 161

BESCHWERDEN IM BEREICH DER HÜFTE UND UNTEREN EXTREMITÄTEN

Knieschmerzen

Pes Anserinus oder Gänsefußsyndrom: Hierbei handelt es sich um eine Entzündung des Gänsefußes, womit die Ansätze der Sehnen des M. gracilis, M. sartorius und M. semitendinosus bezeichnet werden. Es kommt zu Schmerzen auf der Knieinnenseite. Diese Verletzung wird im Allgemeinen durch Überlastungen vor allem in Laufsportarten aufgrund einer übermäßigen Fußpronation verursacht. Eine noch häufigere Ursache ist ein Trauma.

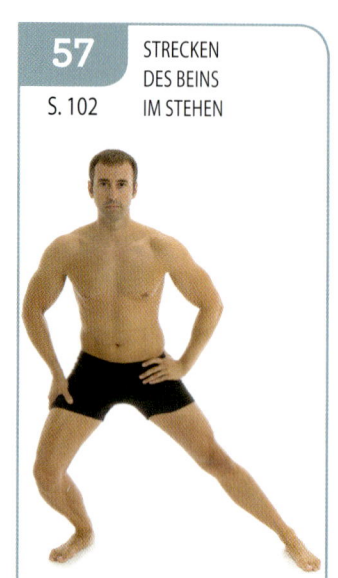

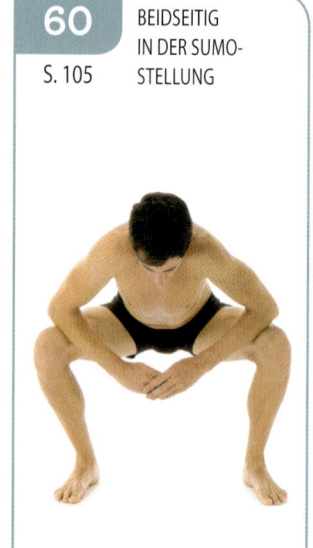

Chondropathie der Patella/femoropatellares Syndrom: Hierbei handelt es sich um eine Verletzung des Patellaknorpels, bei der es möglich ist, die Kniescheibe während der Kniegelenkbeugung und -streckung auf dem Femur zu verschieben. Normalerweise geht diese Verletzung mit Schmerzen auf der Knievorderseite einher. Sie kommt häufig bei Sportlern vor, die Ihre Kniegelenke großen Spannungen aussetzen, wie z. B. bei Läufern, Springern sowie Fußball- und Basketballspielern.

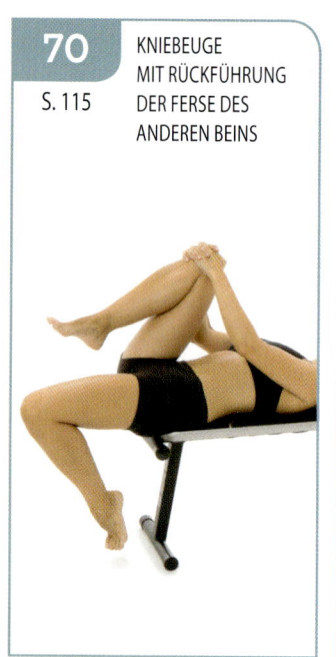

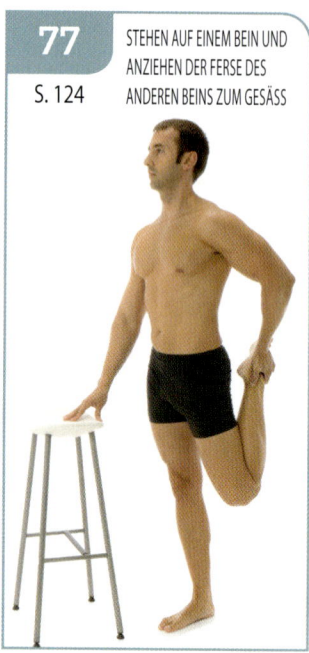

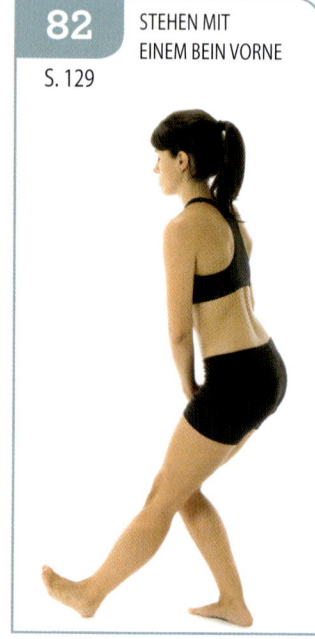

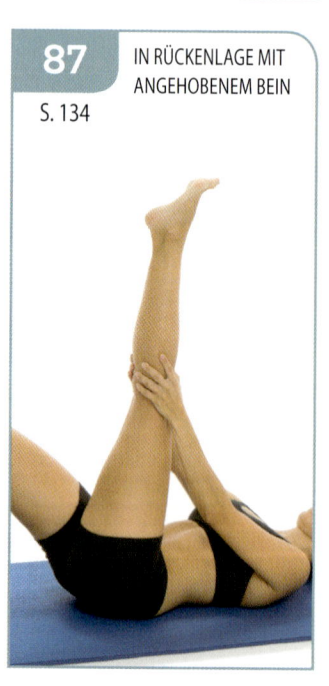

58 S. 103 — STRECKEN DES BEINS IM VIERFÜSSLERSTAND

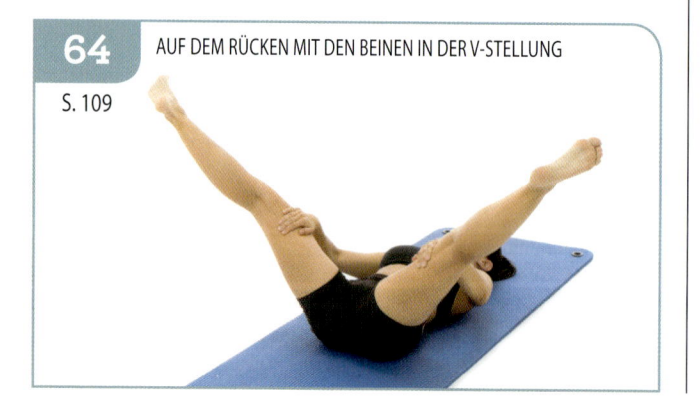

57 S. 102 — STRECKEN DES BEINS IM STEHEN

60 S. 105 — BEIDSEITIG IN DER SUMO-STELLUNG

64 S. 109 — AUF DEM RÜCKEN MIT DEN BEINEN IN DER V-STELLUNG

70 S. 115 — KNIEBEUGE MIT RÜCKFÜHRUNG DER FERSE DES ANDEREN BEINS

77 S. 124 — STEHEN AUF EINEM BEIN UND ANZIEHEN DER FERSE DES ANDEREN BEINS ZUM GESÄSS

82 S. 129 — STEHEN MIT EINEM BEIN VORNE

87 S. 134 — IN RÜCKENLAGE MIT ANGEHOBENEM BEIN

162 / Anleitung zum Stretching bei bestimmten Beschwerden

BESCHWERDEN IM BEREICH DER HÜFTE UND UNTEREN EXTREMITÄTEN

Schmerzen in den Beinen

Dieses Problem ist fast immer auf ungeeignete Schuhe zurückzuführen oder auf regelmäßiges Ausüben von Laufsportarten. Das Ergebnis ist eine übermäßige Anspannung der Sehnen und Muskeln.

Knochenhautentzündung im Bereich des Schienbeins (Schienbeinkantensyndrom, Shin Splints): Hierbei handelt es sich um eine Entzündung der Knochenhaut des Schienbeins, also der Membran, die den Knochen umhüllt. Diese Verletzung, die mit Schmerzen auf der Vorder- und Innenseite des Schienbeins einhergeht, ist fast immer das Ergebnis einer sportlichen Belastung und tritt vor allem bei Mittel- und Langsteckenläufern auf. Die Ursache kann Übertraining, ein Wechsel der Schuhe oder das Tragen ungeeigneter Schuhe sein.

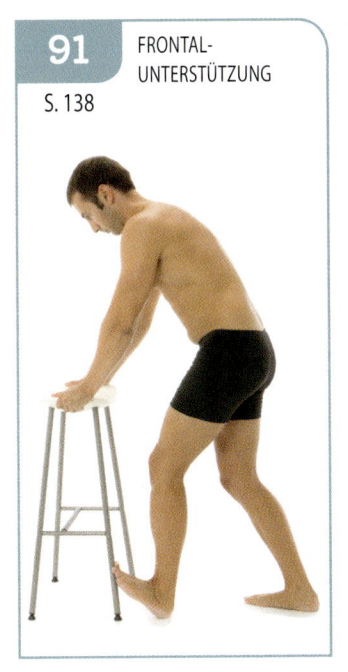

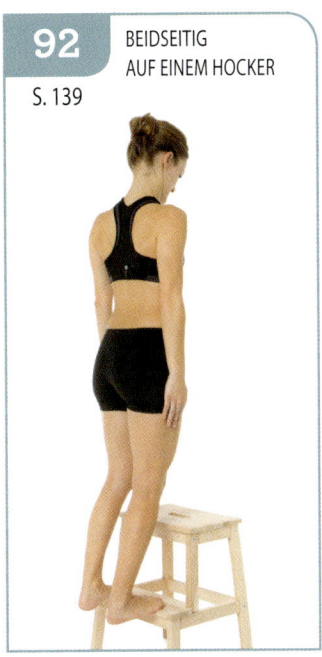

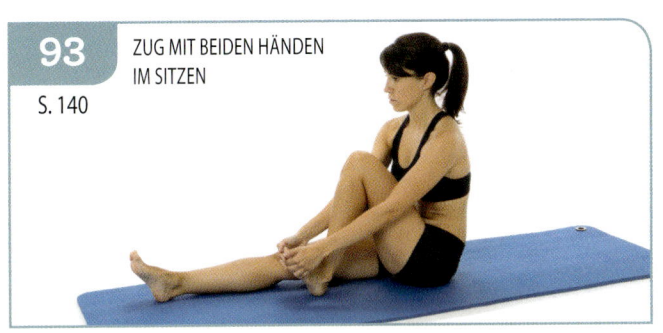

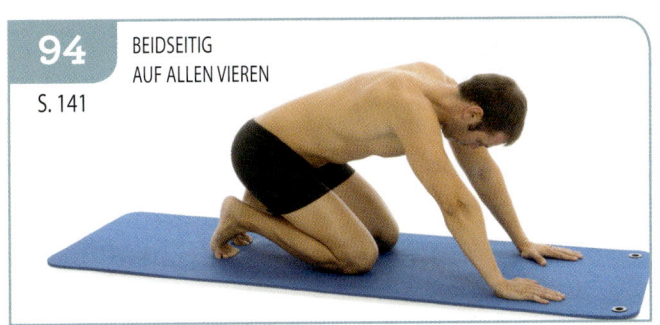

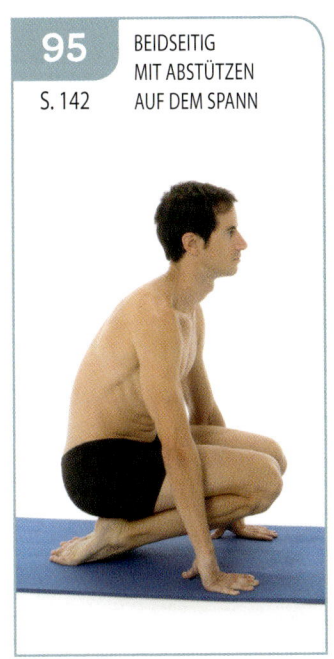

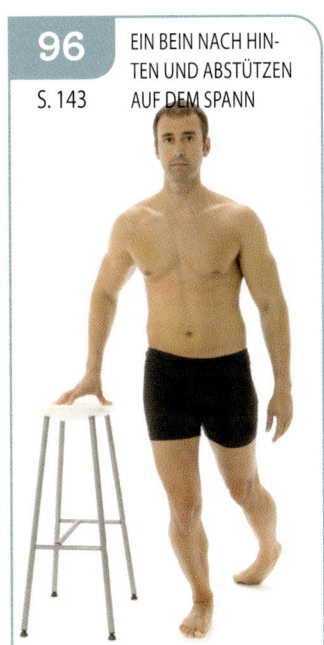

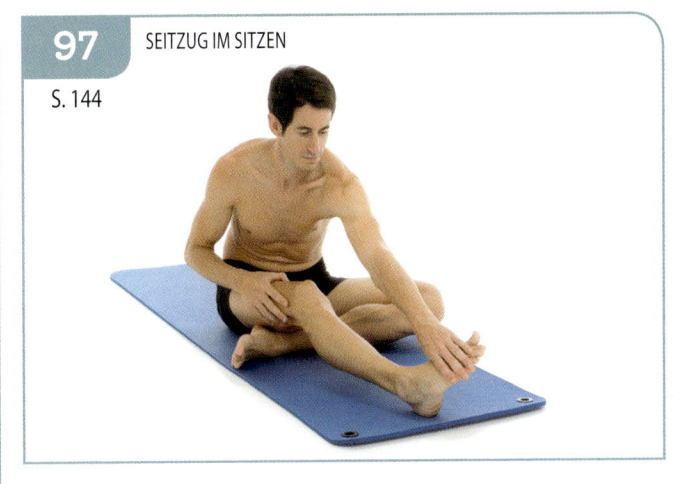

91 FRONTALUNTERSTÜTZUNG
S. 138

92 BEIDSEITIG AUF EINEM HOCKER
S. 139

93 ZUG MIT BEIDEN HÄNDEN IM SITZEN
S. 140

94 BEIDSEITIG AUF ALLEN VIEREN
S. 141

95 BEIDSEITIG MIT ABSTÜTZEN AUF DEM SPANN
S. 142

96 EIN BEIN NACH HINTEN UND ABSTÜTZEN AUF DEM SPANN
S. 143

97 SEITZUG IM SITZEN
S. 144

Anleitung zum Stretching bei bestimmten Beschwerden / 163

BESCHWERDEN IM BEREICH DER HÜFTE UND UNTEREN EXTREMITÄTEN

Schmerzen im Sprunggelenk

Diese Beschwerden werden fast immer durch ungeeignete Schuhe oder die regelmäßige Ausübung von Laufsportarten und konsequenterweise durch übermäßige Spannungen in den Sehnen verursacht.

Achillessehnenentzündung: Die Achillessehne verbindet den M. gastrocnemius und den M. soleus mit dem Fersenbein. Durch Laufbelastungen, vor allem häufiges Laufen im Sand oder auf unebenen Untergründen, sowie durch Balletttanzen kann es zu Entzündungen oder kleinen Verletzungen der Achillessehne kommen.

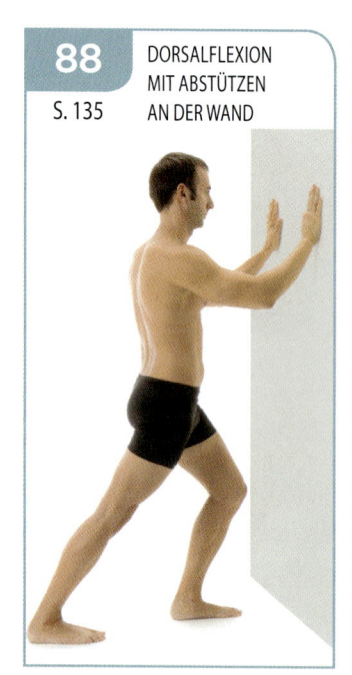

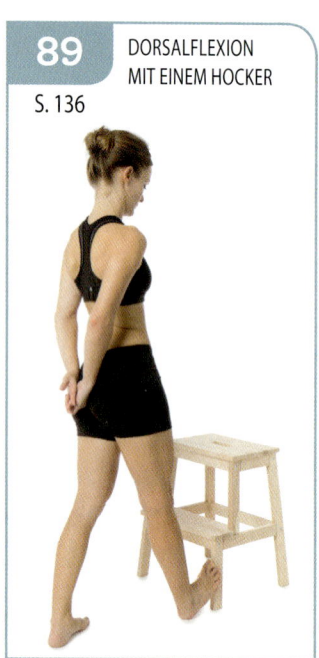

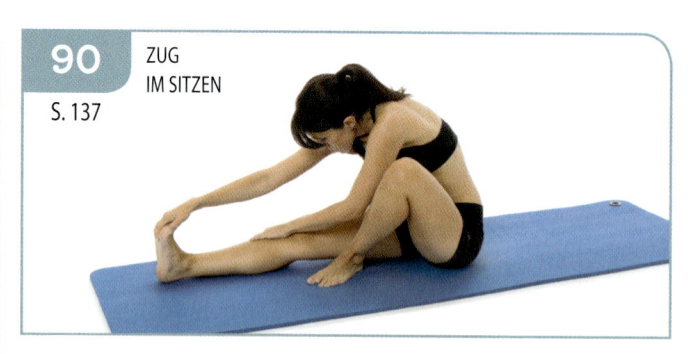

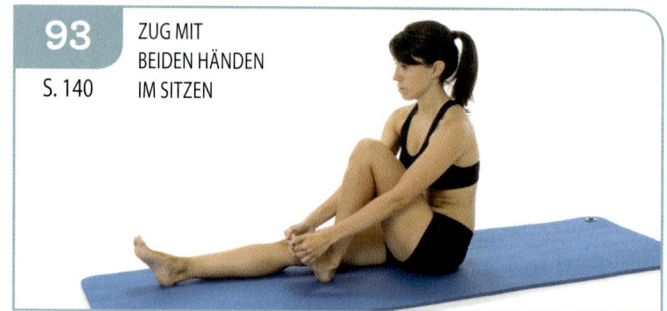

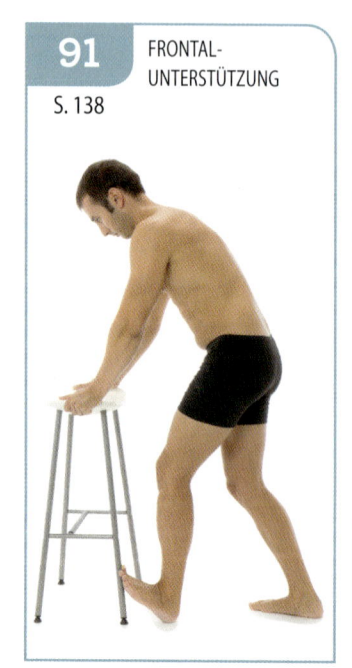

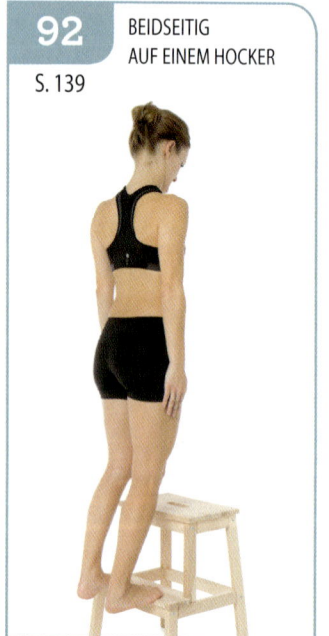

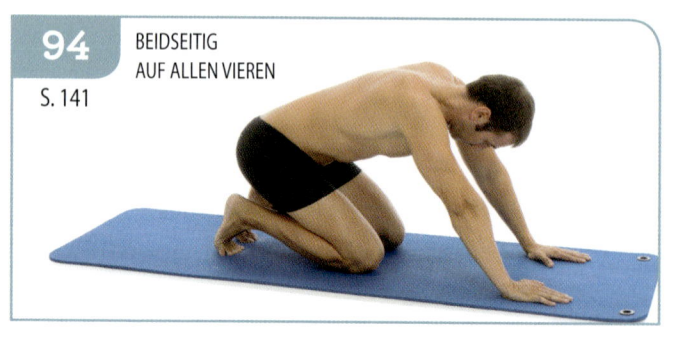

88 S. 135 — DORSALFLEXION MIT ABSTÜTZEN AN DER WAND

89 S. 136 — DORSALFLEXION MIT EINEM HOCKER

90 S. 137 — ZUG IM SITZEN

93 S. 140 — ZUG MIT BEIDEN HÄNDEN IM SITZEN

91 S. 138 — FRONTALUNTERSTÜTZUNG

92 S. 139 — BEIDSEITIG AUF EINEM HOCKER

94 S. 141 — BEIDSEITIG AUF ALLEN VIEREN

164 / Anleitung zum Stretching bei bestimmten Beschwerden

BESCHWERDEN IM BEREICH DER HÜFTE UND UNTEREN EXTREMITÄTEN

Schmerzen im Bereich der Fußsohle

Fersen- und Fußsohlenschmerzen werden durch Überlastungen in diesen Bereichen, wobei auch die Plantarfaszie betroffen ist, verursacht.

Plantarfasziitis und Fersensporn: Diese beiden Verletzungen treten in der Regel in Kombination auf, weil das Auftreten einer dieser Verletzungen normalerweise das Auftreten der anderen Verletzung verursacht oder durch diese verursacht wird. Eine Entzündung der Plantarfaszie, die von der Ferse zur Spitze der Fußsohle verläuft, ist schmerzhaft und tritt häufig bei Langstreckenläufern auf und bei Personen, die auf unebenen Böden laufen oder ungeeignete Schuhe tragen.

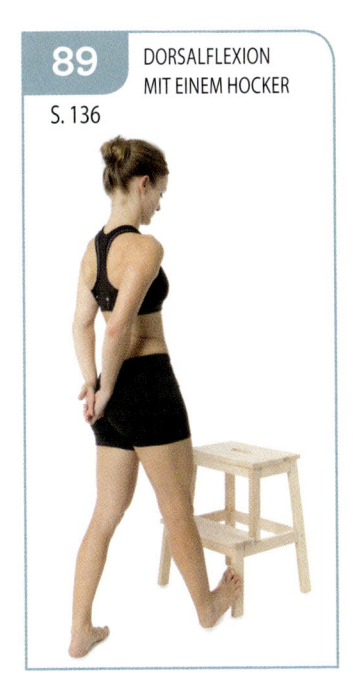

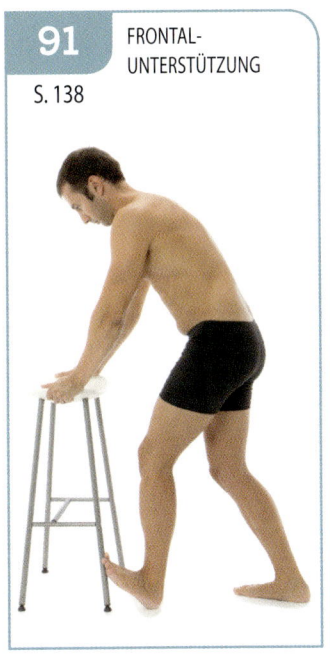

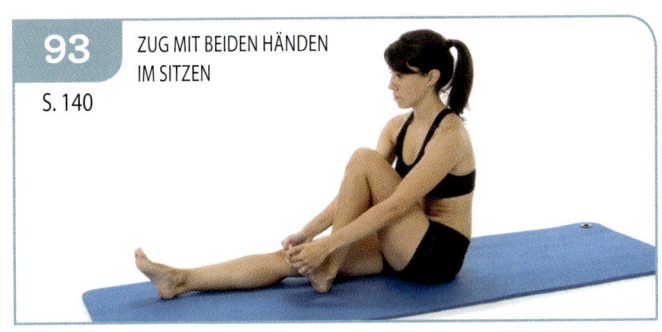

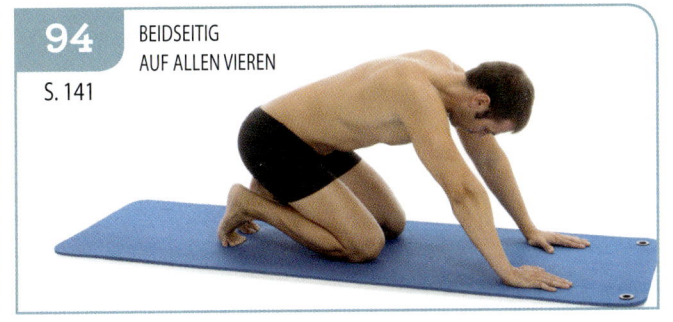

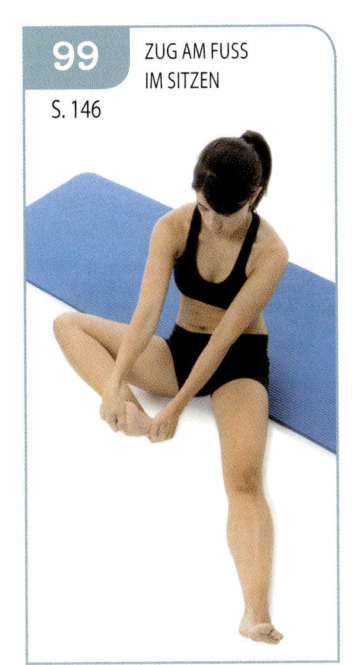

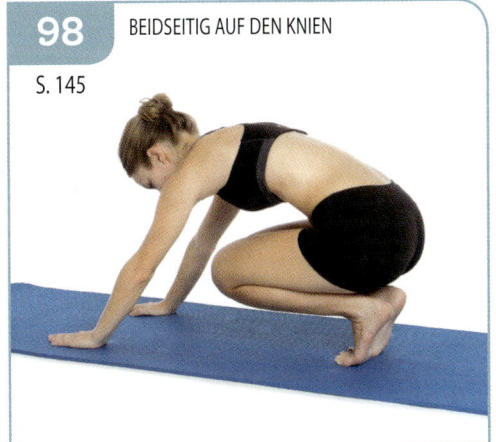

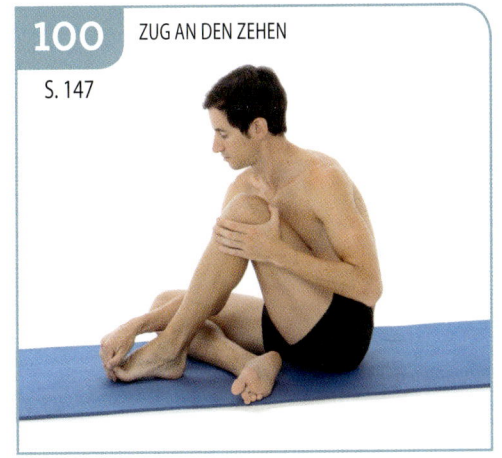

89 DORSALFLEXION MIT EINEM HOCKER
S. 136

91 FRONTAL-UNTERSTÜTZUNG
S. 138

93 ZUG MIT BEIDEN HÄNDEN IM SITZEN
S. 140

94 BEIDSEITIG AUF ALLEN VIEREN
S. 141

99 ZUG AM FUSS IM SITZEN
S. 146

98 BEIDSEITIG AUF DEN KNIEN
S. 145

100 ZUG AN DEN ZEHEN
S. 147

Anleitung zum Stretching bei bestimmten Beschwerden / 165

Alphabetisches Verzeichnis der Muskeln

Epikondyläre Muskeln	88, 89
Epitrochleäre Muskeln	86, 87
Ischiotibialmuskeln	61, 129ff.
M. abductor digiti minimi (Kleinfingerbeuger)	90, 91
M. abductor digiti minimi pedis (Kleinzehenbeuger)	123
M. abductor hallucis longus (Großzehenbeuger)	123
M. abductor pollicis (Daumenbeuger)	95
M. abductor pollicis brevis (kurzer Daumenbeuger)	78, 90, 91
M. abductor pollicis longus (langer Daumenbeuger)	91
M. adductor longus (langer Adduktor)	48
M. adductor magnus (großer Adduktor)	100, 101, 102, 103, 104, 105, 106, 107, 108, 109, 123
M. adductor medius (mittlerer Adduktor)	101, 102, 103, 104, 105, 106, 107, 108, 109
M. adductor minimus (kleiner Adduktor)	101, 102, 103, 104, 105, 106, 107, 108, 109
M. adductor pollicis (Daumenadduktor)	90, 96
M. anconaeus (Ellbogenhöckermuskel)	79
M. brachialis (Oberarmuskel)	78, 79, 80, 81, 86, 87, 88
M. brachialis anterior (vorderer Oberarmuskel)	82
M. brachioradialis (Oberarmspeichenmuskel)	79
M. biceps brachii (zweiköpfiger Oberarmmuskel, Armbeuger, Bizeps)	64, 65, 78, 79, 80, 81, 82
M. biceps femoris (zweiköpfiger Oberschenkelmuskel)	100, 123, 129, 130, 131, 132, 133, 134
M. coracobrachialis (Hakenarmmuskel, Rabenschnabeloberarmmuskel)	68, 69, 73
M. deltoideus (Deltamuskel)	37, 64, 65, 78, 79, 82
M. deltoideus anterior (vorderer Deltamuskel)	68, 69, 71, 72, 73
M. deltoideus posterior (hinterer Deltamuskel)	40, 41, 42, 43, 66, 83, 84, 85
M. extensor carpi ulnaris (ellenseitiger Handstrecker, ulnarer Handstrecker)	79
M. extensor digiti minimi (Kleinfingerstrecker)	79, 91
M. extensor digitorum (Fingerstrecker)	79
M. extensor digitorum brevis (kurzer Zehenstrecker)	122
M. extensor digitorum communis (gemeinsamer Fingerstrecker)	91
M. extensor digitorum communis (gemeinsamer Zehenstrecker)	142, 143, 144
M. extensor hallucis longus (Großzehenstrecker)	122, 142, 143
M. extensor indicis (Zeigefingerstrecker)	91
M. extensor pollicis brevis (kurzer Daumenstrecker)	78, 91, 95
M. extensor pollicis longus (langer Daumenstrecker)	91, 95
M. flexor carpi radialis (speichenseitiger Handbeuger, radialer Handbeuger)	78
M. flexor carpi ulnaris (ellenseitiger Handbeuger, ulnarer Handbeuger)	79
M. flexor digiti minimi (Kleinfingerbeuger)	90, 92
M. flexor digitorum brevis (kurzer Zehenbeuger)	123, 145, 146, 147
M. flexor digitorum longus (langer Zehenbeuger)	138, 139, 140, 141
M. flexor digitorum superficialis communis (oberflächlicher gemeinsamer Fingerbeuger)	78, 90, 91, 92, 93, 94
M. flexor hallucis brevis (kurzer Großzehenbeuger)	145, 146, 147
M. flexor hallucis longus (langer Großzehenbeuger)	138, 139, 140, 141
M. flexor pollicis brevis (kurzer Daumenbeuger)	90, 96
M. gastrocnemius (zweiköpfiger Wadenmuskel)	122, 123, 135, 136, 137
M. gemellus inferior (unterer Zwillingsmuskel)	118, 119, 120, 121
M. glutaeus maximus (großer Gesäßmuskel)	37, 49, 56, 58, 100, 116, 117
M. glutaeus medius (mittlerer Gesäßmuskel)	57, 100, 110, 111, 116, 117
M. glutaeus minimus (kleiner Gesäßmuskel)	57, 100, 110, 111, 116, 117
m. iliacus (Darmbeinmuskel)	101, 112, 113, 114, 115, 124, 125, 126, 127, 128
M. iliocostalis (Darmbein-Rippenmuskel)	49, 57, 59, 60
M. iliocostalis dorsi (Rückenteil des Darmbein-Rippenmuskels)	44
M. iliocostalis lumborum (Lendenteil des Darmbein-Rippenmuskels)	53, 55, 56, 58
M. iliopsoas (Lendenmuskel)	48
M. infrasipinatus (Untergrätenmuskel)	37, 65, 66, 67, 75, 76
M. latissimus dorsi (breitester Rückenmuskel)	37, 38, 39, 40, 41, 42, 43, 48, 49, 56, 64, 65, 75, 77, 78, 83, 84, 85
M. levator scapulae (Schulterblattheber)	28, 30, 31, 32, 65
M. longissimus cervicis (längster Halsmuskel)	29
M. longissimus thoracis (längster Thoraxmuskel)	36
M. obliquus externus (äußerer schräger Bauchmuskel)	37, 48, 49, 50, 51, 52, 53, 54, 55, 100
M. obliquus internus (äußerer schräger Bauchmuskel)	36, 48, 50, 51, 52, 53, 54, 55
M. obturator externus (äußerer Hüftlochmuskel)	118, 119, 120, 121
M. obturator internus (innerer Hüftlochmuskel)	100
M. omohyoideus (Schulter-Zungenbein-Muskel)	29, 33, 34
M. palmaris longus (langer Hohlhandmuskel)	90

M. palmaris minoris (kleiner Hohlhandmuskel)	79
M. pectinaeus (Kammmuskel)	102, 103, 104, 105, 106, 107, 108, 109, 114
M. pectoralis (Brustmuskel)	48
M. pectoralis major (großer Brustmuskel)	64, 68, 69, 70, 71, 72, 73, 74, 77, 78, 81
M. pectoralis minor (kleiner Brustmuskel)	64, 70, 71, 72, 74
M. peronaeus (Wadenbeinmuskel)	138, 140
M. peronaeus anterior (vorderer Wadenbeinmuskel)	142, 143, 144
M. peronaeus brevis (kurzer Wadenbeinmuskel)	144
M. peronaeus longus (langer Wadenbeinmuskel)	122, 123, 144
M. plantaris (Fußsohlenmuskel)	123, 135
M. pronator teres (runder Einwärtsdreher)	78
M. psoas major (großer Lendenmuskel)	101, 112, 113, 114, 115, 124, 125, 126, 127, 128
M. psoas minor (kleiner Lendenmuskel)	101
M. pyramidalis (Pyramidenmuskel)	100, 118, 119, 120, 121
M. quadratus femoris (viereckiger Schenkelmuskel)	100, 124, 125, 126, 127, 128
M. quadratus lumborum (viereckiger Lendenmuskel)	36, 49, 53, 55, 56, 57, 58, 59, 60, 61
M. rectus abdominis (gerader Bauchmuskel)	48, 50, 51, 52
M. rectus capitis anterior (vorderer gerader Kopfmuskel)	29
M. rectus capitis lateralis (seitlicher gerader Kopfmuskel)	29
M. rectus capitis posterior major (großer hinterer gerader Kopfmuskel)	44
M. rectus capitis posterior minor (kleiner hinterer gerader Kopfmuskel)	44
M. rectus femoris (gerader Oberschenkelmuskel)	122
M. rhomboideus (Rautenmuskel)	47, 76
M. sartorius (Schneidermuskel)	48, 112, 113, 115, 122, 124, 125, 126, 127, 128
M. scalenus anterior (vorderer Rippenhaltermuskel)	29, 64
M. scalenus posterior (hinterer Rippenhaltermuskel)	29
M. scalenus medius (mittlerer Rippenhaltermuskel)	29, 64
M. semimembranosus (Plattsehnenmuskel)	129, 130, 131, 132, 133, 134
M. semispinalis (Halbdornmuskel)	28, 32, 35, 36, 37, 44
M. semitendinosus (Halbsehnenmuskel)	100, 123, 129, 130, 131, 132, 133, 134
M. serratus anterior (vorderer Sägemuskel)	38, 39, 40, 41, 43, 48, 64, 74, 78
M. serratus posterior inferior (unterer hinterer Sägemuskel)	36
M. serratus posterior superior (oberer hinterer Sägemuskel)	36
M. soleus (Schollenmuskel)	123, 135, 136, 137, 138, 139, 140, 141
M. spinalis (Dornfortsatzmuskel)	35
M. splenius capitis (Riemenmuskel des Kopfes)	28, 32, 35, 36, 37, 65
M. splenius cervicis (Riemenmuskel des Halses)	35
M. sternocleidomastoideus (großer Kopfwender)	28, 29, 30, 31, 33, 34, 63
M. subscapularis (Unterschulterblattmuskel)	77
M. supinator longus (langer Oberarmspeichenmuskel)	78, 81
M. supraspinatus (Übergrätenmuskel)	28, 37, 65
M. tensor fasciae latae (Schenkelbindenspanner)	37, 48, 100, 110, 111, 116, 117, 124, 125, 126, 127, 128
M. teres major (großer runder Muskel)	39, 40, 41, 42, 43, 65, 70, 77, 83, 84, 85
M. teres minor (kleiner runder Muskel)	37, 38, 65, 66, 67, 75, 76
M. tibialis anterior (vorderer Schienbeinmuskel)	122, 142, 143
M. tibialis posterior (hinterer Schienbeinmuskel)	135, 136, 137, 138, 139, 140, 141
M. transversus nuchae (quer verlaufender Nackenmuskel)	44
M. transversospinalis	36
M. trapezius (Trapezmuskel)	28, 29, 30, 31, 32, 35, 37, 45, 46, 47, 64, 65, 75
M. triceps brachii (dreiköpfiger Armmuskel, Trizeps)	37, 78, 79, 83, 84, 85
M. vastus lateralis (äußerer breiter Oberschenkelmuskel)	123
M. vastus medialis (innerer breiter Oberschenkelmuskel)	122, 123
Mm. intercostales externi (äußere Zwischenrippenmuskeln)	36
Mm. intercostales interni (innere Zwischenrippenmuskeln)	49, 64
Mm. interossei dorsales (dorsale Zwischenknochenmuskeln)	79, 91
Mm. interossei dorsales manus (handrückenseitige Zwischenknochenmuskeln)	79
Mm. lumbricales (wurmförmige Muskeln)	145, 146, 147
Mm. lumbricales manus (wurmförmige Muskeln der Hand)	90
Mm. lumbricales pedis (wurmförmige Muskeln des Fußes)	123
Mm. rhomboidei (Rautenmuskeln)	28, 45, 46, 65, 75
Mm. rotatores lumborum (Drehmuskeln der Lendenwirbelsäule)	36
Mm. scaleni (Rippenhaltermuskeln)	33, 34
Plantarfaszie	123

Literaturverzeichnis

Alter, M. J. (1999).
Manual of sports stretches. (3rd edition).
Madrid: Ediciones Tutor.

Anderson, R. A. (1984).
Stretching.
Barcelona: Integral Edicions.

Blazevich, A. (2011).
Sports biomechanics: Optimizing human performance.
Badalona: Paidotribo.

Clemenceau, J. P., Delavier, F. & Gundill, M. (2011).
Delavier's stretching anatomy.
L'Hospitalet de Llobregat: Editorial Hispano Europea.

Hislop, H. J., Montgomery, J., Daniels & Worthingham (2003).
Muscle balance techniques. (7th ed.).
Madrid: Elsevier España.

Mirella, R. (2006).
New methodologies of training for strength, endurance, speed, and flexibility
Badalona: Paidotribo.

Norris, C. M. (2011).
The complete guide to stretching. (2nd ed.).
Badalona: Paidotribo.

Walker, B. (2013).
Anatomy of stretching.
Badalona: Paidotribo.

Waymel, Th. & Choque, J. (2011).
250 exercises for stretching and muscle toning. (3rd ed.).
Badalona: Paidotribo.